圖解中醫——基礎篇

圖解中醫

「基礎篇」

羅大倫
石猴
編繪

香港中和出版有限公司
www.hkopenpage.com

只為中醫太美

我之所以摯愛中醫文化，只因為它真的很美。

幾千年的中華傳統文化浸潤濡養著中醫這棵寶樹奇葩，無論是基礎理論，還是用藥治則，無不閃爍著哲學的思辨之美。作為中醫理論核心的整體觀，不僅將人看作一個整體來考量，還將人置身於浩瀚宇宙，看成是自然界中的一部分，追求人與自然的和諧。這正是道家“天人合一”思想的體現。熱者寒之、寒者熱之、虛者補之等治則，以藥性偏頗來糾正人體偏頗的原則，則展現了儒家智慧的光芒。五行的相生、相剋、相乘、相侮，對立、制約與依存，看似玄而又玄，但無處不反映著樸素的真理。七情配伍，相使、相須、相惡、相殺，一方之中竟是排兵佈陣般的謹慎嚴密，大氣渾然，每一方不知包孕了多少哲理。

大道至簡，至簡則美。中醫所蘊涵的道理是深刻的，但表現形式卻極為簡單，其診斷、用藥都體現了至簡之美。老中醫看病，無須攝 X 線片，不用做 CT、磁共振以及各種程序複雜的測試，藉助醫者的感官和手指的感覺，通過望、聞、問、切就能查明病因，判斷病情。而中醫的用藥，雖然有很多繁複的藥方，更有許多簡便有效的單方、偏方和代藥的食方，將藥物對人體的損害降到了最低。中醫將疾病和自然緊密地結合在一起，很多藥物都是就地取材，隨手可得，一塊生薑、一把香菜、一頭大蒜、一勺鹽，在中醫的手中，都可能是最有效的治病良藥。中醫已經將“簡”的妙處運用到了極致。

一藥一法盡得自然之美。傳統中醫取法自然，以事半功倍、至簡、至效和對人體傷害最小為最終的訴求。同樣治病，中醫也許是一貼膏藥、幾次火罐、簡單的針灸就可以治癒，且不傷及人的根本。同樣用藥，中藥多來源於自然界的動植物，煎煎煮煮，很少化學合成，對人體的副作用也大大降低。

中醫太美。這樣的瑰寶、國粹，應該推廣之、宣傳之、發揚之，能讓更多的人了解中醫，喜歡中醫，應該是每一個中醫人的責任和使命。

看到羅兄贈與我的“《圖解中醫》系列叢書”，我的耳目為之一新，彷彿看到了宣傳普及中醫的一片新天地。這套書的作者和策劃者們以普及中醫理念為己任，以弘揚中醫文化為目標，將傳統的中醫內容用最為輕鬆活潑的圖解形式表現了出來，構思巧妙，獨具匠心。每一幅畫圖、每一段文字，都力圖最儉省、最通俗地表達深刻繁複的中醫理論，讓讀者不必再咀嚼拗牙的詞句，無須再琢磨難懂的話語，而在興味和樂趣中感受中醫的真諦，獲得快樂的閱讀體驗。

我相信這套書能如其“後記”所言，讓您在閱讀之後，“一定會為中醫國粹的精湛神奇而感慨，一定會為古人的聰慧睿智而動容，為燦爛的中華文明而心生一份自豪之情”，從而“生發出對中醫的研究之心、探索之意”，甚至“能由此積極宣傳推廣中醫，讓更多的人來了解它、學習它，發掘它”。

梁　冬

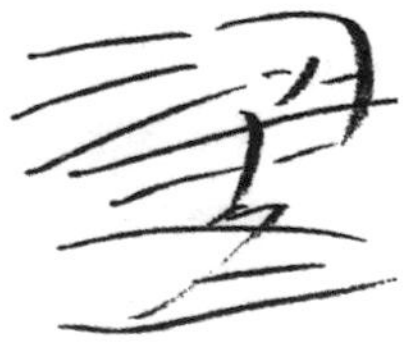

用圖解解讀中醫

五千年歲月流轉，積纍了中醫的博大內涵；

五千年千錘百煉，鑄就了中醫的完備體系；

五千年大浪淘沙，沉澱出中醫的精粹風華。

五千年風雨滄桑，古老的中醫曾經擔負著民族繁衍昌盛的大任，推動著華夏文明的車輪，轉動不息。

如今，隨著人們對健康的熱切追求，隨著中國文化影響力的不斷增強，古老的中醫，歷久彌新，正煥發著更加迷人的風采和勃勃生機。

然而，正因其古老，會有許多生澀的語言詞彙難以讓人理解；正因其古老，會有許多深刻的思想理論無法被人領悟。怎樣打破形式的束縛，突破理解的障礙，讓中醫為更多國人所接受，讓中醫國粹真正走出國門，走向世界，是中醫文化傳播者的當務之急。

深思熟慮之下，我們選擇了用鮮活生動的圖解來傳達中醫的精湛深邃，化深奧晦澀為淺顯易懂，變生硬解釋為生動演繹。而且，圖解的幽默元素，還會使讀者在感受中醫、學習中醫的餘韻之中，品味生活的歡愉和閱讀的樂趣。

這，就是我們奉獻給您的用圖解完美解讀中醫的圖書—《圖解中醫》系列叢書。

我們希望，這套叢書能為您敲開中醫的大門，能讓您有更大的熱情學習這門古老的文化。我們也希望，這套書能突破國家的界限，超越語言的阻障，跨越古今時空，飛越千山萬水，將古老而深邃的中醫文化撒播到每個人的心田。

編　者

目錄

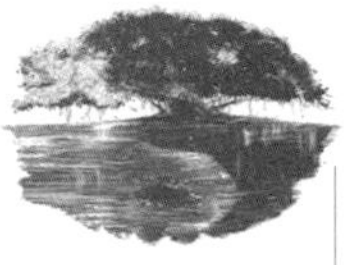

讓中醫與我們更親近

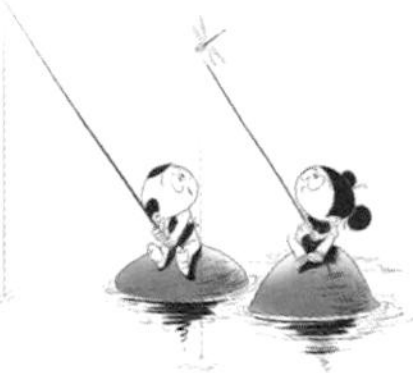

陰陽學說

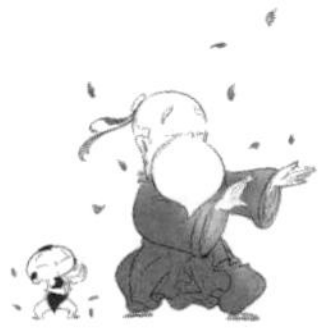

五行學說

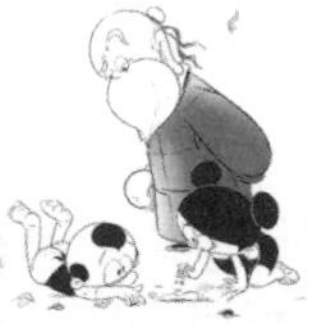

藏象學說

病因學說

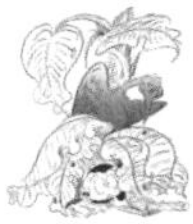

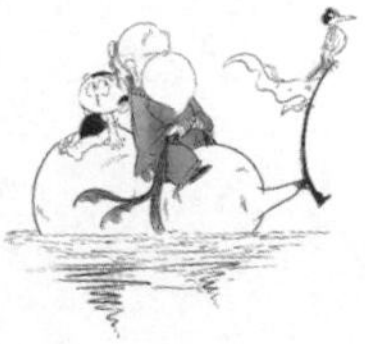

病機學說

讓中醫與我們更親近

有五千年華夏文明做根，有歷代醫家的皇皇巨著為幹，有各具千秋的流派為枝，有眾多名醫絕技的傳奇為葉，在很多人看來，中醫便是枝繁葉茂、內蘊深厚而倍加神秘的參天古樹，難以窺其全貌，無法參透其精髓，令人無比敬畏。

其實，中醫離我們並不遙遠，生活中，她的魅力隨處可見。炎炎夏季，一杯烏梅、山楂、甘草、桂花熬成的酸梅湯，能生津止渴，輕鬆解除暑熱；瑟瑟風雨，幾片生薑、一把香菜、一把小米、兩枚紅棗熬成的湯水，須臾間即可驅風祛寒。偶有小疾，隨便哪一個人都能說出幾個中醫治法。五千年的歲月滄桑，中醫，已經溶進了我們的血液，注入了我們的神髓，與我們密不可分。

在這裡，我們將要揭開中醫神秘的面紗，除掉她所謂的深奧，和讀者一道，輕鬆步入中醫之門。

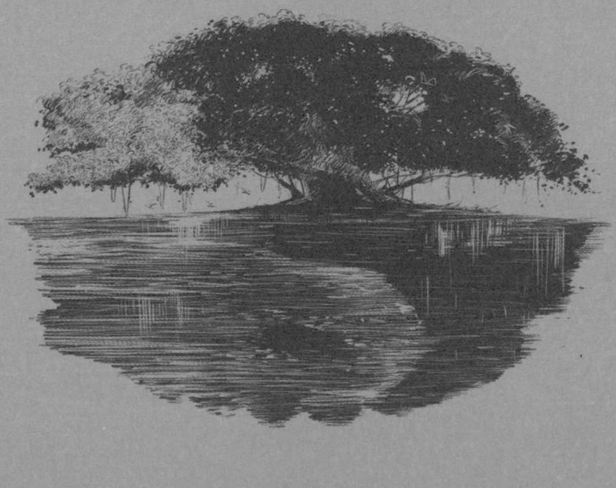

甚麼是中醫學

依據中國全國科學技術名詞審定委員會審定的名詞，中醫學，是以中醫藥理論與實踐經驗為主體，研究人類生命活動中健康與疾病轉化規律及其預防、診斷、治療、康復、保健的一門綜合學科。

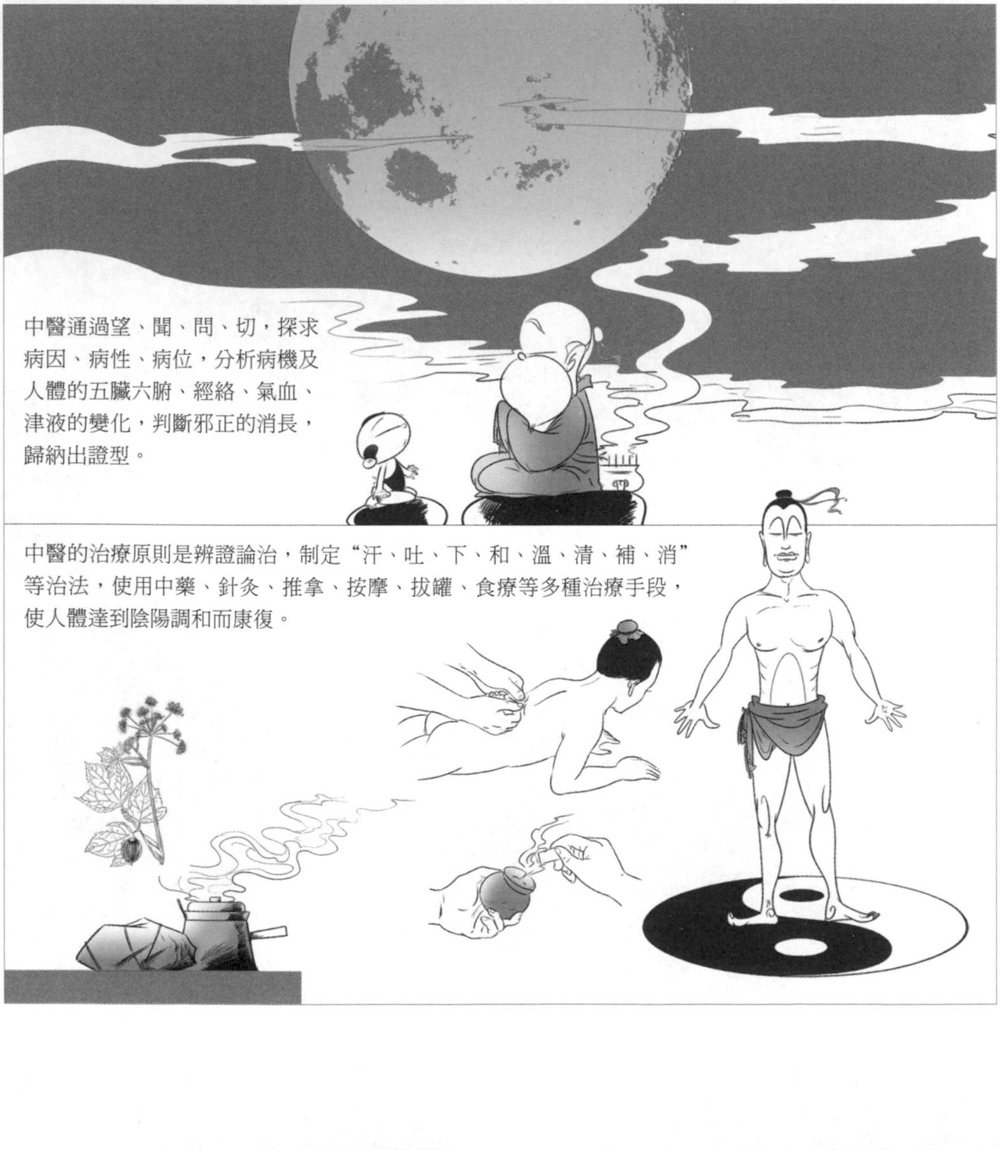
中醫通過望、聞、問、切，探求病因、病性、病位，分析病機及人體的五臟六腑、經絡、氣血、津液的變化，判斷邪正的消長，歸納出證型。
中醫的治療原則是辨證論治，制定“汗、吐、下、和、溫、清、補、消”等治法，使用中藥、針灸、推拿、按摩、拔罐、食療等多種治療手段，使人體達到陰陽調和而康復。

中醫的整體觀

中醫的整體觀 * 認為，人體的臟與臟，臟與腑，臟腑與其他組織器官之間，臟腑與經絡、氣血之間是一個統一體。還認為，整個人體與外界環境也是一個息息相關、不可分割的整體。

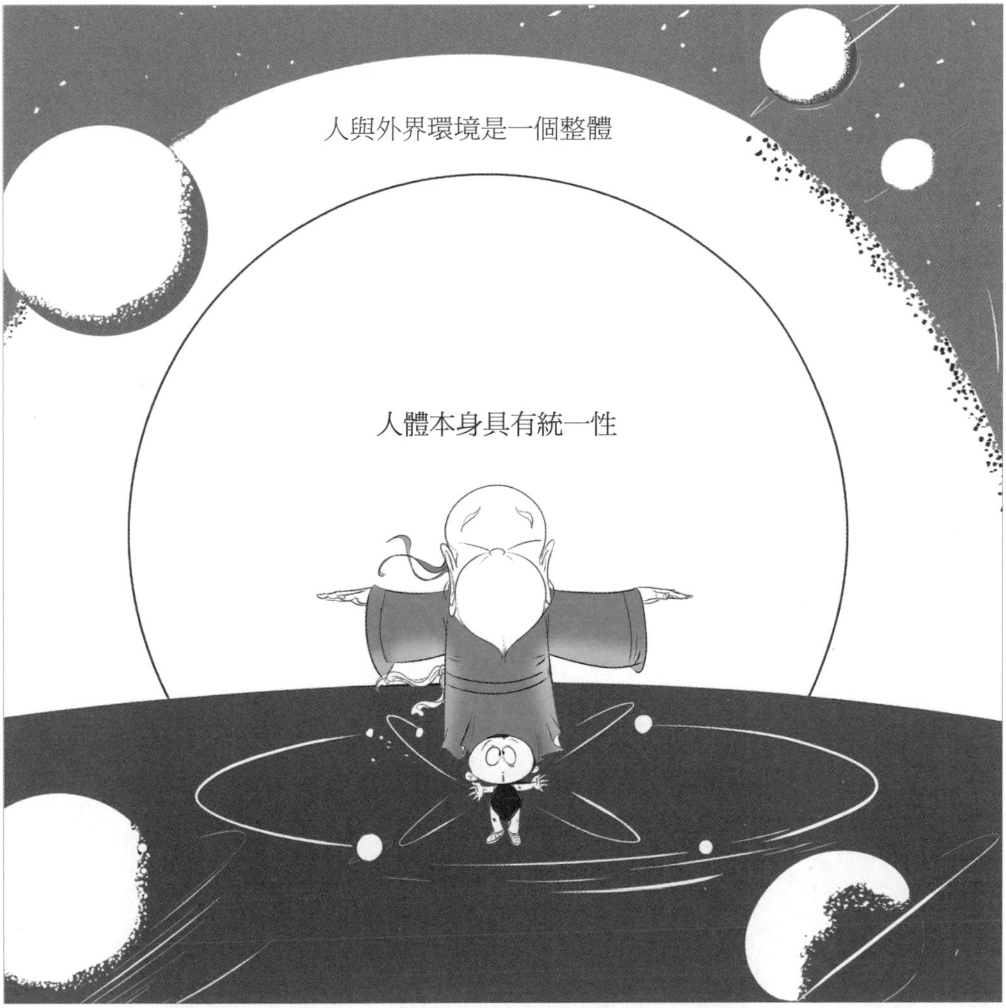
人與外界環境是一個整體
人體本身具有統一性

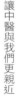

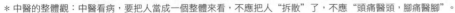

* 中醫的整體觀：中醫看病，要把人當成一個整體來看，不應把人“拆散”了，不應“頭痛醫頭，腳痛醫腳”。

中醫的歷史演進

中醫學是中國五千年傳統文化的組成部分，其獨特的基礎理論體系在兩千多年前已具雛型，在長期的臨證實踐中積累了豐富的診療經驗和獨特的治療方法，並產生了近萬種醫藥書籍，建立了一系列醫事管理和醫學教育制度。

中醫的歷史演進

遠古時期

- 砭石／骨針
- 灸法／熨法
- 神農嘗百草

夏商西周（公元前 2070 年—公元前 770 年）

- 醫學的最早記載
- 巫醫
- 醫學分科（食醫／疾醫／瘍醫／獸醫）
- 醫事制度開始

春秋戰國（公元前 770 年—公元前 221 年）

- 《黃帝內經》
- 醫和
- 醫緩
- 長桑君
- 扁鵲（脈學）

秦漢三國（公元前 221 年—公元 280 年）

- 淳于意（創建病歷）
- 郭玉（精於針灸／脈學）
- 張仲景（《傷寒雜病論》）
- 華佗（麻醉術／剖腹術）
- 《神農本草經》（第一部藥物典籍）
- 王叔和（《脈經》）
- 皇甫謐（《針灸甲乙經》）
- 葛洪（《肘後方》）
- 陶弘景（《神農本草經集註》）
- 巢元方（《諸病源候論》）

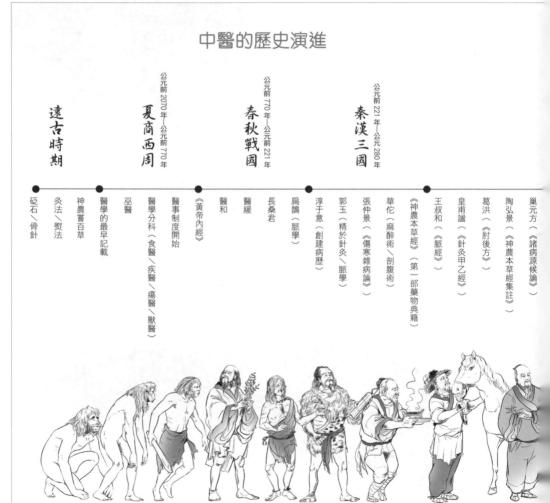

受不同歷史時期的政治、經濟、哲學思想、科學技術以及醫療中的新問題的影響，中國傳統醫學的發展有著獨特的經歷和內在規律。

清 公元 1644 年—公元 1911 年

王清任（《醫林改錯》）
吳瑭（《溫病條辨》）
王孟英
薛生白（《濕熱條辨》）
葉天士（《溫熱論》）
吳謙（清初三大家）
喻嘉言（清初三大家）
張路玉（清初三大家）

明 公元 1368 年—公元 1644 年

吳有性（《溫疫論》）
張景岳
薛己
戴思恭
李時珍（《本草綱目》）

兩宋金元 公元 960 年—公元 1368 年

危亦林（正骨《世醫得效方》）
朱震亨（滋陰學派）
李東垣（補土學派）
張子和（攻邪學派）
劉完素（寒涼學派）
王惟一（針灸銅人、《銅人腧穴針灸圖經》）
陳自明（《婦人大全良方》）
錢乙（《小兒藥證直訣》）

晉唐 公元 280 年—公元 970 年

王燾（《外台秘要》）

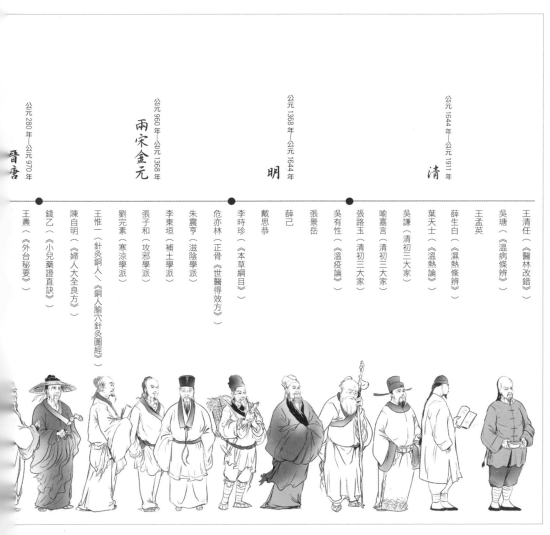

中醫奠基之作——《黃帝內經》

《黃帝內經》是中國古代醫學寶庫中現存成書最早的一部醫學典籍，現遺有《素問》和《靈樞》兩部分。它奠定了中醫學的理論基礎。

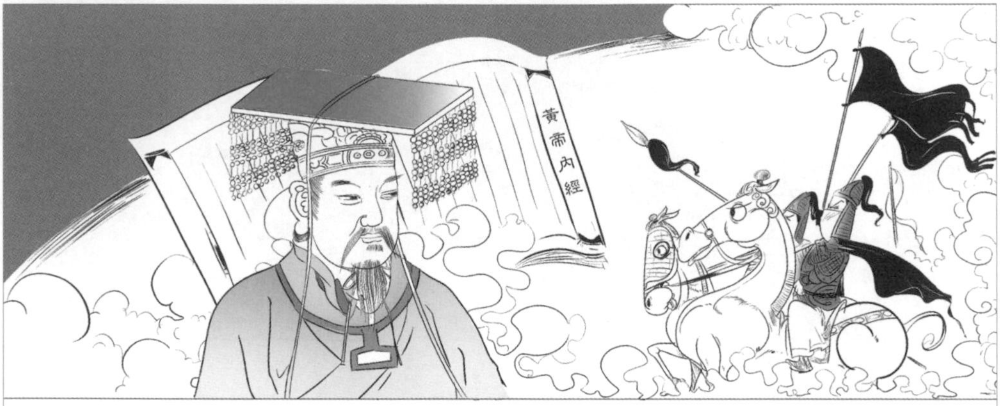

作　者： 假託黃帝、岐伯所作

成書時間： 約成書於戰國時期

《黃帝內經》包括《素問》81 篇和《靈樞》81 篇，各 9 卷，基本建立了中醫學的陰陽五行、脈象、藏象、經絡、病因、病機、病證、診法、論治及養生學、運氣學等學說，確立了中醫學獨特的理論體系。

《黃帝內經》的核心是講“內求”，注重自身的修為和保健。首先強調內觀，觀五臟六腑，觀氣血運行；然後進行內煉，通過調整氣血、調整經絡、調整臟腑來謀求健康。

《黃帝內經》的三個“第一”：第一部中醫理論經典；第一部養生寶典；第一部關於生命的百科全書。

《黃帝內經》收載成方 13 首，其中 10 種中成藥，分為丸、散、酒、丹等劑型。它標誌著中醫學進入了由經驗醫學上升為理論醫學的新階段，為後世中醫學的發展提供了理論指導。

＊中醫經典之作：在這裡是指在中醫發展史上起重要作用、具有里程碑意義的四部經典巨著。關於其組成，人們多採用《黃帝內經》《傷寒論》《金匱要略》《溫病條辨》之説，也有《黃帝內經》《難經》《傷寒雜病論》《神農本草經》之説。

中醫經典之作

外感巨著——《傷寒論》

《傷寒論》是一部闡述外感病及雜病診療規律的專著。它全面總結了東漢以前診療外感熱病的經驗，並結合作者的臨床實踐，確立了嚴謹的診療規範，創立了六經辨證體系，奠定了中醫學辨證論治的原則。

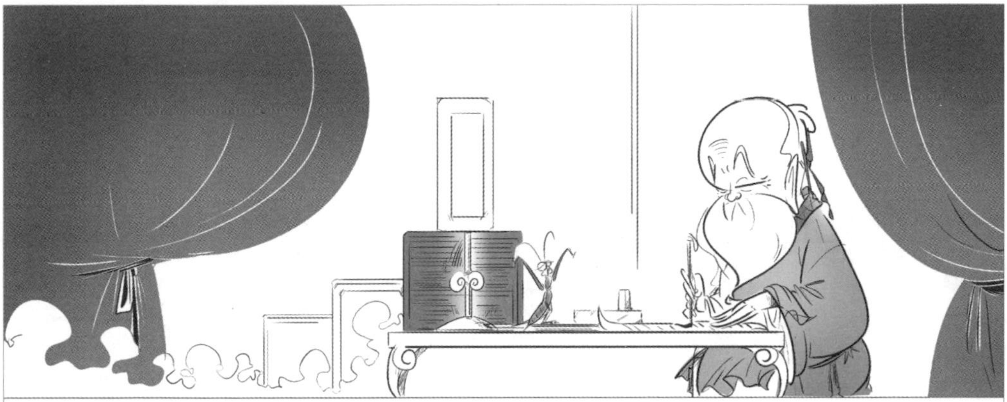

作　者：
張仲景（名機，字仲景）

成書時間：
東　漢

東漢末年，張仲景著《傷寒雜病論》。此書在流傳中散佚，後人經過整理，將論述外感熱病的內容結集為《傷寒論》，將論述內科雜病的部分結集為《金匱要略》。

《傷寒論》共 10 卷、22 篇、398 條，立方 113 首。

書中系統地分析了傷寒的原因、症狀、發展階段和處理方法。創造性地將病證歸為太陽、陽明、少陽、太陰、厥陰、少陰六類，即“六經”。確立了辨證施治原則，奠定了理、法、方、藥的理論基礎。

書中所運用的汗、吐、下、和、溫、清、補、消等基本治法，被後世廣泛應用。

書中的麻黃湯、桂枝湯、大承氣湯、白虎湯、小柴胡湯、理中湯、四逆湯、五苓散、瀉心湯、烏梅丸等，至今享有盛名。

方書之祖——《金匱要略》

《金匱要略》是中國現存最早的一部診治雜病的專著，被稱為方書之祖、醫方之經、治療雜病的典範。

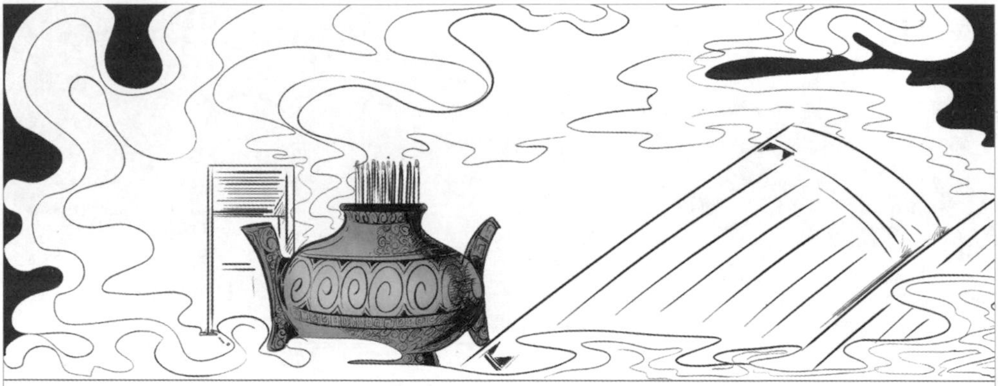

作　者：張仲景（名機，字仲景）

成書時間：東漢

“金匱”，表示此書的重要和珍貴；“要略”，表明書中所言簡明扼要。書名表明本書內容精要，價值珍貴，應當慎重保藏和應用。

全書共 25 篇、方劑 205 首，列舉病證 60 餘種。

《金匱要略》主要以臟腑經絡學說作為全書論述的基礎，闡明各類證候的發生、變化及其與臟腑經絡的關係。隨後分別論述痙濕暍、百合、狐惑、陰陽毒、瘧病、中風歷節、血痹、虛勞、肺癰，以及妊娠病、產後病、婦人雜病等 40 餘種。

《金匱要略》奠定了雜病的理論基礎和臨床規範，具有很高的指導意義和實用價值。

傳染病圭臬——《溫病條辨》

全書以三焦辨證為主幹，前後貫通，解釋溫病全過程辨治，同時參考了張仲景六經辨證、劉完素溫熱病機、葉天士衛氣營血辨證和吳有性《溫疫論》等各家學説之長，是溫病學派的代表作之一。

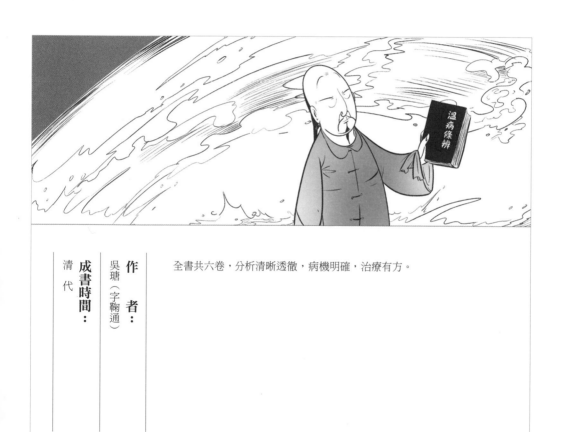

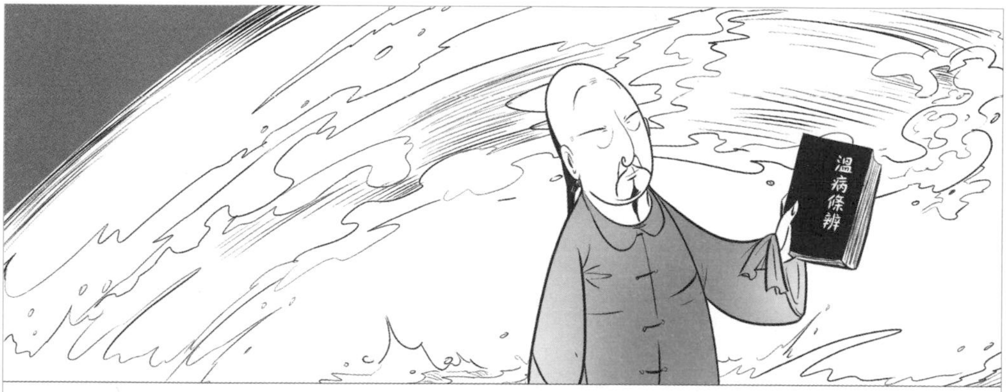

作　者：吳瑭（字鞠通）

成書時間：清　代

全書共六卷，分析清晰透徹，病機明確，治療有方。

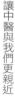

中醫理論名著——《難經》

原名《黃帝八十一難經》。"難"有"問難""疑難"之義，"經"指《內經》，"難經"即"問難《內經》"。全書對人體腑臟功能形態、診法、脈象、經脈、針法等諸多問題逐一論述，豐富和發展了中醫學的理論體系。

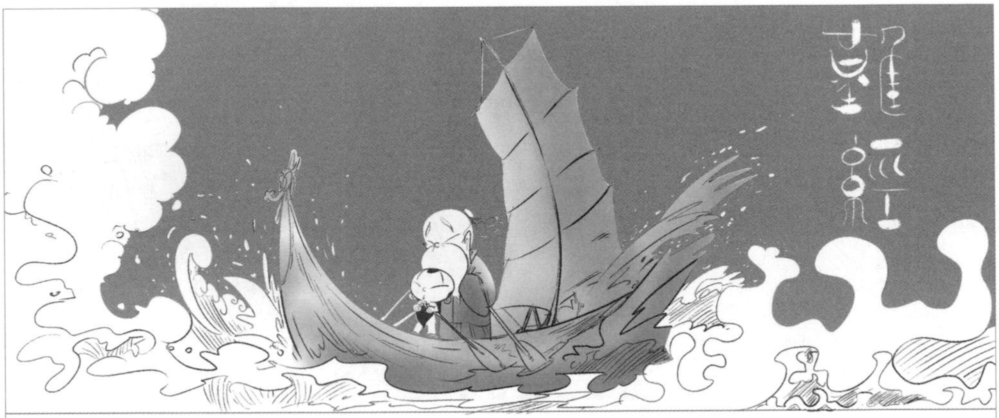

作　者： 原題為秦越人（扁鵲）

成書時間： 約成書於東漢前

全書採用問答式，作者提出自己所認為的難點和疑點，然後逐一解釋闡發，對部分問題做出了發揮性闡釋。

全書共 81 難，立足於基礎理論，以脈診、臟腑、經脈、腧穴為重點。1～22 難論脈；23～29 難論經絡；30～47 難論臟腑，48～61 難論病；62～68 難論腧穴；69～81 難論針法。

書中對經絡學說和命門、三焦、七衝門（消化道的七個衝要部位）、八會（臟、腑、筋、髓、血、骨、脈、氣等精氣會合處）做了論述。

書中還明確提出"傷寒有五"（包括中風、傷寒、濕溫、熱病、溫病）的觀點，並對五臟之積、泄痢等病多有闡發。

現存最早的中藥學專著——《神農本草經》

又名《神農本草》，簡稱《本草經》或《本經》，是中國現存最早的藥學專著。

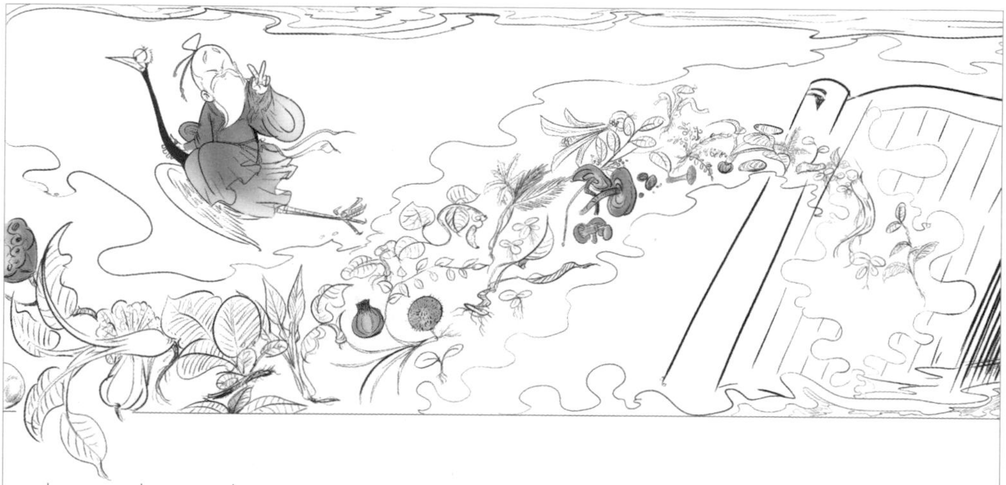

作　者： 假託神農氏所著，真實作者不詳

成書時間： 秦漢時期

《神農本草經》是秦漢眾多醫學家總結、搜集、整理藥物學經驗成果而成的專著，是對中國中草藥的第一次系統總結。原書散佚，現行本為後代醫家從歷代本草書中集輯而成。

全書分三卷，載藥物 365 種（植物藥 252 種，動物藥 67 種，礦物藥 46 種），分上、中、下三品，堪稱中藥理論精髓。

書中對每一味藥的產地、性質、採集時間、入藥部位和主治病證，對各種藥物的配伍應用及簡單製劑方法，對藥物的性味及應用原則，都有所敘述。書中記載了許多特效藥物，如麻黃可治療哮喘，大黃可瀉火，常山可治療瘧疾等。書中關於藥物君臣佐使、陰陽配合以及“七情合和”“四氣五味”等原則在後世的用藥實踐中發揮了巨大作用。《神農本草經》至今仍是中醫藥學的重要理論支柱。

五個主要學説

陰陽學説，用陰陽變化的規律來解釋人體生理特徵和病理變化；五行學説，將人體五臟分屬於五行，用五行特性來研究五臟生理功能、相互關係及影響。藏象學説＊，研究人體各個臟腑的生理功能、病理變化及其相互關係；病因學説，探索人體致病的因素；病機學説，研究疾病發生、發展與變化的機制。

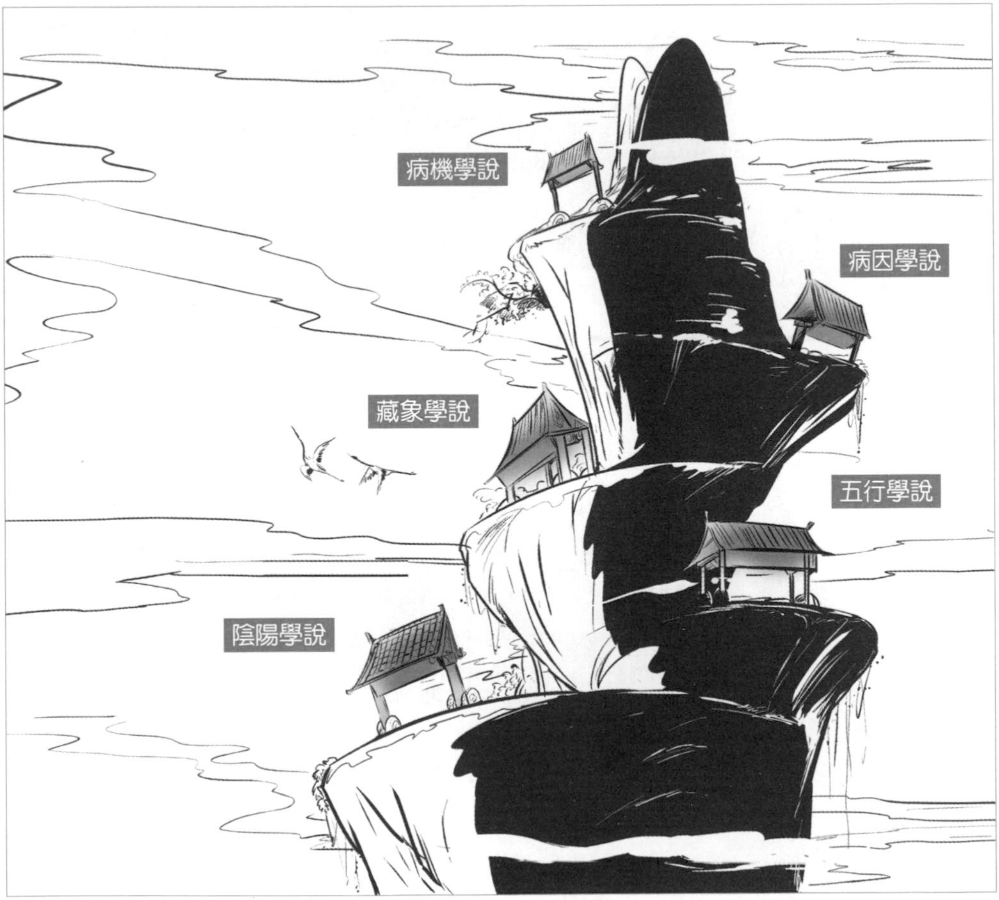

＊藏象學説：藏象學説與病因學説形成後，中醫理論的範疇已基本確立。

七個主要學派

傷寒學派

東漢末年及隋唐之際，瘟疫頻發，危害極大。那時的醫家，如華佗、張仲景、王叔和、巢元方、孫思邈等人多研究傷寒病＊，以解除民眾的疾苦，後逐漸形成了傷寒學派。

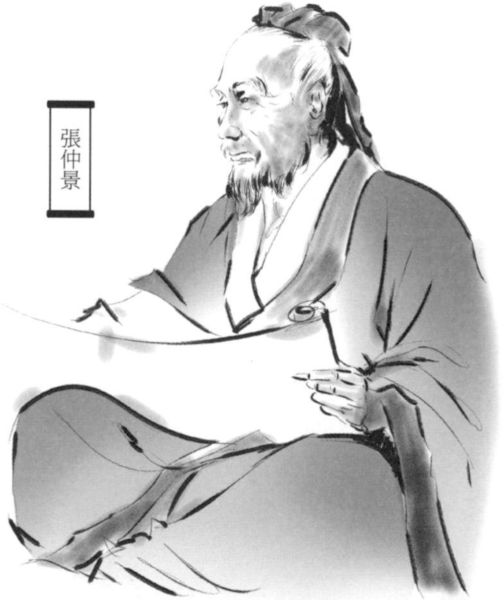

代表人物：張仲景（名機）
朝　　代：東漢末年
籍　　貫：今河南南陽
著　　作：《傷寒雜病論》
地　　位：醫聖

張仲景的醫學巨著《傷寒雜病論》總結了前人的醫學成就和臨床經驗，闡述人體感受風寒邪氣後所引起的病變與證候，以及外感病的傳變規律、治療原則及用藥方法，開創了中醫學辨證論治的理論基礎。

＊傷寒病：中醫所説的傷寒，實際上是一切外感病的總稱，包括瘟疫類的傳染病，與西醫中的傷寒內涵不同。

七個主要學派

寒涼學派

又名河間學派。此學派以闡發火熱病機為中心內容，最初研究外感病的火熱病機，隨後演變為研究內傷之陰虛火旺病機。寒涼學派促進了中醫學病機學說的發展，也為後來的溫熱學派奠定了基礎。

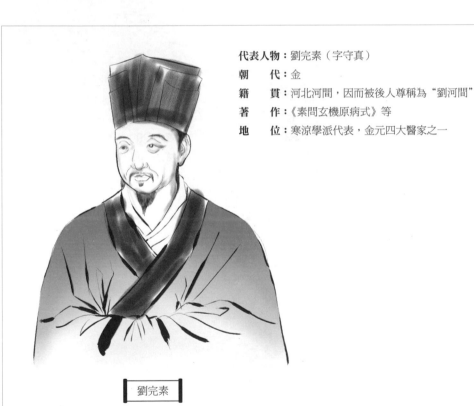

代表人物：劉完素（字守真）
朝　　代：金
籍　　貫：河北河間，因而被後人尊稱為“劉河間”
著　　作：《素問玄機原病式》等
地　　位：寒涼學派代表，金元四大醫家之一

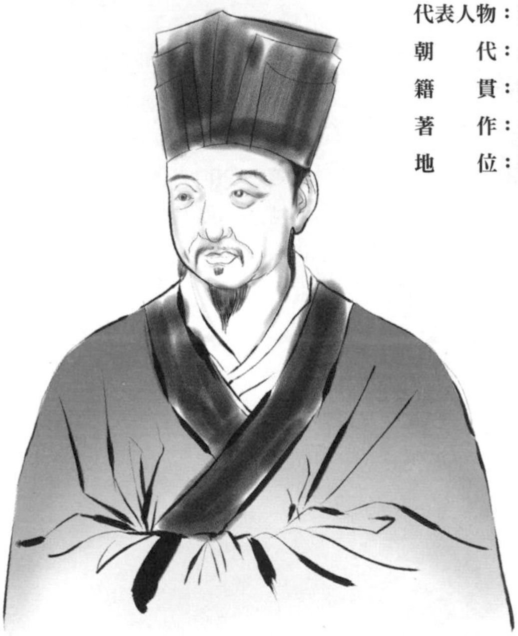

劉完素

劉完素生長於氣候乾燥的北方，又逢連年的宋金交戰，疫病經常流行。針對當時肆虐的傳染性熱病，他提出了“火熱論”的觀點，使用寒涼藥物治療，並取得了良好的療效。

補土學派

擅長治療虛損病證，著重於根據臟腑的寒熱虛實診斷病情。金元時期，李東垣提出了脾胃學説。明代李中梓、張景岳等醫家，在其基礎上，進一步加以完善。五行當中，脾胃屬土，因此這一學説被稱作“補土派”。

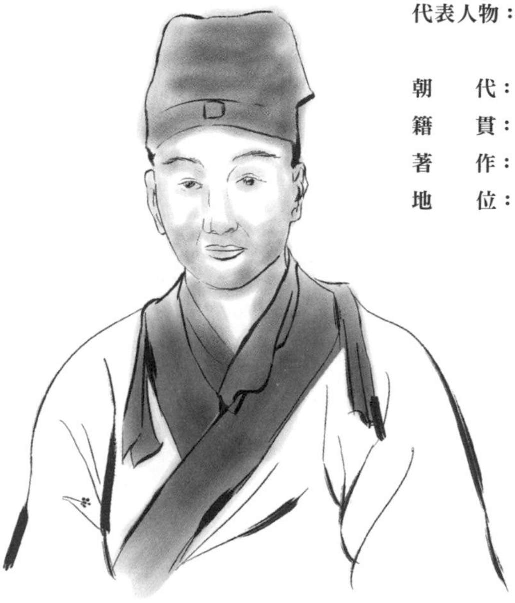

李東垣

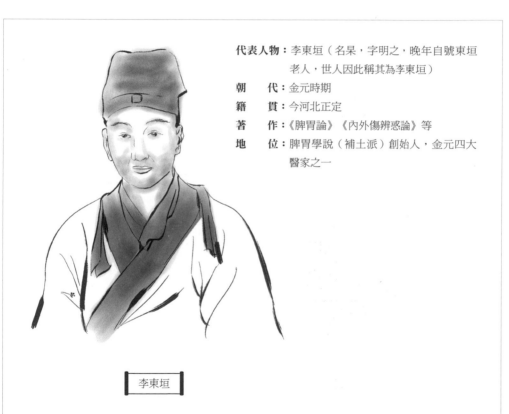

代表人物：李東垣（名杲，字明之，晚年自號東垣老人，世人因此稱其為李東垣）

朝　　代：金元時期

籍　　貫：今河北正定

著　　作：《脾胃論》《內外傷辨惑論》等

地　　位：脾胃學說（補土派）創始人，金元四大醫家之一

李東垣十分強調脾胃的重要作用，他認為，飲食不節、勞役所傷及情緒失常，都易致脾胃受傷，正氣衰弱，從而引發多種病變。治法上則重視調理脾胃和培補元氣，扶正祛邪，改善身體功能。

攻邪學派

此學派吸取《黃帝內經》《傷寒雜病論》及河間派火熱理論，強調“邪氣留則正氣傷，邪氣去則正氣安”，認為邪氣侵擾是人體致病的主要原因，治療時應著重以祛邪為手段，因而得名“攻邪學派”。

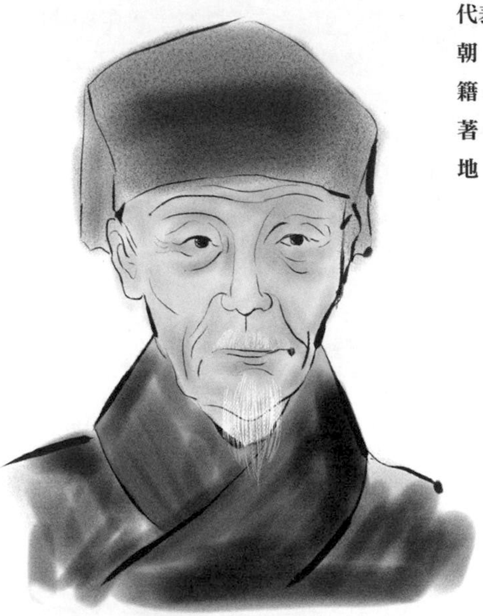

代表人物：張從正（字子和，號戴人）
朝　　代：金
籍　　貫：今河南民權
著　　作：《儒門事親》
地　　位：攻邪學派開山之祖，金元四大醫家之一

張從正

張從正認為風、火、濕、燥都是邪氣，只有祛邪才能安正，所以治療方法以祛邪為主。
他對於汗、吐、下三法的運用有獨到見解，擴充了三法的運用範圍，形成了攻邪治病的獨特風格，為中醫病機理論和治療方法做出了突出貢獻。

七個主要學派

滋陰學派

滋陰學派以養陰為宗旨，強調保存陰氣對健康具有重要意義。其學術理論源於《內經》，亦受河間學派火熱理論的影響，但是更側重於闡述陰虛火旺病證的研究。

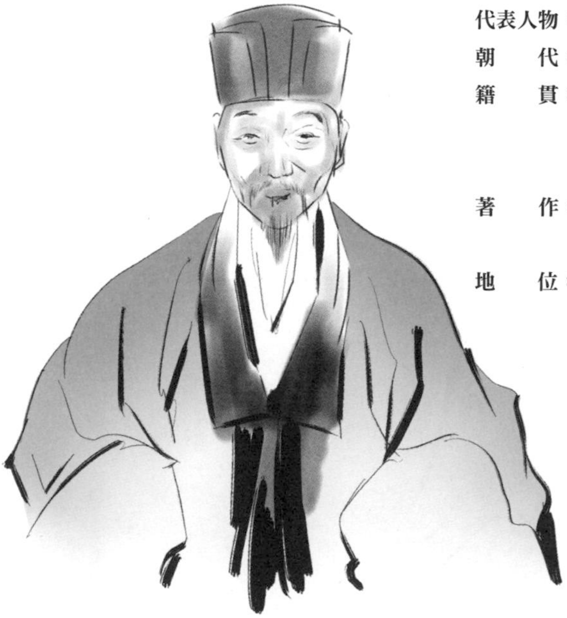

朱震亨

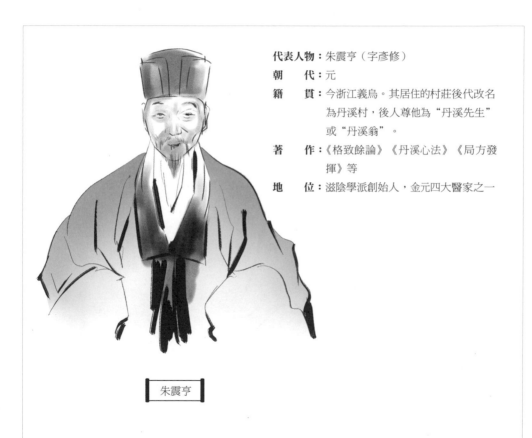

代表人物：朱震亨（字彥修）

朝　　代：元

籍　　貫：今浙江義烏。其居住的村莊後代改名為丹溪村，後人尊他為“丹溪先生”或“丹溪翁”。

著　　作：《格致餘論》《丹溪心法》《局方發揮》等

地　　位：滋陰學派創始人，金元四大醫家之一

朱震亨創立了“陽常有餘，陰常不足”的論點，強調保護陰液的重要性，確立“滋陰降火”的治療原則，為倡導滋陰學說打下牢固的基礎。

七個主要學派

溫補學派

苦寒藥物治病，容易損傷人體真氣，傷害脾胃。為了減緩這些不良反應，溫補學派運用甘溫藥物來抵消寒涼藥物的寒性。此學派強調脾胃、腎與命門的重要性，辨證論治時，重視健脾、補腎，尤其重視調養先天與後天的根本。

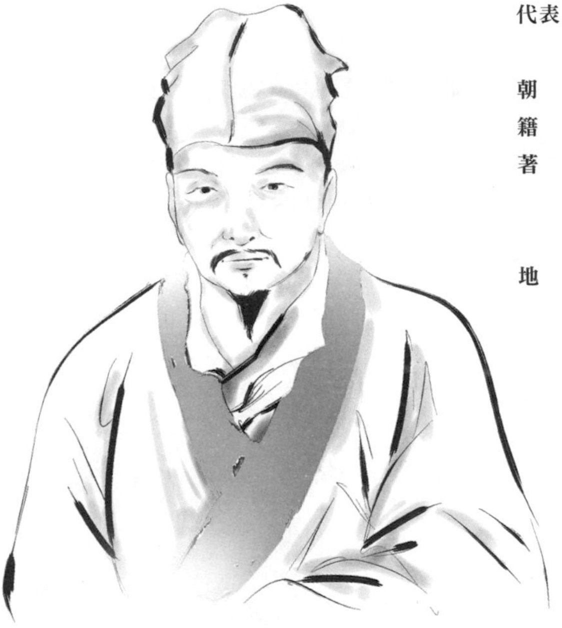

薛己

代表人物：薛己（字新甫，號立齋）、張景岳（張介賓）

朝　　代：明

籍　　貫：今江蘇蘇州

著　　作：《校注外科精要》《內科摘要》《校注婦人良方》《本草約言》《癘瘍機要》《口齒類要》等

地　　位：溫補學派先驅

溫補學派代表薛己，特別重視脾胃的調養，認為脾胃虛弱也是某些外感疾病的病因。
另一代表張景岳，反對以苦寒藥物作為滋陰手段，以擅用溫補藥物著名，被譽為“醫門之柱石”。

溫病學派

明清之際，溫病猖獗，因江浙一帶氣候濕熱，疫情更加嚴重，當地醫家吸取前人的理論精華和實踐經驗，對溫熱病進行研究，由此逐漸形成了溫病學派。

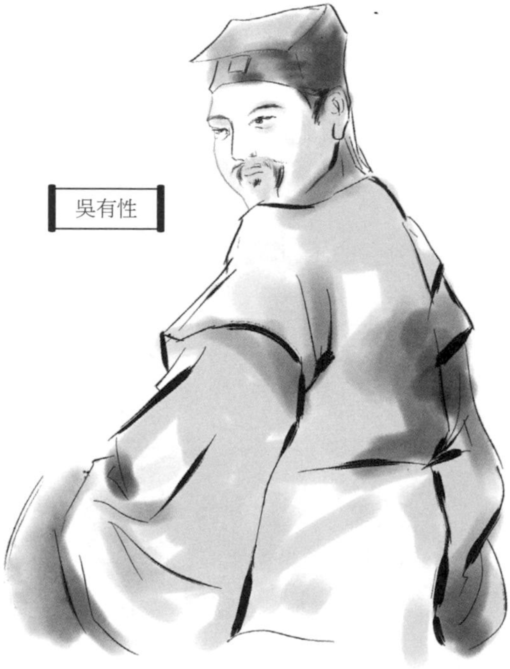

代表人物：吳有性（字又可，號淡齋）、葉天士、吳瑭

朝　　代：明末清初

籍　　貫：今江蘇蘇州

著　　作：《溫疫論》

地　　位：溫病學派代表

吳有性在臨床實踐中體會到，以張仲景的傷寒學說來論治當時流行的一些疾病收效甚微，於是產生了另闢蹊徑的想法。他推究病源，創立"戾氣"說，並根據自己的臨床經驗，逐漸形成了一套溫熱病的論治方案，提高了療效。他將這些經驗整理成《溫疫論》一書。

中醫的別稱

岐黃

中國現存最早的中醫典籍《內經》，假託為黃帝與岐伯所作，因此後世常稱中醫學為“岐黃”“岐黃之術”。

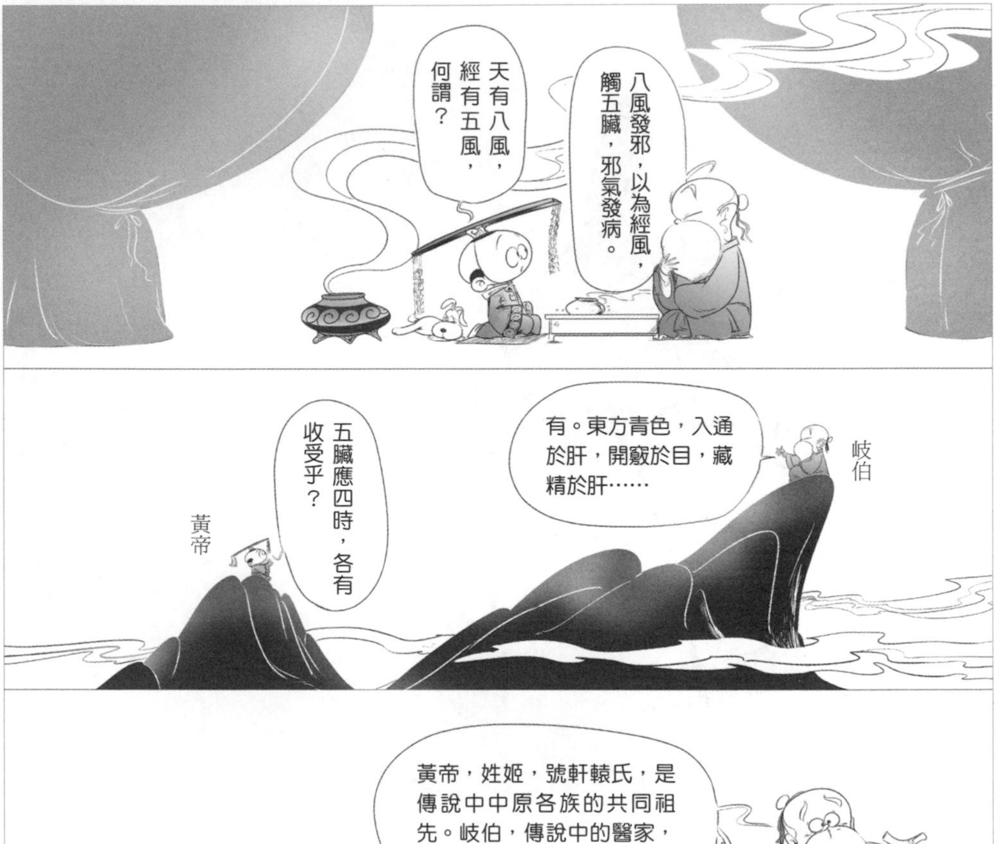
八風發邪，以為經風，觸五臟，邪氣發病。
天有八風，經有五風，何謂？
岐伯
有。東方青色，入通於肝，開竅於目，藏精於肝……
五臟應四時，各有收受乎？
黃帝
黃帝，姓姬，號軒轅氏，是傳說中中原各族的共同祖先。岐伯，傳說中的醫家，是黃帝的臣子。

中醫的別稱

杏林

三國時，名醫董奉為人治病，不受謝，不受禮，只要求治癒者在他房前栽杏樹作為紀念。人們感謝他的醫德和醫術，送給他“杏林春暖”的匾額。後來人們就用“杏林”來指代中醫界。

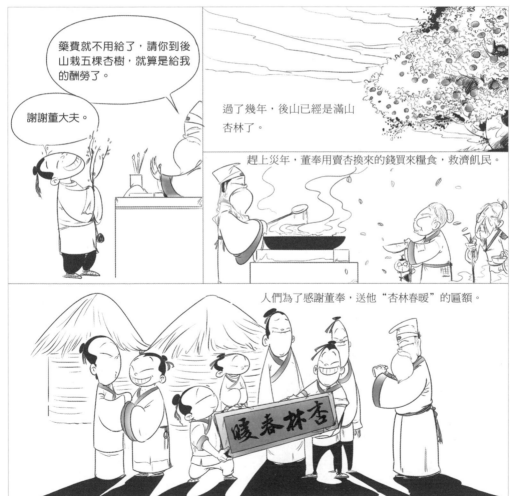

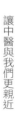

中醫的別稱

懸壺

傳說，漢代有個叫費長房的人，在街市上看到一位老翁（壺翁）在賣藥，他的身邊放著一根竹杖，竹杖上掛著一隻大葫蘆。每到散市關門後，老翁就跳入葫蘆裡。後來，費長房拜老翁為師，跟他學習醫術。人們常用“懸壺”來代稱行醫，葫蘆也成了中醫的標誌。

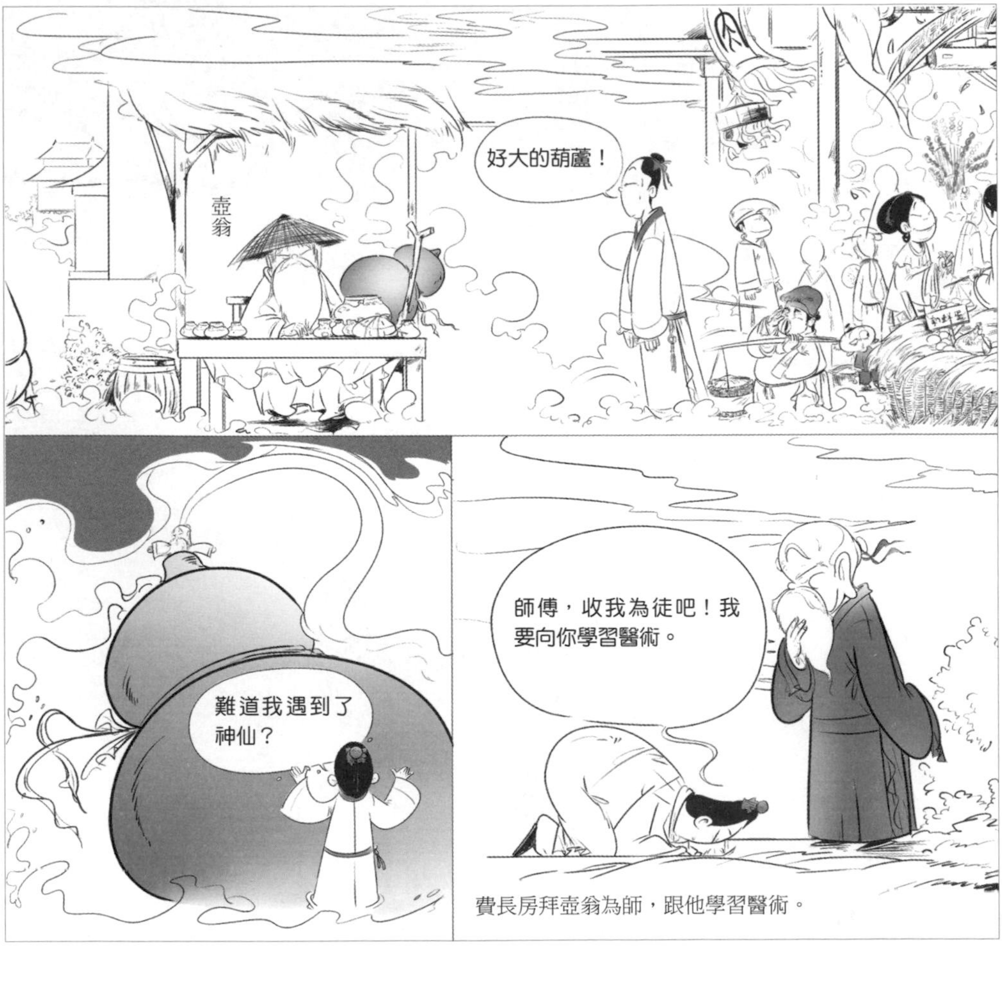
壺翁
好大的葫蘆！
難道我遇到了神仙？
師傅，收我為徒吧！我要向你學習醫術。
費長房拜壺翁為師，跟他學習醫術。

十大名醫之祖

黃帝　扁鵲　華佗　張仲景　葛洪

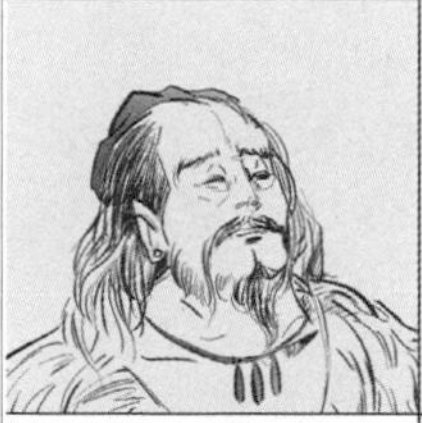	針灸之祖	黃帝：傳說，黃帝是中原各族共同的祖先，曾和岐伯討論醫學。中國現存最早的醫學典籍《內經》就是假託黃帝所作。因《內經》中記錄了許多關於針灸的方法、理論，所以黃帝被後人尊為針灸之祖。
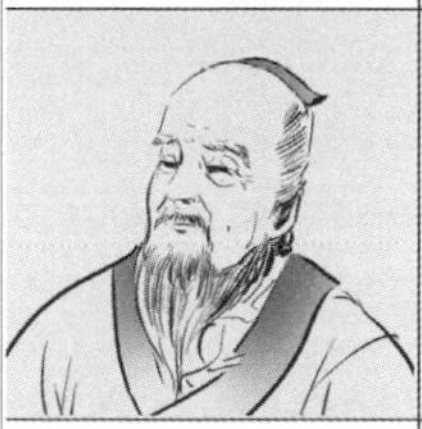	脈學介導者	扁鵲：原名秦越人，戰國人，因他醫術高超，人們便用上古神醫“扁鵲”的名字來稱呼他。《史記‧戰國策》載有他的傳記和病案，並推崇他為脈學的介導者。
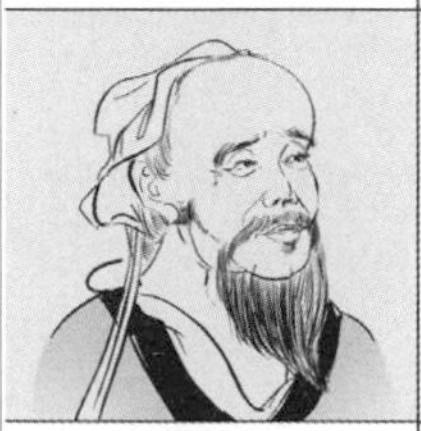	外科之祖	華佗：字元化，東漢末期人。他精通內、外、婦、兒、針灸各科，尤其擅長外科，被尊為“外科之祖”。
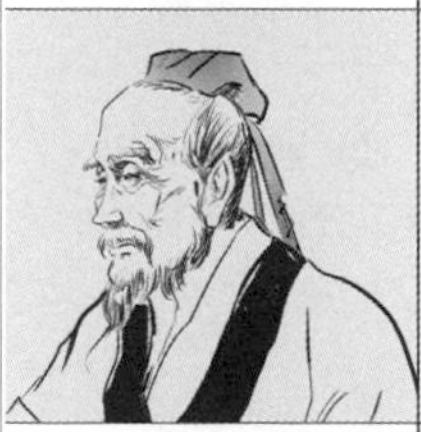	醫聖	張仲景：名機，東漢末年人，傷寒學派的代表。他的著作《傷寒雜病論》總結了漢代以前的醫學理論和臨床實踐經驗，對中醫的發展具有重大貢獻。他因醫術高超，醫德高尚，對後世中醫學的發展貢獻突出，被譽為“醫聖”。
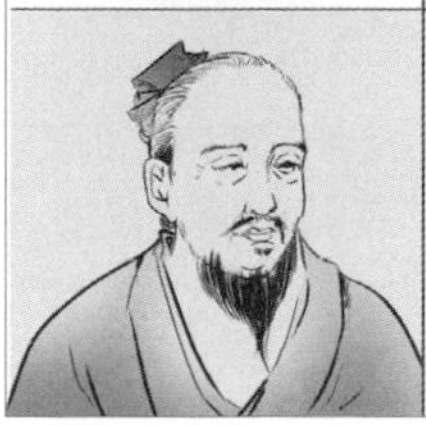	預防醫學的介導者	葛洪：字稚川，自號抱朴子，東晉人。他所著的《肘後備急方》最早記載了天花、恙蟲病等傳染病的證候及診治，其中“天行發斑瘡”是世界上有關天花的最早記載。

十大名醫之祖

孫思邈　錢乙　宋慈　李時珍　吳謙

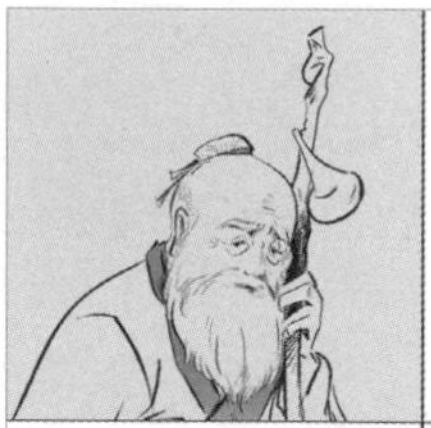	藥王	孫思邈：唐朝人。他醫德高尚，醫術精湛，深諳醫理，具有廣博的藥物學知識和精湛的針灸技術，著有《千金要方》《千金翼方》等醫著。唐太宗時期他被封為“藥王”。
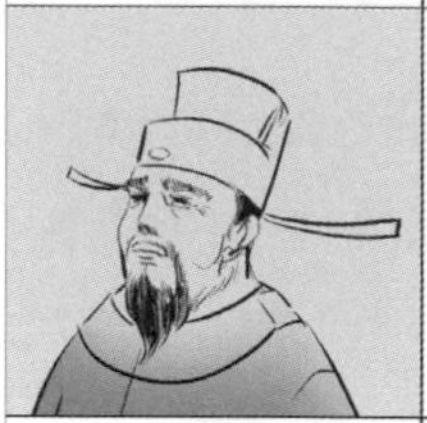	兒科之祖	錢乙：字仲陽，北宋鄆州人，著有《小兒藥證直訣》。他以臟腑病理學說立論，根據其虛實寒熱而立法處方，比較系統地確定了辨證論治的範例。錢乙被後人尊為“兒科之祖”。
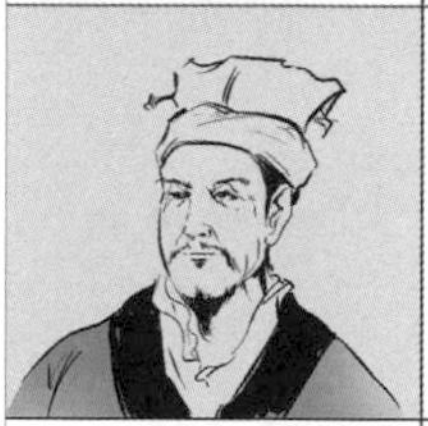	法醫之祖	宋慈：宋朝福建建陽人。他總結了宋代以前法醫方面的經驗及自己四任法官的心得，寫成《洗冤集錄》。這本書堪稱世界上最早的法醫文著。
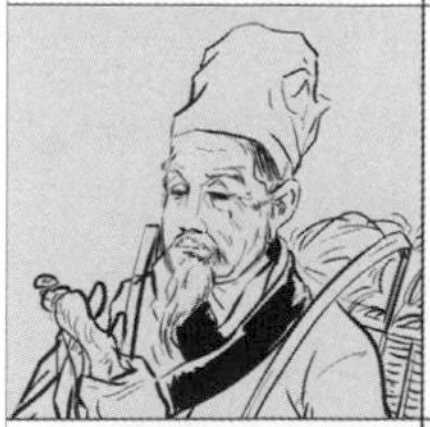	藥聖	李時珍：字東壁，晚年自號瀕湖山人，明朝蘄州人。他長期上山採藥，深入民間，參考歷代醫書 800 餘種，經 27 年的研究與實踐，集錄藥物共 1892 種，著成醫藥巨著《本草綱目》。李時珍被人們尊為“藥聖”。
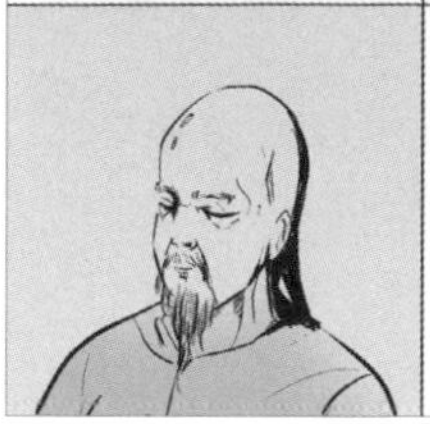	醫宗金鑒總修官	吳謙：清朝安徽人，曾任太醫院院判。《醫宗金鑒》是清代御製欽定的一部綜合性醫書，共 90 卷，是中國綜合性中醫學著作中最完善又最簡要的一種。

陰陽學說

人類的生活與自然息息相關。古人發現，可以用自然界的陰陽變化規律來劃分宇宙的萬事萬物，也可以解釋人體的某些生理特徵。比如，氣為陽，血為陰；強壯為陽，虛弱為陰。這就是中醫理論的雛形——陰陽學說。

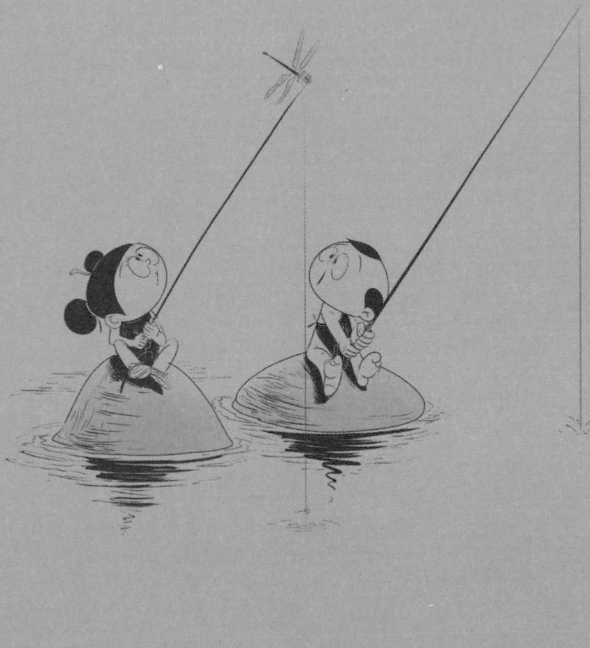

陰陽的屬性

古人將事物按陰陽特性分為兩類。具有熱、向上、向外、光亮、無形、發散、相對運動的功能、興奮等特性的事物都屬陽；凡是屬寒、向下、向內、晦暗、有形、凝聚、相對靜止的氣質、抑制等特性的事物都屬陰。

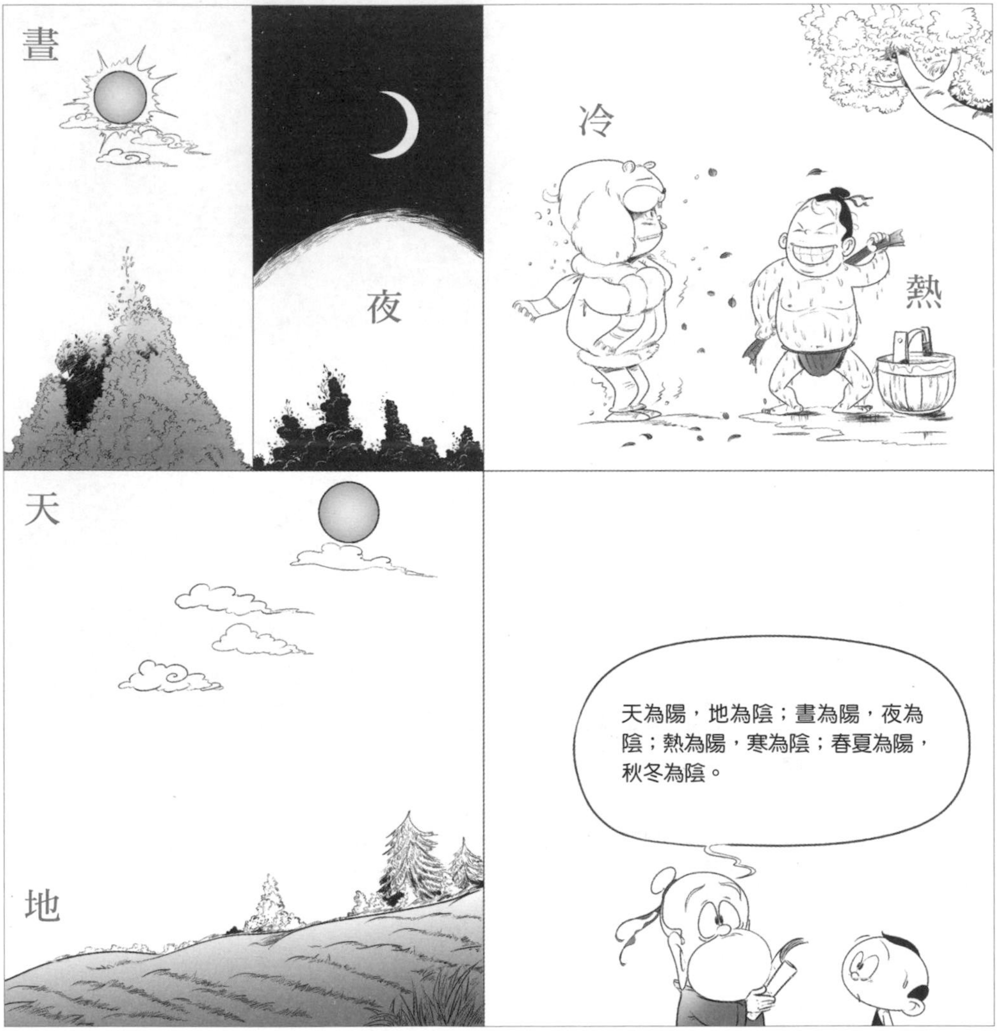
晝
夜
冷
熱
天
地
天為陽，地為陰；晝為陽，夜為陰；熱為陽，寒為陰；春夏為陽，秋冬為陰。

中醫的陰與陽

古人也用陰陽變化的規律來解釋人體的生理特徵並進行組織結構歸類，如以外部為陽，內部為陰；氣為陽，血為陰；臟腑之中，以腑為陽，臟為陰。

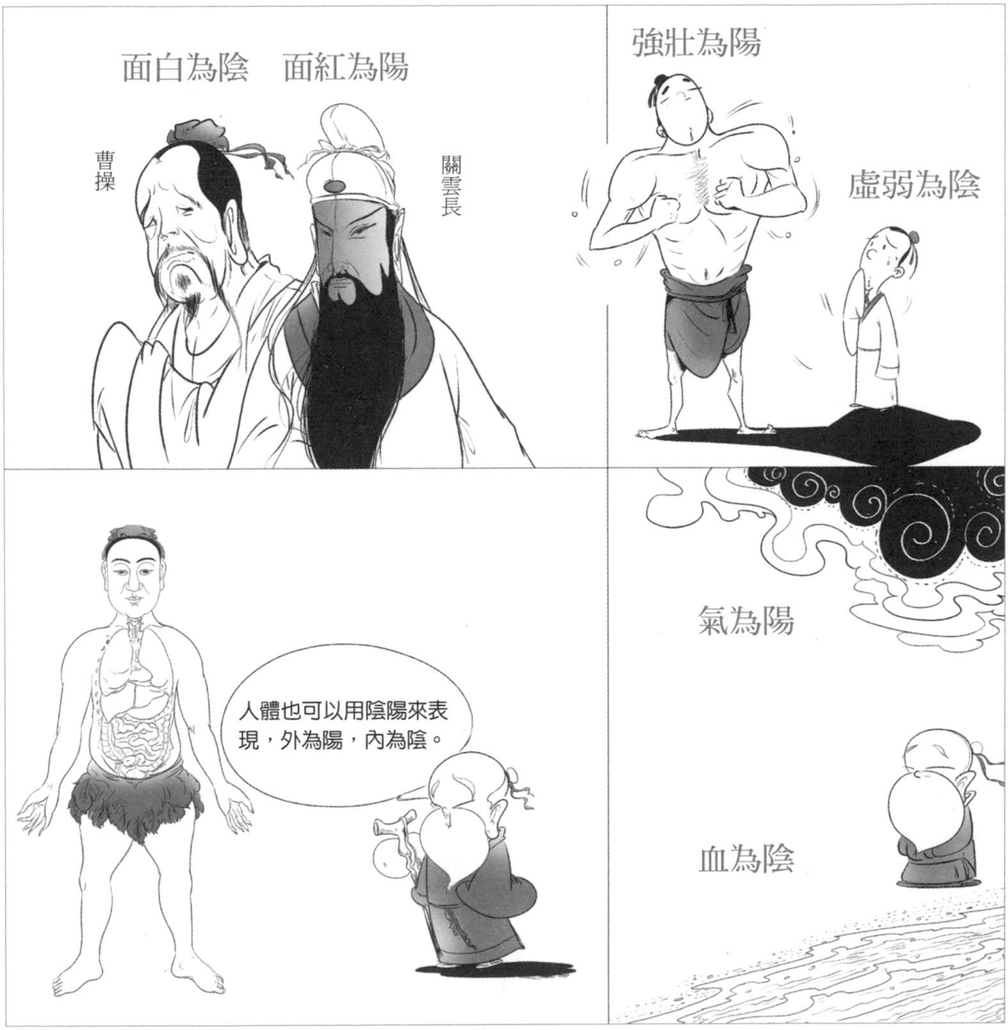
面白為陰　面紅為陽
曹操
關雲長
強壯為陽
虛弱為陰
人體也可以用陰陽來表現，外為陽，內為陰。
氣為陽
血為陰

陰陽關係

對立

陰與陽彼此對立，宛如敵對雙方，時刻互相牽制。
有陰的地方，就會有陽。

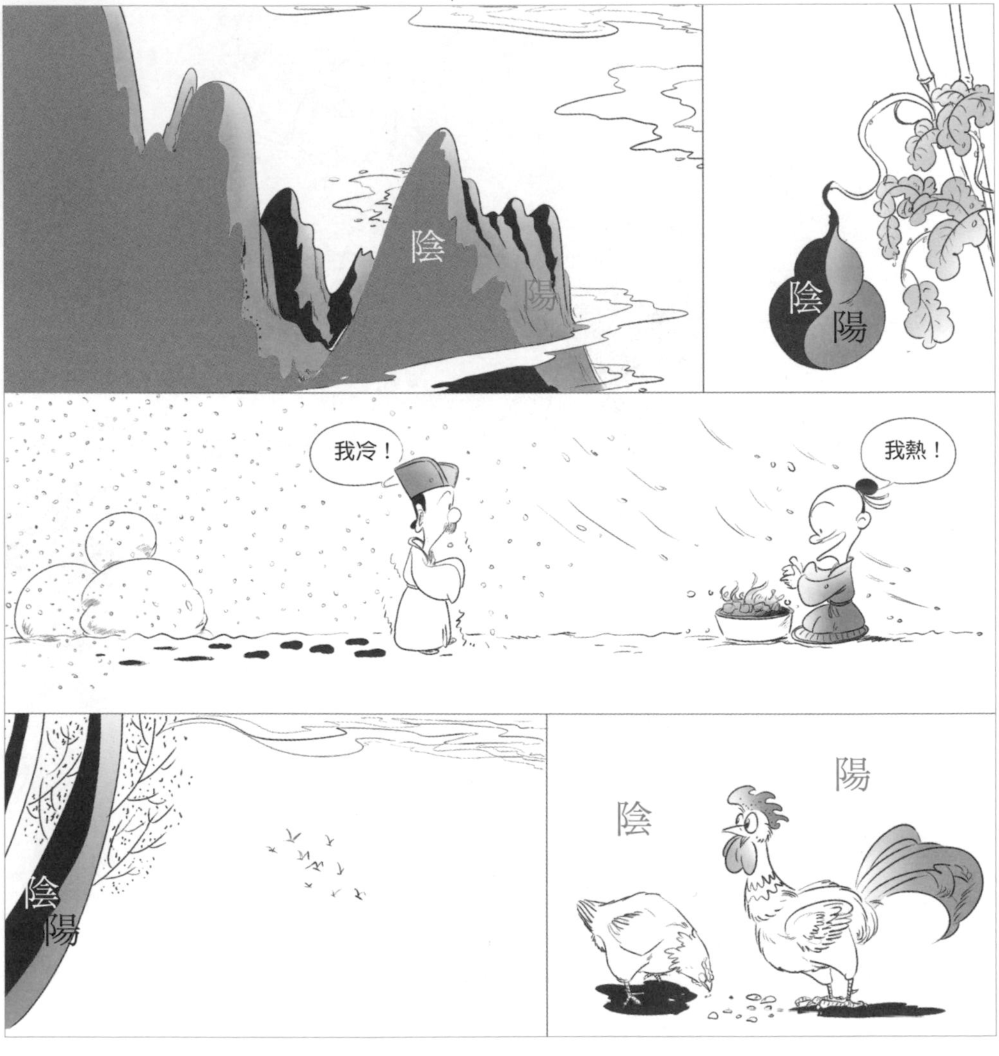

陰陽關係

動態平衡

陰陽的對立不是靜止的：陰進一步，陽就退一步；陽進一步，陰就退一步。陰與陽總是此消彼長，始終處於一種動態的平衡之中。

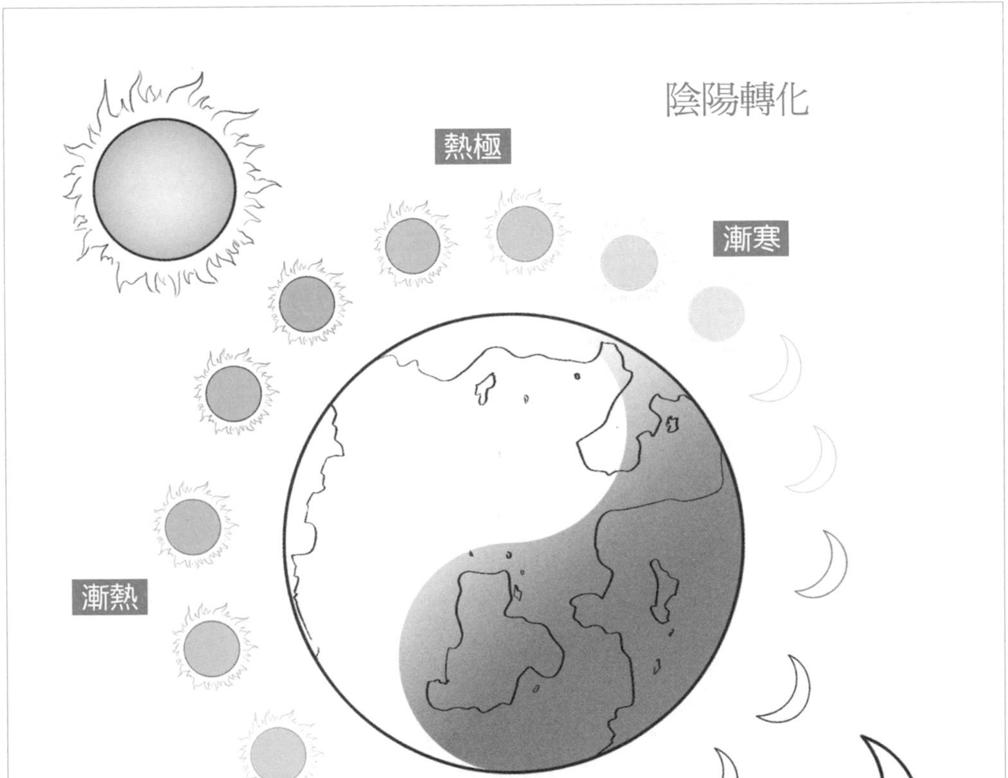

陰陽關係

依存

陰與陽不只是對立關係，它們也相互依存，互為根本。陰中有陽，陽中有陰，衝氣以為和＊。

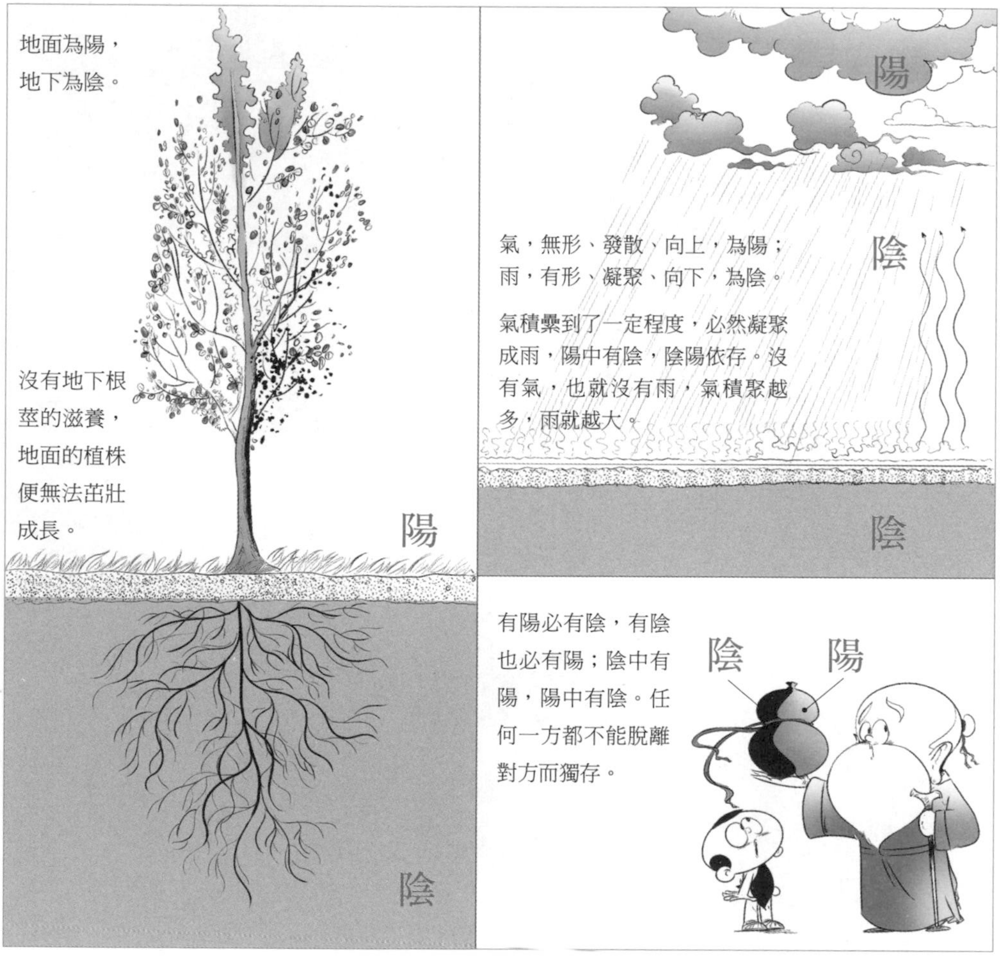

地面為陽，
地下為陰。
沒有地下根莖的滋養，地面的植株便無法茁壯成長。
陽
陰
陽
氣，無形、發散、向上，為陽；
雨，有形、凝聚、向下，為陰。
氣積纍到了一定程度，必然凝聚成雨，陽中有陰，陰陽依存。沒有氣，也就沒有雨，氣積聚越多，雨就越大。
陰
陰
有陽必有陰，有陰也必有陽；陰中有陽，陽中有陰。任何一方都不能脫離對方而獨存。
陰
陽

＊衝氣以為和：像無形的氣分隔了陰陽，使其各居其位。

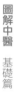

陰陽失調

六種主要類型

人體的陰陽平衡，處於“陰平陽秘”＊狀態，身體就是健康的。但是，當病因襲來，陰陽的平衡遭到了破壞，氣血、臟腑的協調發生紊亂，人就會生病，這就是“陰陽失調”。

陰陽失調主要有六種類型

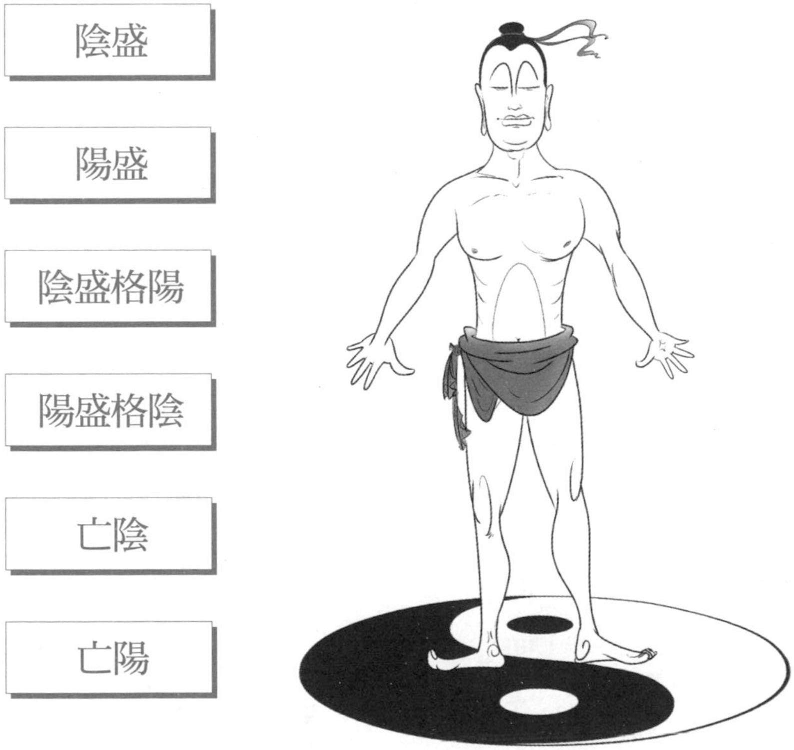

＊陰平陽秘：陰氣平和，陽氣牢固嚴密（不易被外邪攻克），陰陽平和協調，相對平衡。陰平陽秘是陰陽學說中用陰陽的盛與衰、平衡與失衡來闡述人體的生理病理變化，是對人體健康狀態的概括。

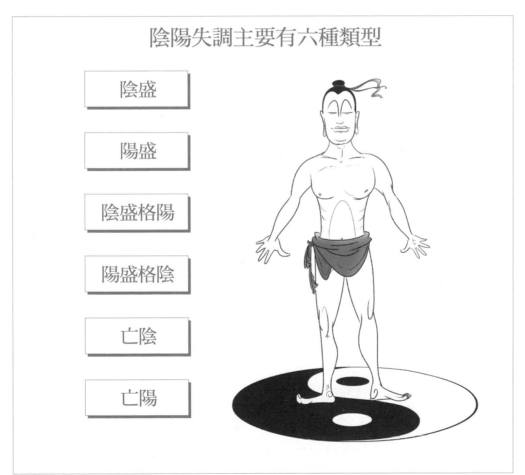

陰陽失調

陰盛

在疾病發展過程中，陰邪偏盛，侵襲人體，與體內的陽氣對抗。如果病程過長，陰邪就會逐漸佔據上風，損傷陽氣。最後由於陽氣虛弱，無力生陰，導致陰液＊受損，造成陰陽俱虛。

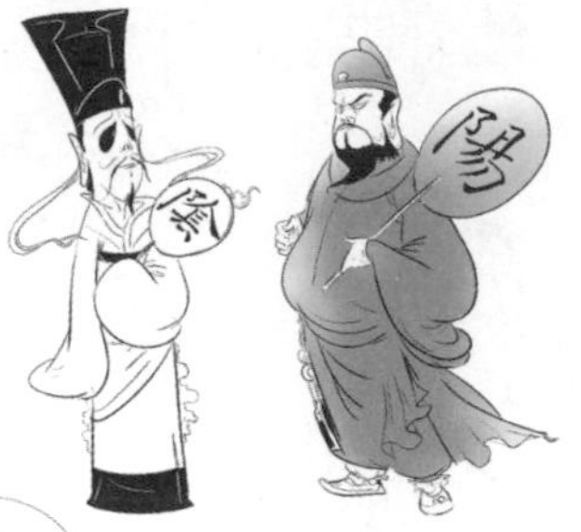

陰偏盛（實寒證）

剛感受陰寒邪氣＊時，陰邪雖然偏盛，但機體的陽氣尚未衰退。通常發生在感受陰邪的初期。

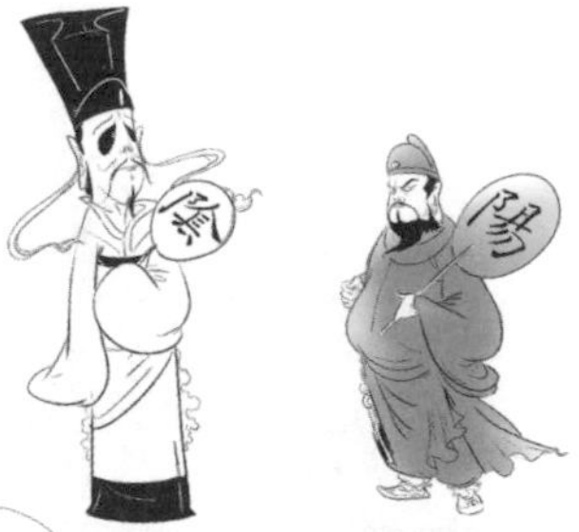

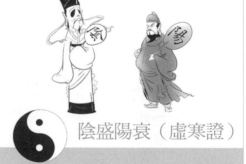

陰盛陽衰（虛寒證）

如果沒能及時克制陰寒邪氣而久病不癒，就會逐漸損傷體內陽氣，導致陽氣虛弱，成為虛寒證。

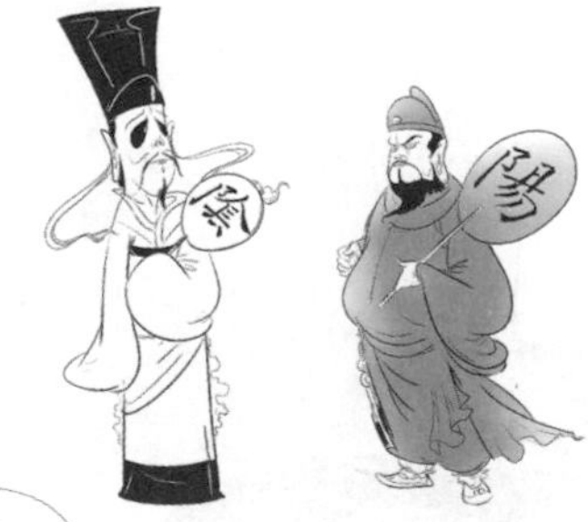

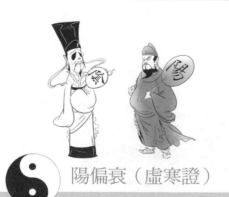

陽偏衰（虛寒證）

如果陽氣繼續衰弱，就無法克制陰邪，因而形成陰邪相對偏盛的虛寒證。

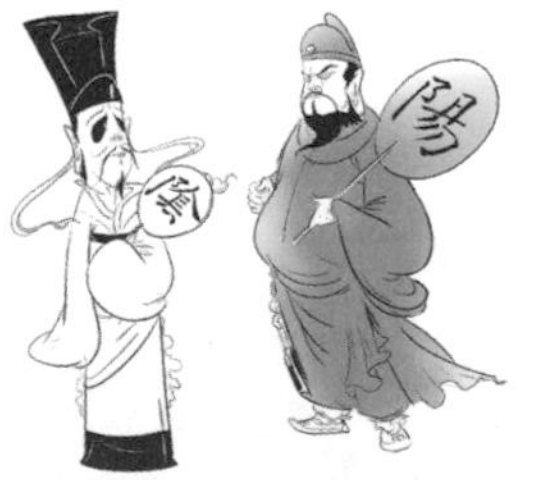

陰陽俱損

陰陽相互依存，機體陽氣長期虧虛，會導致陰液隨之虛損，最終導致陰陽兩虛。

＊陰液：人體有陰陽之分，即陽氣與陰液，陰液又可泛指血液和津液。
＊陰寒邪氣：是一種以寒為主要特徵的邪氣。感受了陰寒之邪，就意味著陰寒之氣侵入機體之中。

陰陽失調

陽盛

在疾病發展過程中，陽邪偏盛，侵襲人體，燒灼體內的陰液。如果病程過長，陽邪會逐漸佔上風，灼傷陰液。陽無陰則不生，陰液虛少，陽氣也隨之虛弱，造成陰陽俱虛。

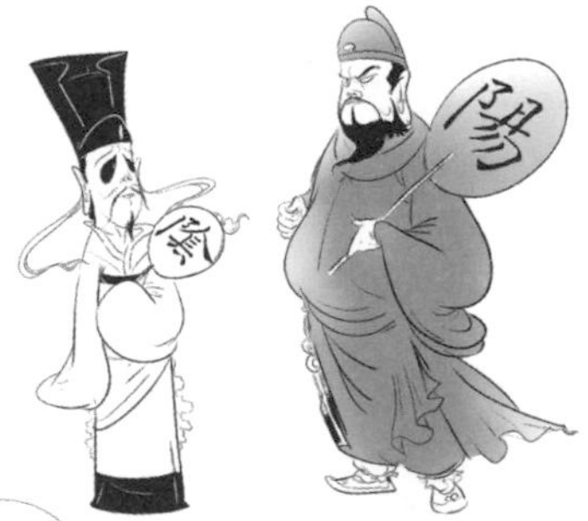

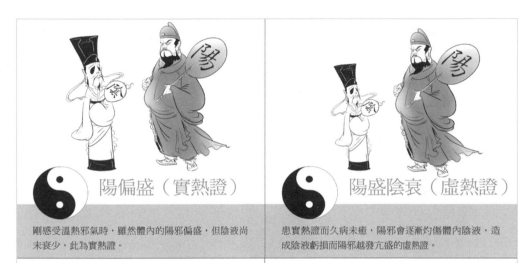

陽偏盛（實熱證）

剛感受溫熱邪氣時，雖然體內的陽邪偏盛，但陰液尚未衰少，此為實熱證。

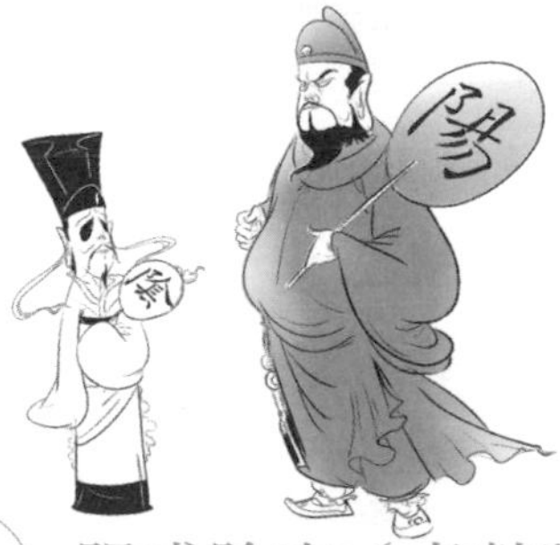

陽盛陰衰（虛熱證）

患實熱證而久病未癒，陽邪會逐漸灼傷體內陰液，造成陰液虧損而陽邪越發亢盛的虛熱證。

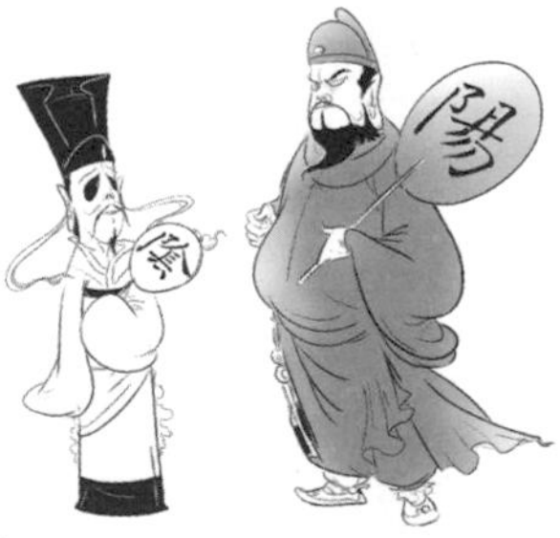

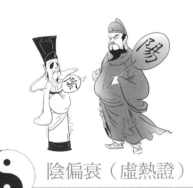

陰偏衰（虛熱證）

機體陰液不足，陰氣虛弱，以致無法克制陽邪，因而形成陽邪相對偏盛的虛熱證。

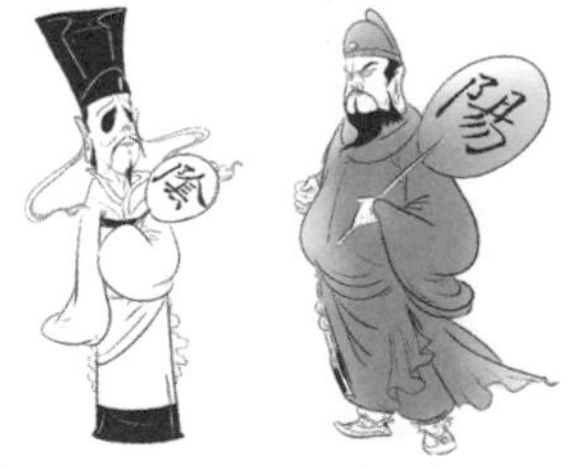

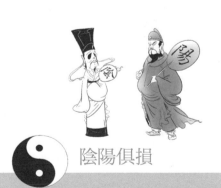

陰陽俱損

陰陽相互依存而生，陽無陰則不生，導致陽氣虧虛，最終造成陰陽俱虛。

陰陽失調

陰盛格*陽

體內的陰寒之邪熾盛，而陽氣虛弱，陰陽盛衰懸殊，陰氣會把陽氣逼迫格擋在體表，表現出體內真寒而體表假熱的症狀，又稱為“真寒假熱”。

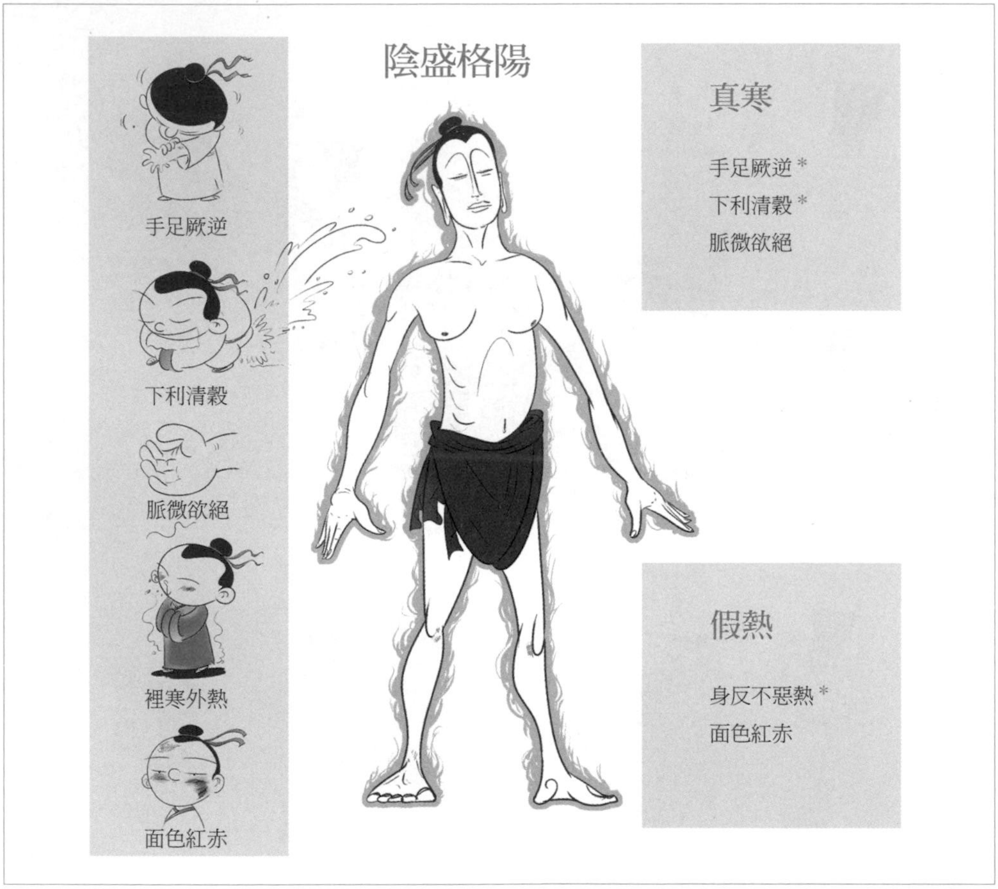
陰盛格陽
手足厥逆
下利清穀
脈微欲絕
裡寒外熱
面色紅赤
真寒
手足厥逆*
下利清穀*
脈微欲絕
假熱
身反不惡熱*
面色紅赤

* 格：有格擋之意。
* 手足厥逆：由於氣血不暢所引起的手足冰冷。
* 下利清穀：指腹瀉。
* 惡熱：怕熱。

陽盛格陰

陽熱之邪熾盛，潛伏在體內，使陽氣被遏制而無法達到體表，而且將陰液格擋在體表，表現出假寒症狀，而體內卻有真熱，又稱“真熱假寒”。

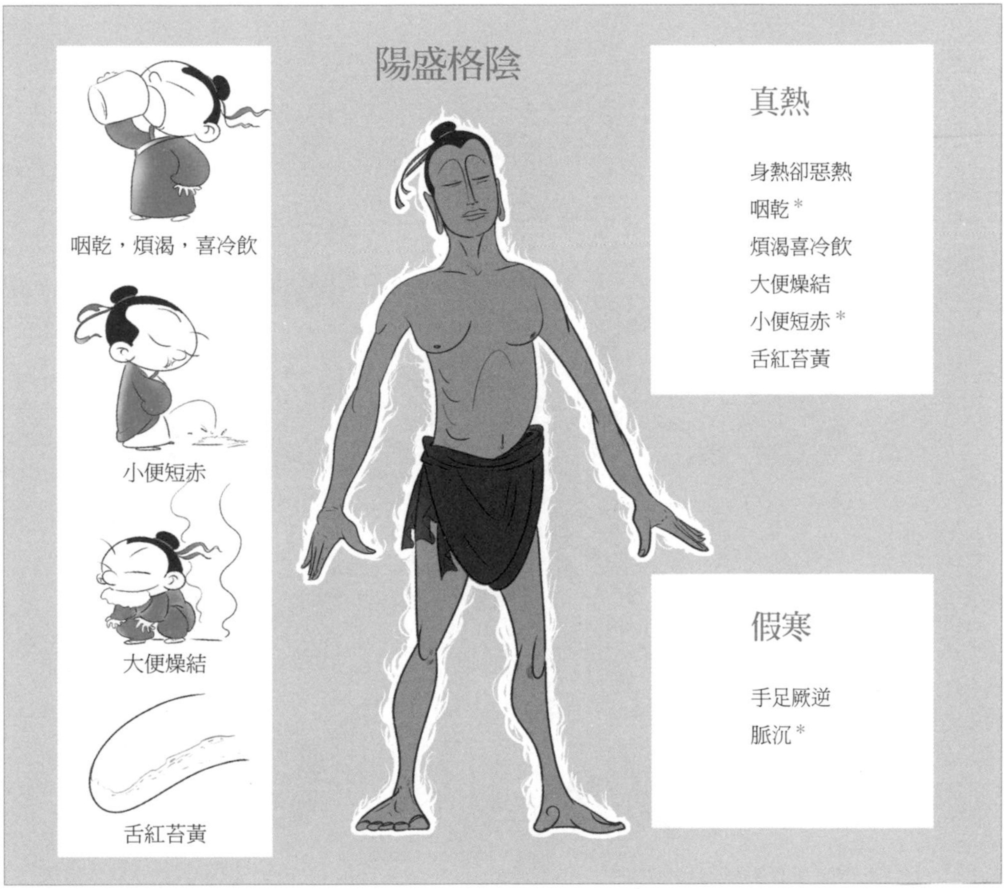
陽盛格陰
咽乾，煩渴，喜冷飲
小便短赤
大便燥結
舌紅苔黃
真熱
身熱卻惡熱
咽乾*
煩渴喜冷飲
大便燥結
小便短赤*
舌紅苔黃
假寒
手足厥逆
脈沉*

* 咽乾：咽喉乾燥。
* 小便短赤：小便量少且顏色黃赤。
* 脈沉：脈位低沉，輕取不應指，重按才能感覺到的脈象。

陰陽失調

亡*陰

亡陰，指機體由於陰液突然大量消耗或丟失而發生的全身功能嚴重衰竭、生命垂危的病證。亡陰的原因：邪熱熾盛或久留不去而耗竭陰液；大吐、大汗、大下*、大出血而損耗陰液。

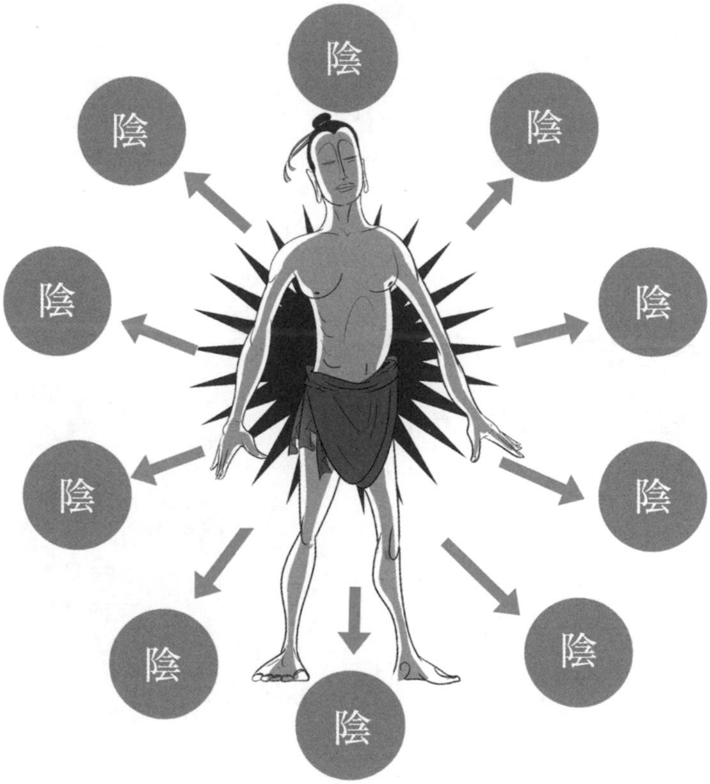

症狀：汗出如油，汗熱而黏，手足溫，喘渴煩躁，昏迷譫妄*，形瘦乾癟，皮膚皺褶；目眶深陷，唇舌乾裂，舌紅而乾，呈現虛熱和衰竭之象。

＊亡：有消亡之意。
＊大下：嚴重腹瀉。
＊譫妄：因內熱過盛或痰火內擾，出現意識模糊、胡言亂語、錯覺幻覺、情緒失常或興奮激動等症狀。

亡陽

亡陽，是指因陽氣急驟亡脫而出現全身功能突然嚴重衰竭危及生命的病證。亡陽的原因：陰寒邪氣亢盛，正邪相鬥，陽氣過度損耗；本為陽虛體質，加之過度勞損傷耗陽氣；大吐、大汗、大出血消耗陰液，陽氣隨陰液亡脫；久病耗費陽氣，造成亡陽。

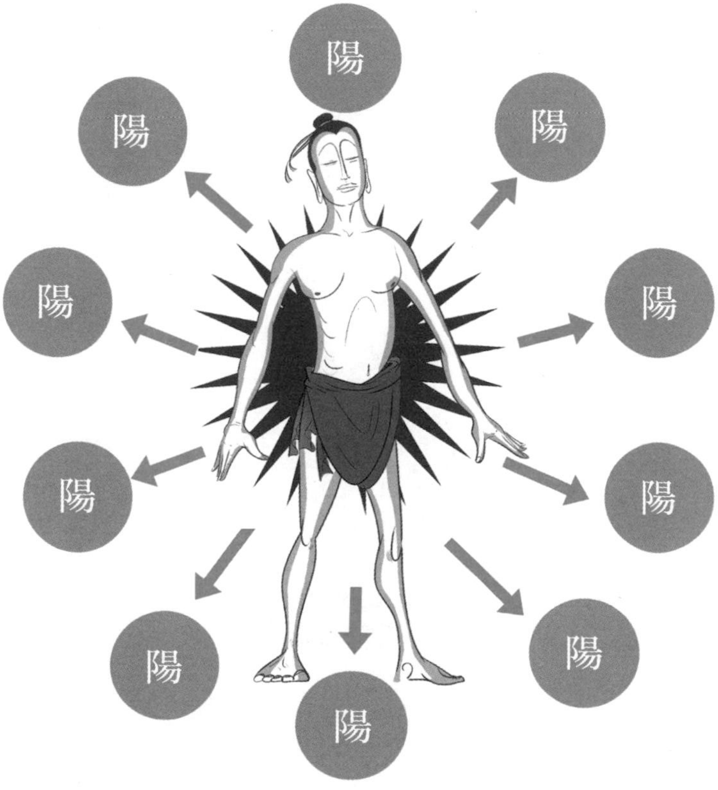

症狀：大汗淋漓，汗稀而涼；肌膚手足逆冷，畏寒蜷臥；精神委靡，神情淡漠；甚至昏迷，面色蒼白，呈現虛寒和衰竭之象。

陰證

與“陰”的屬性具有相同特性的證候稱為陰證。裡證＊、寒證＊、虛證＊都為陰證。

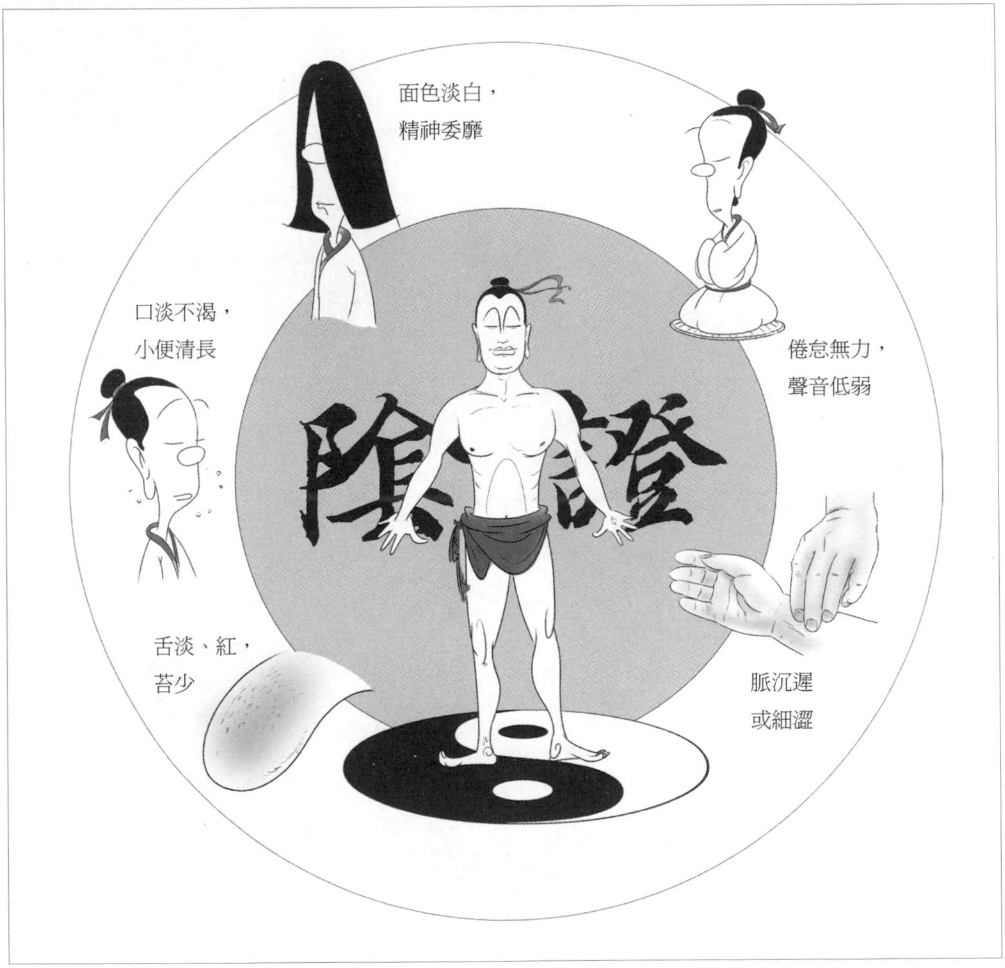
面色淡白，
精神委靡
口淡不渴，
小便清長
倦怠無力，
聲音低弱
陰證
舌淡、紅，
苔少
脈沉遲
或細澀

＊ 裡證：病邪深入於臟腑、氣血、骨髓所致，病位深，病情重，病程長的證候。
＊ 寒證：機體感受寒邪或陽虛陰盛所表現的證候。
＊ 虛證：人體的正氣虛損所表現出來的病證。

陰陽學說的應用

陽證

與“陽”的屬性具有共同特性的證候稱為陽證。表證＊、熱證＊、實證＊都為陽證。

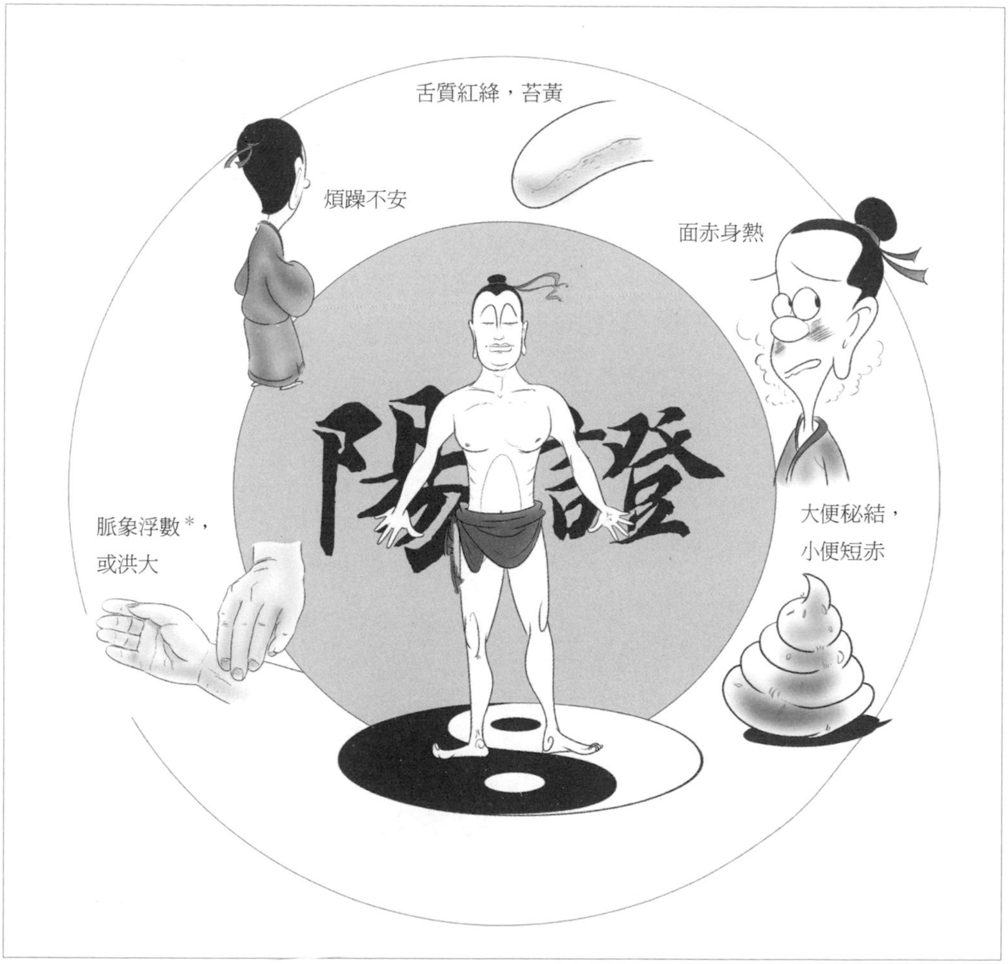

舌質紅絳，苔黃
煩躁不安
面赤身熱
陽證
脈象浮數＊，
或洪大
大便秘結，
小便短赤

＊表證：外感病的初期，病位較淺，起病較急，病情較輕，病程較短的證候。
＊熱證：因熱邪侵襲，或陽氣亢盛而引起的熱性證候。
＊實證：指人體受外邪侵襲，或因痰飲、水濕等阻滯所引起的實性證候。
＊脈象浮數：同時出現浮脈與數脈的脈象。浮脈，脈位表淺，輕輕取脈應指明顯，重按則脈力稍減但不空虛的脈象。數脈，脈來急速（相當於每分鐘 90 次以上）的脈象。

五行學說

古代哲學家以木、火、土、金、水等五類物質的特性及其生剋規律來認識、解釋自然。醫家又將此哲學理論應用於醫學，用來解釋人體內臟間的關係，臟腑組織器官的屬性、運動變化和人體與外界環境的關係，逐漸形成了五行學說。

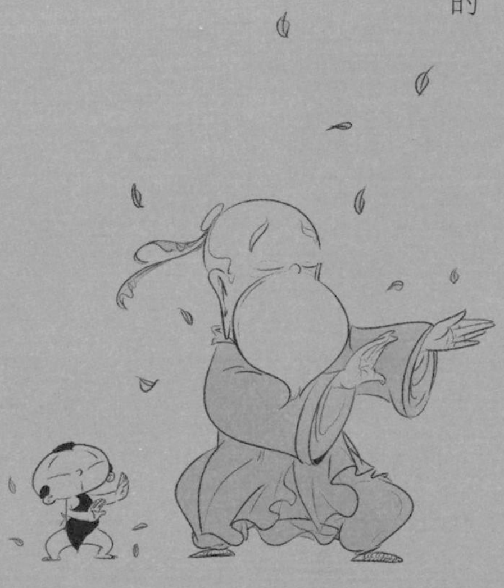

五行*

五行學説認為，世界上的一切事物，都是由木、火、土、金、水五種基本物質構成的。五種物質之間不是孤立存在的，而是在相生、相剋的運動中維持著協調與平衡。

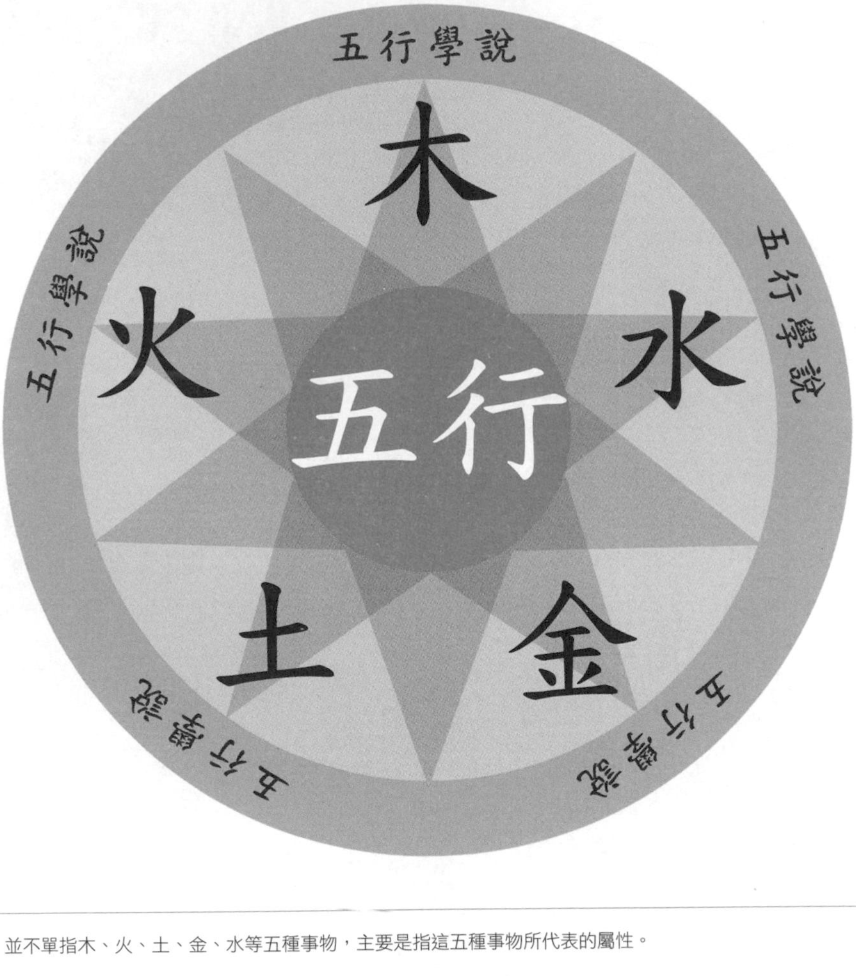

＊五行：並不單指木、火、土、金、水等五種事物，主要是指這五種事物所代表的屬性。

五行的特性

古人在長期的生活和生產實踐中，對木、火、土、金、水等五種物質的特性產生了一定認識，並由此進行抽象引申，用來概括世間所有事物的特性，逐漸形成了系統的理論。

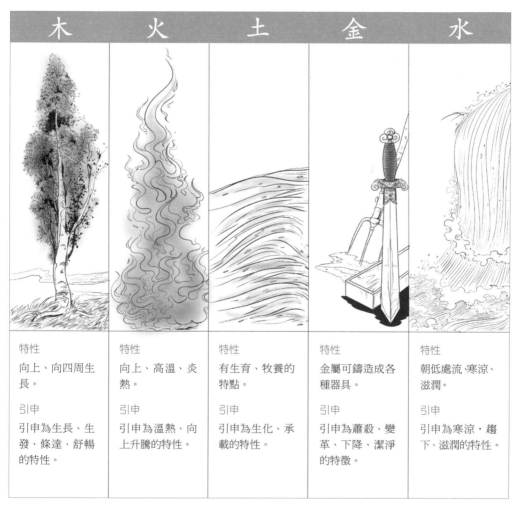

木	火	土	金	水
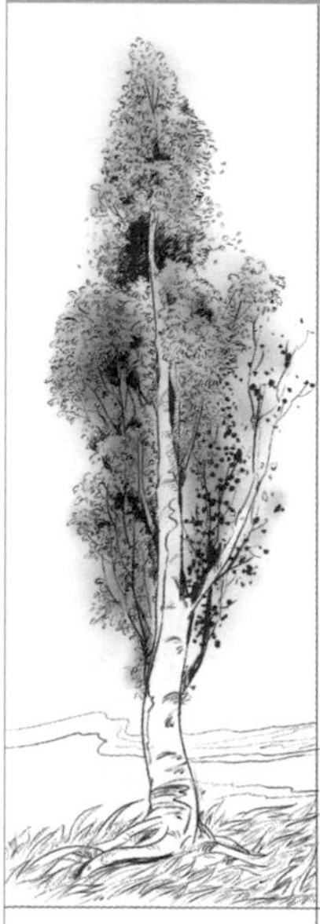	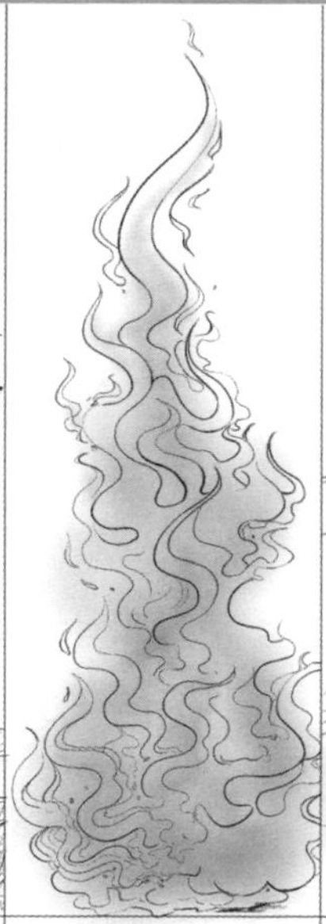	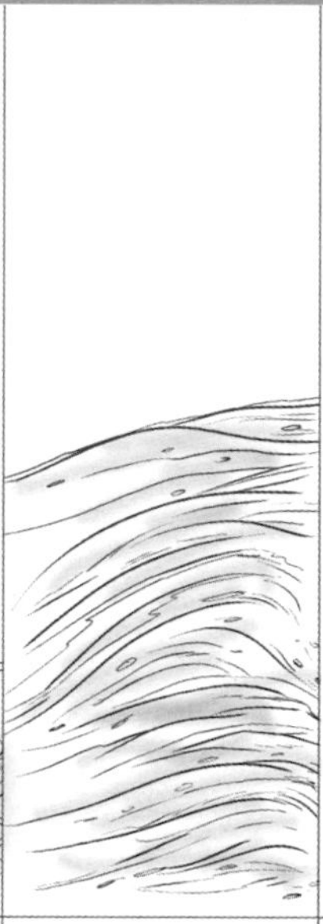	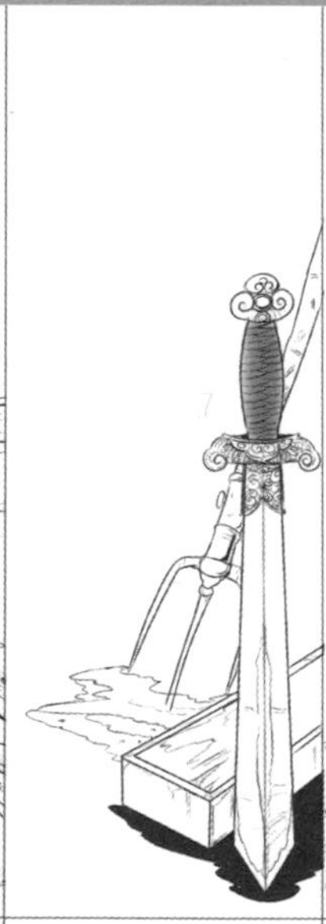	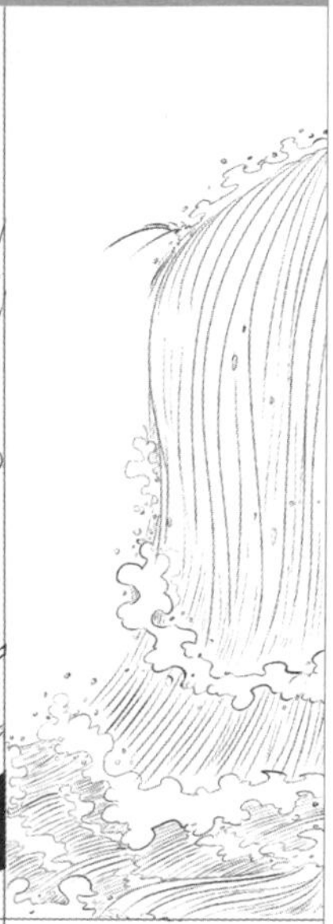
特性 向上、向四周生長。 引申 引申為生長、生發、條達、舒暢的特性。	特性 向上、高溫、炎熱。 引申 引申為溫熱、向上升騰的特性。	特性 有生育、牧養的特點。 引申 引申為生化、承載的特性。	特性 金屬可鑄造成各種器具。 引申 引申為蕭殺、變革、下降、潔淨的特徵。	特性 朝低處流、寒涼、滋潤。 引申 引申為寒涼，趨下、滋潤的特性。

五行關係

相生

自然界中的五行不是孤立存在的，它們之間通過相生與相剋的變化，維持著相對平衡。相生，指木、火、土、金、水等五種物質間具有相互滋生和助長的“母子關係”。五行相生的次序是：木生火，火生土，土生金，金生水，水生木。

木生火	火生土	土生金	金生水	水生木
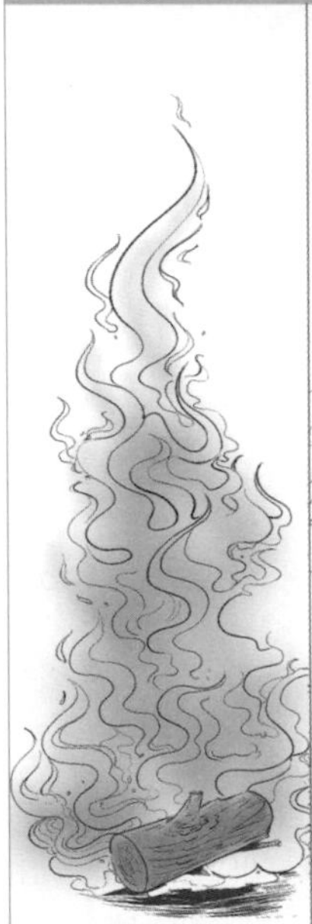	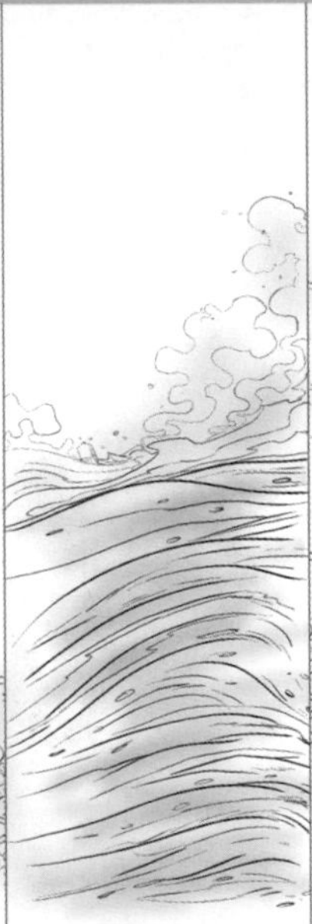	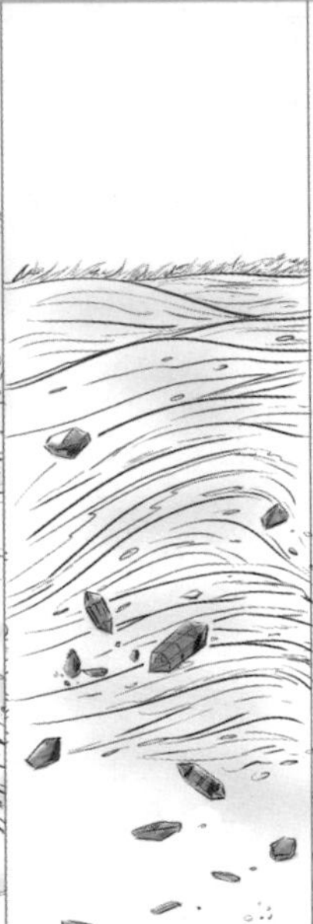	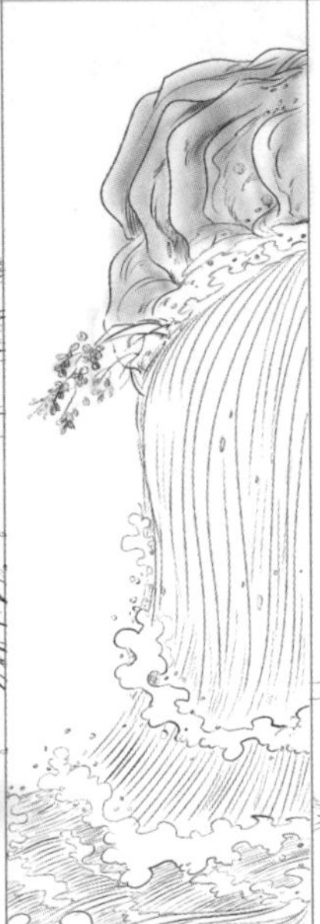	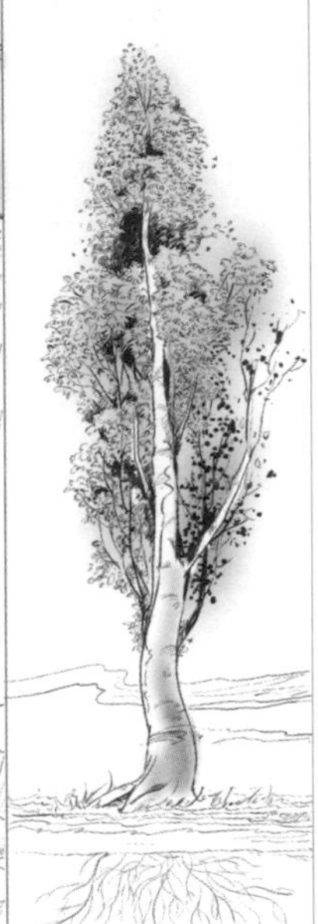
木助火長，木為火母，火為木子。	火燃盡之後的灰化為肥土，火為土母，土為火子。	土中提煉出金屬，土為金母，金為土子。	金屬冶煉為水，金為水母，水為金子。	水滋生、助長木，水為木母，木為水子。

五行關係

相剋

五行相剋，指木、火、土、金、水等五種物質之間具有互相制約和排斥的關係。五行相剋的次序是：木剋土，土剋水，水剋火，火剋金，金剋木。

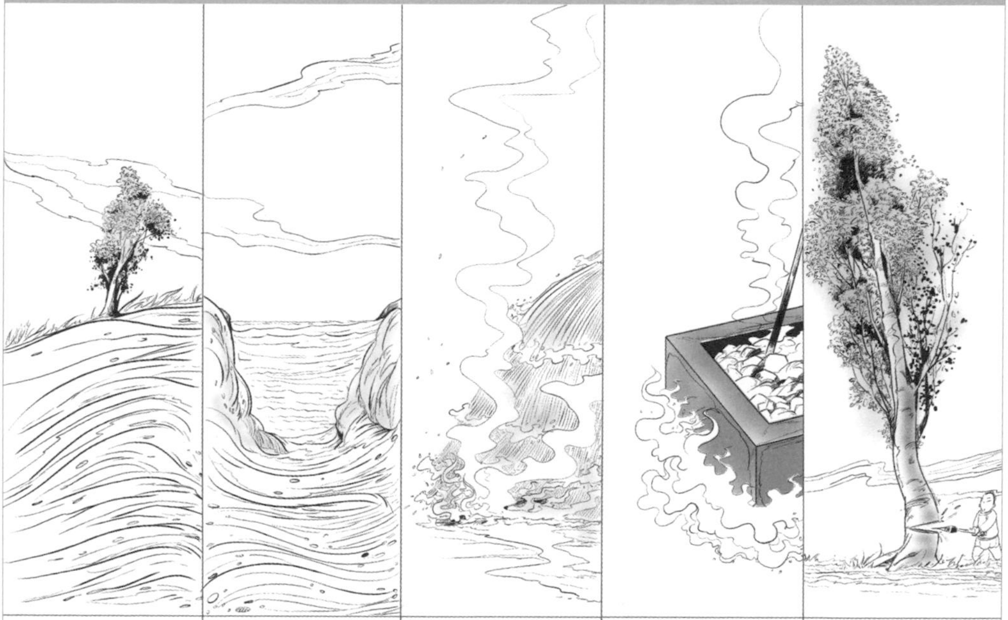

木剋土	土剋水	水剋火	火剋金	金剋木
木可破土而出。木有剋伐、制約土的作用。	水來土掩。土有剋伐、制約水的作用。	水可滅火。水有剋伐、制約火的作用。	火可將金屬鍛造成器具。火有剋伐、制約金的作用。	金刃可斷木。金有剋伐、制約木的作用。

五行關係

相乘*

五行相乘，是五行之間過度的“相剋”，超過正常制約程度，所以相乘的次序與相剋相同，即木乘土，土乘水，水乘火，火乘金，金乘木。

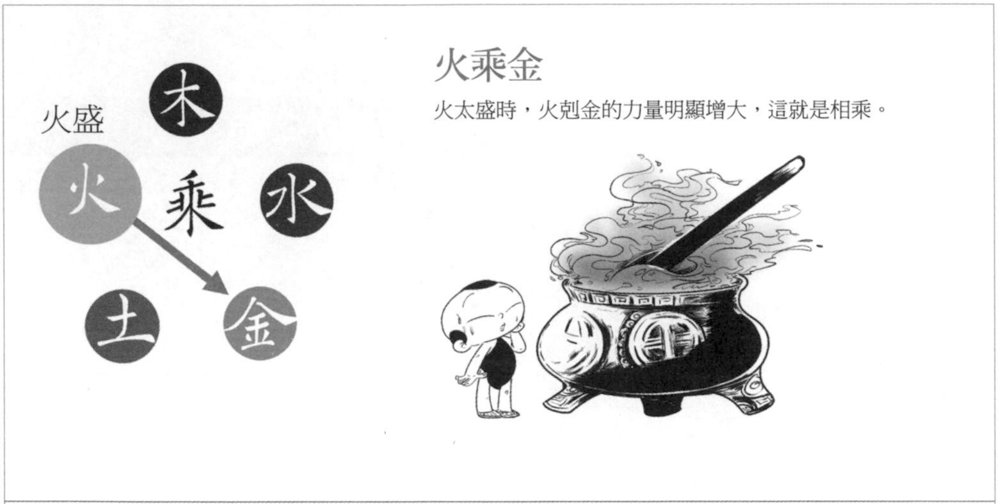
火盛
木
火
乘
水
土
金
火乘金
火太盛時，火剋金的力量明顯增大，這就是相乘。

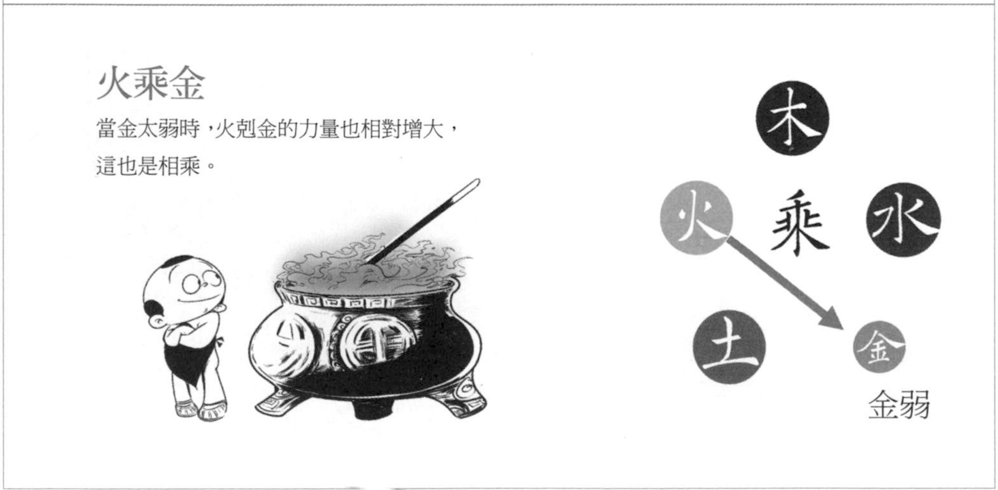
火乘金
當金太弱時，火剋金的力量也相對增大，
這也是相乘。
木
火
乘
水
土
金
金弱

＊相乘：乘有乘虛侵襲之義。

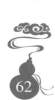

相侮*

五行相侮，是指五行之間的反向剋制，即“反剋”，其次序與相剋、相乘相反，即木侮金，金侮火，火侮水，水侮土，土侮木。

木
水勝
火
侮
水
土
金
若洪水滔天，即使再堅固的土城也不堪一擊。
水侮土
土本剋水，但水太盛，土太弱時，水可反過來剋土。
拿一杯水去救一車燃燒的柴草，水的力量太弱，根本起不到作用。
木
水弱
火
水
侮
土
金
火侮水
水本剋火，但水太弱，火太盛，水反被火剋。

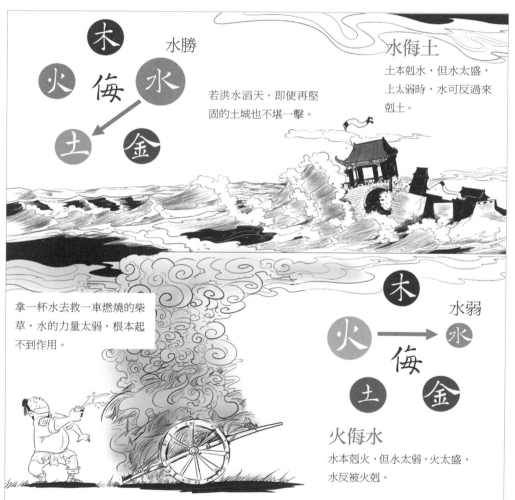

＊相侮：有恃強凌弱之意。

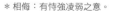

五行與五臟

中醫的五臟是人體心、肝、脾、肺、腎的合稱。五行學說認為，人體五臟的特性與五行的特性十分類似，五臟的功能及相互間的關係，都能按著五行的屬性進行闡述。

五臟：中醫學和西醫學是兩個不同的醫學理論體系。中醫所說的五臟，雖在西醫學中有同名器官，但並非完全對應，不是一回事。

西醫學的心、肝、脾、肺、腎，只是單純的解剖器官，而中醫學的五臟不僅僅指心、肝、脾、肺、腎這五個器官，它早已超出了解剖學的約束，演變成了關於人體功能系統的特殊單位，更注重的是對於功能系統的概括。也就是說，中醫學所指的五臟，不僅包括解剖結構，更大於解剖結構（在此為了方便起見，將解剖學中的五臟作為符號來代表中醫的五臟系統）。

木類比肝　火類比心
土類比脾　金類比肺
水類比腎

西醫學中，脾是淋巴器官，不具備消化功能，而中醫學卻有“脾主運化”的理論。中醫學中脾的功能要比西醫學中的脾涵義廣泛得多。

中醫學有“心主神明”之說，而西醫學中的心臟只是一個循環器官，與精神意識根本沒有關係，主宰精神活動的是大腦。

中醫學中的腎，主管著人體的水液代謝、生長發育、生殖功能，還與呼吸有關，而西醫學中的腎只是一個泌尿器官。

中醫學中的肝，主管著人體的氣機*氣化，與人體的血液運行和水液代謝、脾胃的運化、情志活動、女子月經等都有關係，西醫學中的肝主要是一個生化器官。

可見，中醫學中的五臟，已經把人體所有有形系統和無形系統的功能進行了高度的綜合，分別歸入心、肝、脾、肺、腎之中。

＊氣機：人體內氣的運動，主要包括升、降、出、入四種形式。

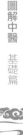

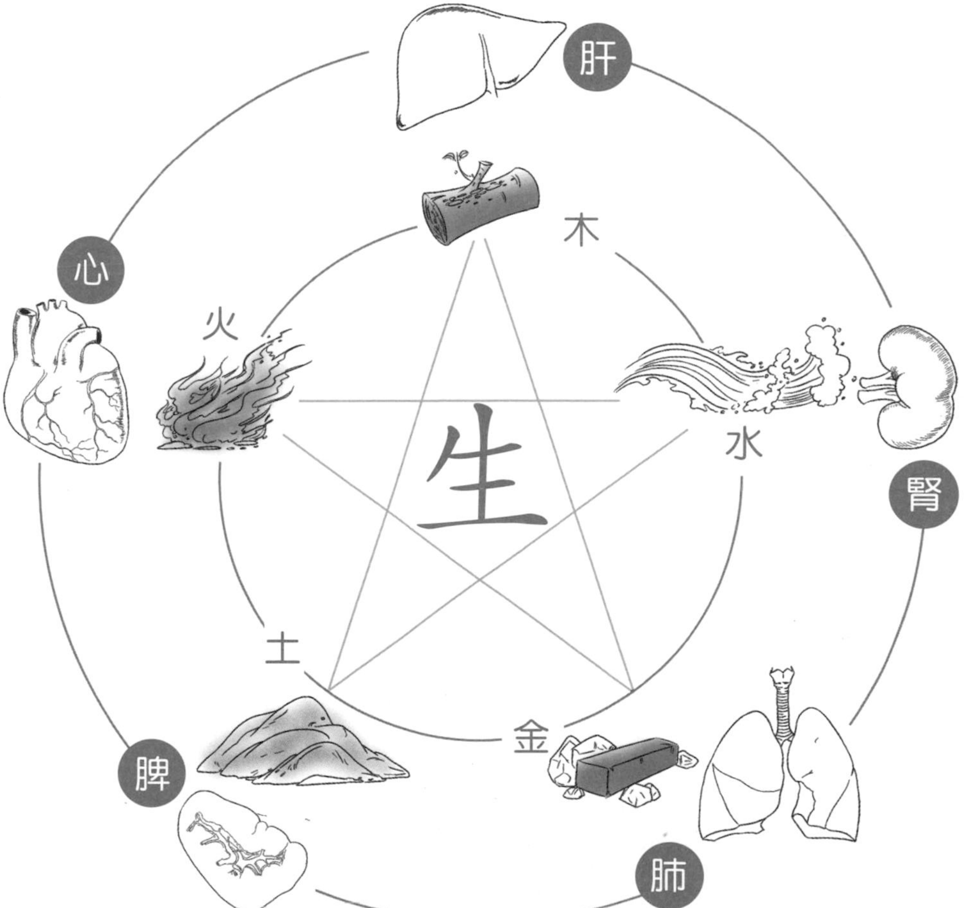
肝
木
心
火
腎
水
生
土
金
脾
肺

五行與五臟的相似之處

中醫學中，人體五臟的特性和生理活動特點，與五行的特性有許多相似之處，可一一對應。而且，五臟之間的關係，也可以用五行之間的關係來反映。

木	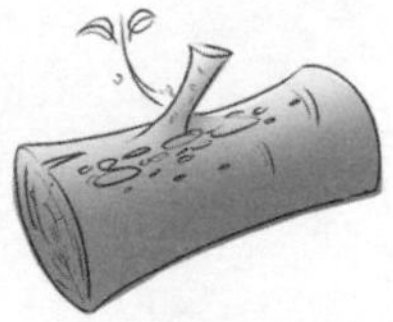	有向上、向外周舒展的特性。 引申為生長、升發、條達舒暢。
火	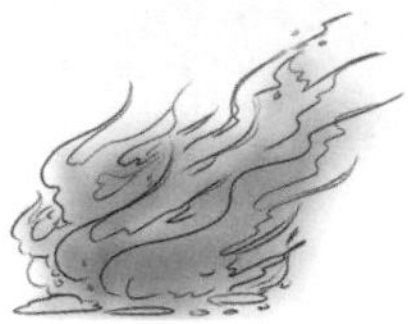	有上升、高溫、炎熱的特性。 引申為溫熱、向上升騰的特性。
土	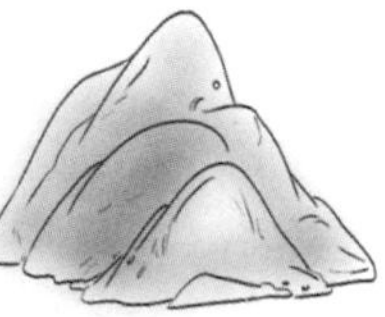	有生發、牧養的特性。 引申為生化、承載、受納。
金	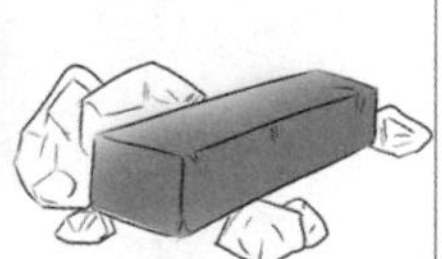	金屬熔化後，可鑄造各種器具。 引申為清肅、收斂。
水	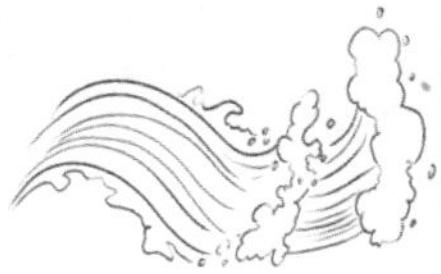	有向下、寒涼、滋潤的特性。 引申為寒涼、趨下、滋潤。

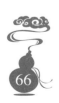

肝	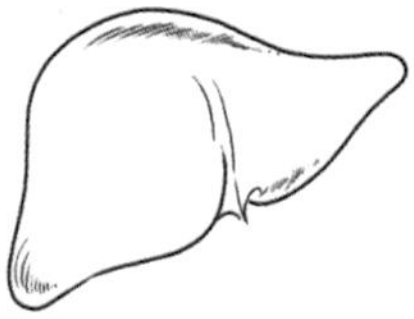	肝喜條達，有疏泄氣血、調暢氣機的功能。
心	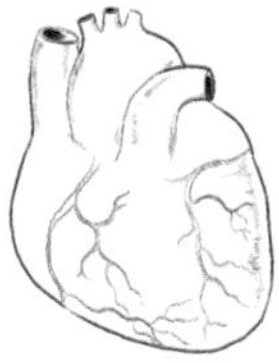	心主血脈，具有推動氣血、溫煦的功能。
脾	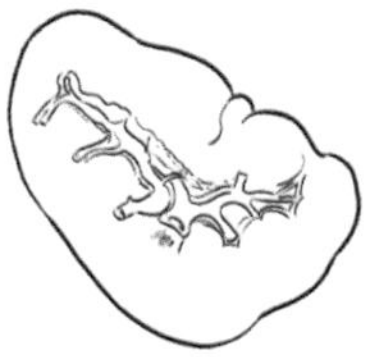	脾主運化，為後天氣血生化之源。
肺	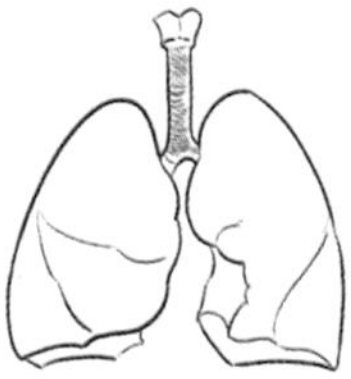	肺主呼吸，有肅降 * 作用。
腎	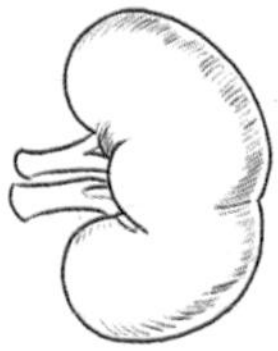	腎主水液，具有調節水液代謝的功能。

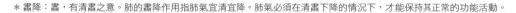

* 肅降：肅，有清肅之意。肺的肅降作用指肺氣宜清宜降。肺氣必須在清肅下降的情況下，才能保持其正常的功能活動。

五臟的相生

五行相生相剋，五臟的功能也可以經由生、剋、制、化來維持衡定的關係。五臟相生，指五臟間相互滋生、促進的母子關係。其次序為：肝生心，心生脾，脾生肺，肺生腎，腎生肝。

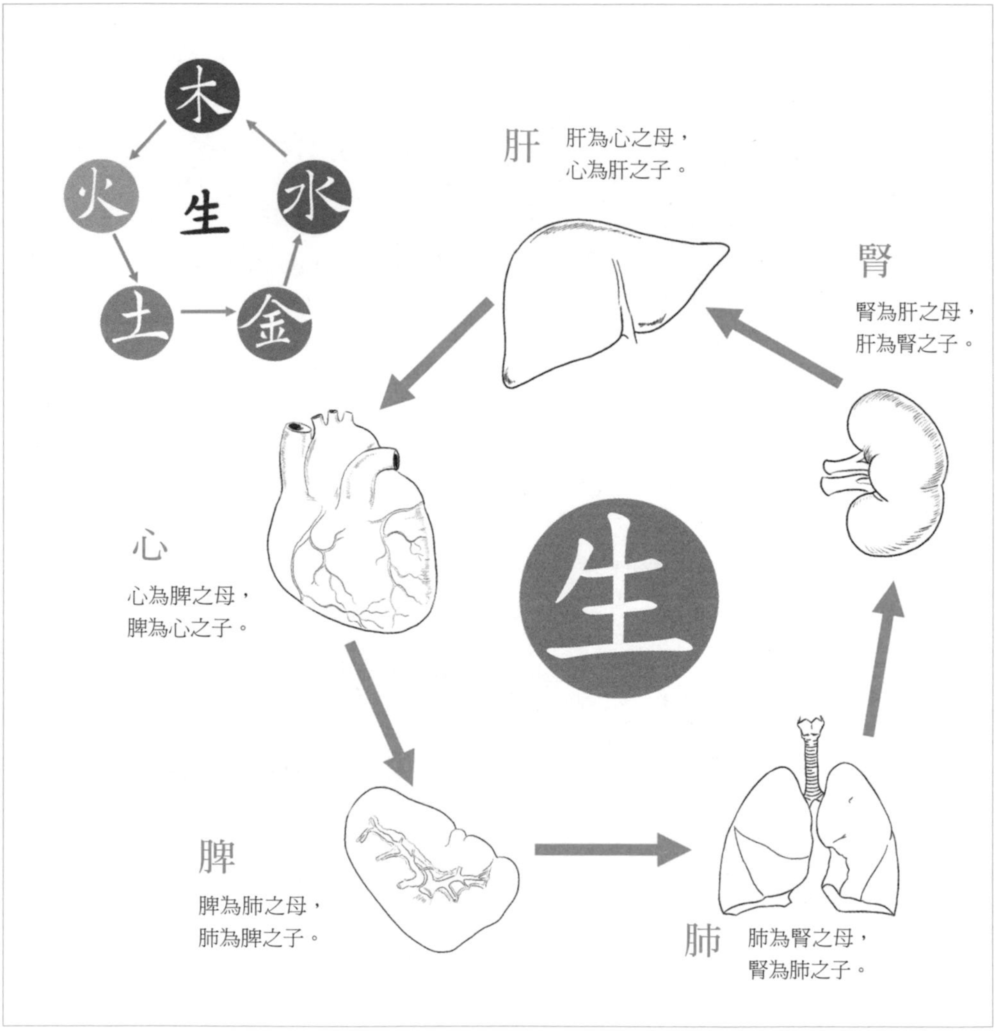

木
火
生
水
土
金
肝
肝為心之母，
心為肝之子。
腎
腎為肝之母，
肝為腎之子。
心
心為脾之母，
脾為心之子。
生
脾
脾為肺之母，
肺為脾之子。
肺
肺為腎之母，
腎為肺之子。

五臟的相剋

五臟相剋，指五臟間相互剋伐、制約的關係。其次序為：肝剋脾，脾剋腎，腎剋心，心剋肺，肺剋肝。

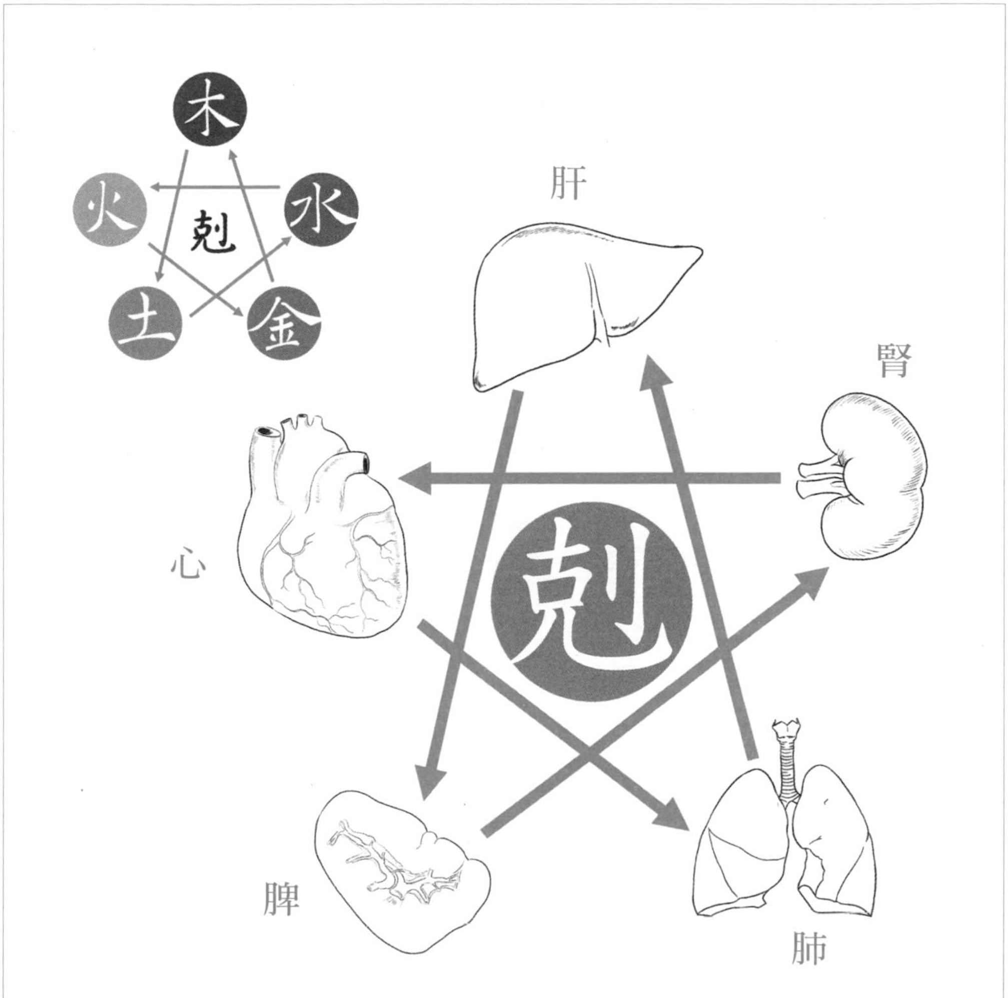

藏象學說

陰陽學說和五行學說，都是古人從外部世界中歸納出的，用來概括人體的生理、病理則顯得過於抽象，於是中醫學家把觀察的對象從外在的事物特徵轉為內在的生理功能，逐漸歸納出人體臟腑與氣、血、津液的關聯，形成了藏象學說。

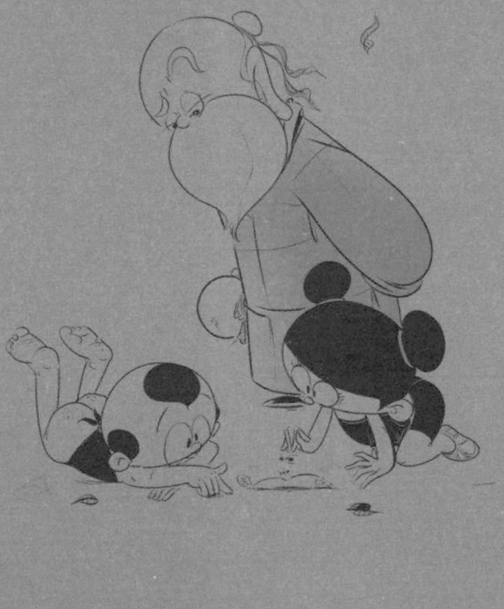

藏與象

五臟六腑

藏，指人體的五臟和六腑；象，指五臟六腑所表現出來的徵象。

五臟：肝、心、脾、肺、腎

六腑：膽、小腸、胃、大腸、膀胱、三焦*

五臟與六腑互為表裡，相互間存在著生化剋制關係。

臟{裡}	腑{表}	
臟的功能為化生和存儲精氣	腑的功能為受盛和傳化水穀	

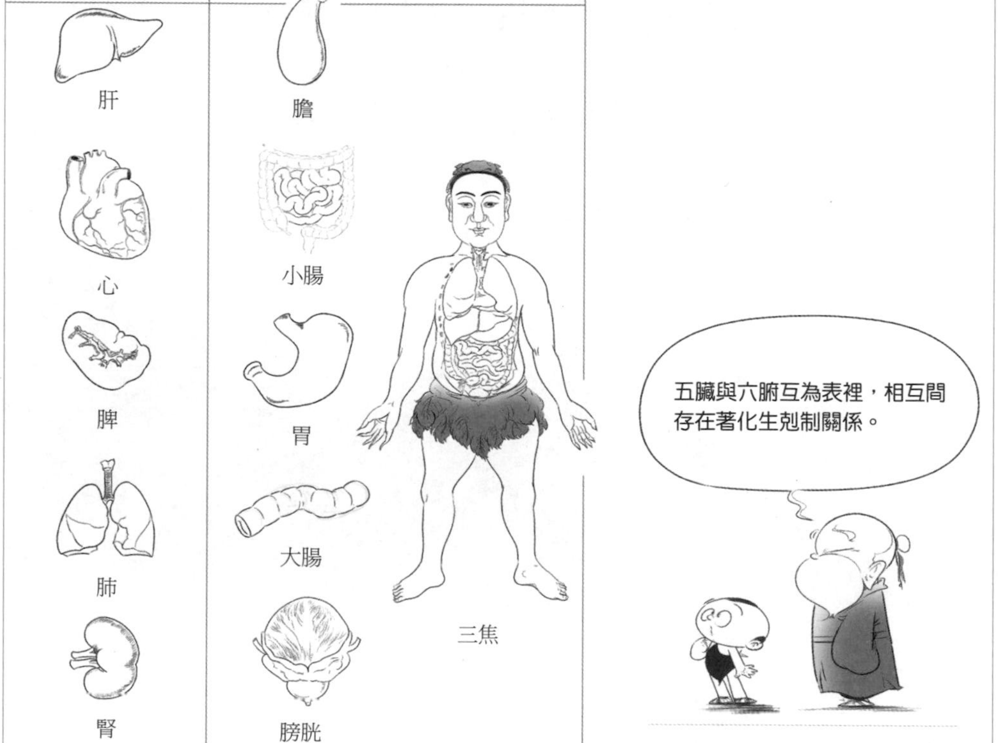

*三焦：見下頁。

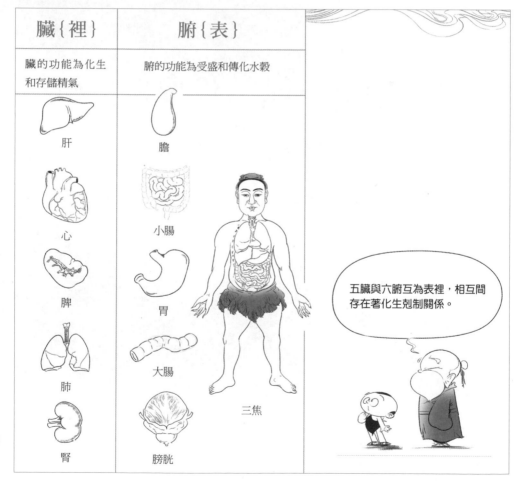

三焦*

三焦，六腑之一，是分佈於胸腹腔的一個大腑，分為上、中、下三部分。三焦的總體功能為運行元氣、水穀與水液。實際上，三焦的功能就是五臟六腑所有功能的總和。

上焦

位於橫膈以上，包括心、肺等臟器。有輸佈水穀精微和氣血的功能。

中焦

橫膈到臍的部分，包括脾、胃等臟器。有消化、吸收並轉輸水穀精微和化生氣血的功能。

下焦

臍以下的部分， 包括肝*、腎、大腸、小腸、膀胱等臟器。主要功能為傳導糟粕，排泄二便。

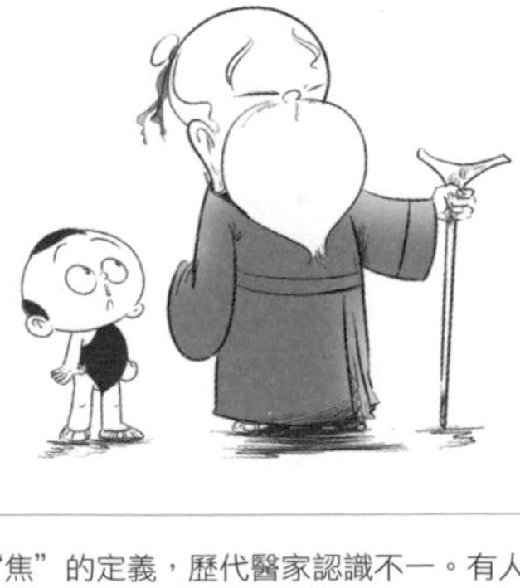

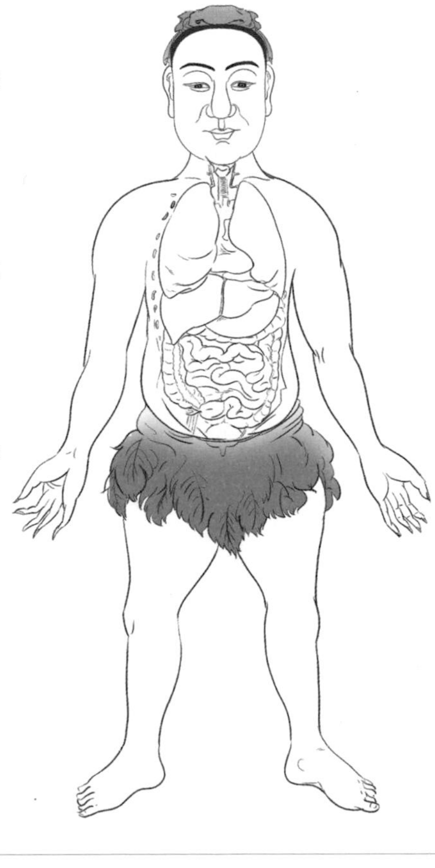

＊焦：關於“焦”的定義，歷代醫家認識不一。有人認為，“焦”當作“膲”，膲為體內臟器，是有形之物。

＊肝：肝臟，按其部位應劃歸中焦，但因它與腎關係密切，所以將肝和腎一同劃歸下焦。

五臟的特性與功能

肝*

中醫學所講的肝與西醫學不同。西醫學所講的肝是指人體的肝臟，是具體的器官；中醫學所講的肝，雖也包括肝器官，但更多的是指功能。中醫學的肝主藏血，主疏泄，與人體的氣血運行有關，是抽象的概念。

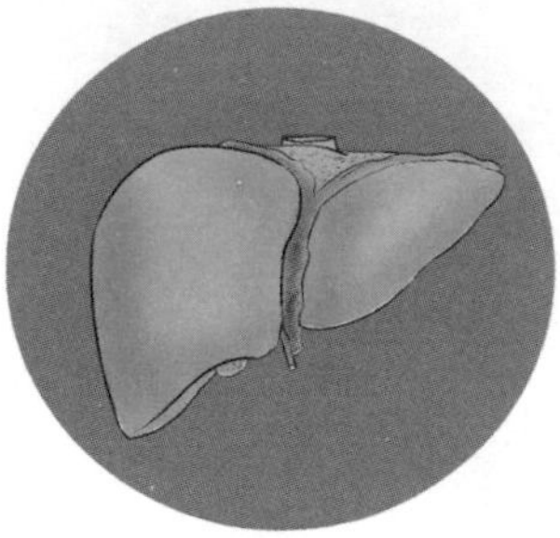

肝

臟名：肝
功能：主疏泄，主藏血
特點：通調氣血

中醫的肝，與眼睛、筋和指甲相對應，這些地方健康與否可以反映肝氣的盛衰。

肝主藏血：肝有貯藏血液和調節血量的功能，以制約肝的陽氣升騰，並防止出血。
肝主疏泄：指肝統管著情志的舒暢條達、氣血的流暢、飲食的消化與排泄、水穀精微的輸佈與轉化。

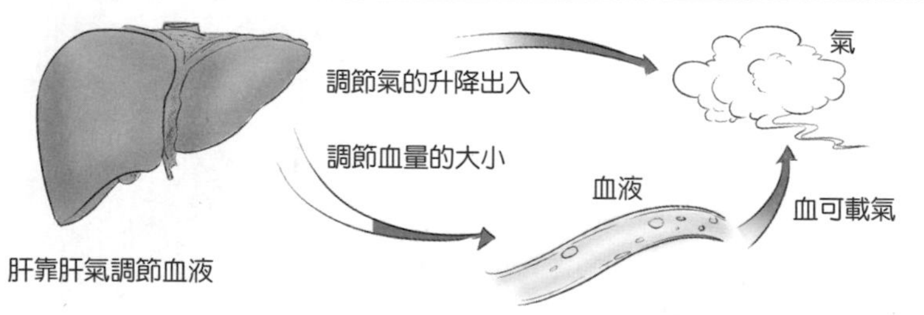
調節氣的升降出入
氣
調節血量的大小
血液
血可載氣
肝靠肝氣調節血液

肝像一個大型的交通樞紐，人體所有臟器都離不開它的調節，如果肝氣鬱結，那麼脾、胃、腎等都會出問題，甚至可以說，所有疾病都與氣機鬱結有關，包括腫瘤。

＊ 肝：雖然中醫學中的“肝”不僅包括肝器官，更指功能系統，但由於表現手段的限制，我們在這裡以肝器官的形象來代替中醫學中的“肝”。後面所介紹的心、肺、脾、腎等臟的含義也是如此。

五臟的特性與功能

肝功能失調

肝最容易產生肝氣有餘的實證。肝功能失調主要表現在以下三個方面：肝氣上逆，肝氣下陷，肝氣鬱積。

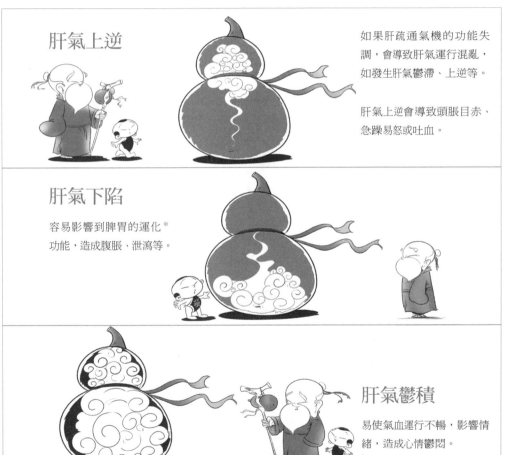

肝氣上逆

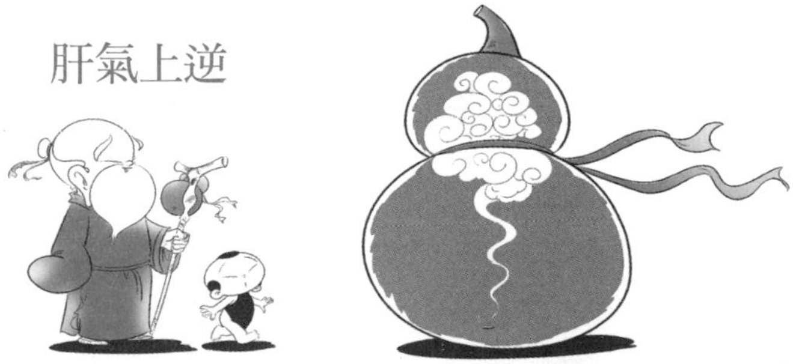

如果肝疏通氣機的功能失調，會導致肝氣運行混亂，如發生肝氣鬱滯、上逆等。

肝氣上逆會導致頭脹目赤、急躁易怒或吐血。

肝氣下陷

容易影響到脾胃的運化＊功能，造成腹脹、泄瀉等。

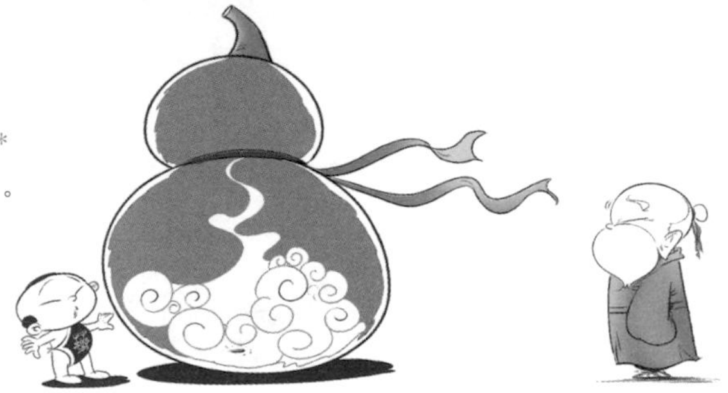

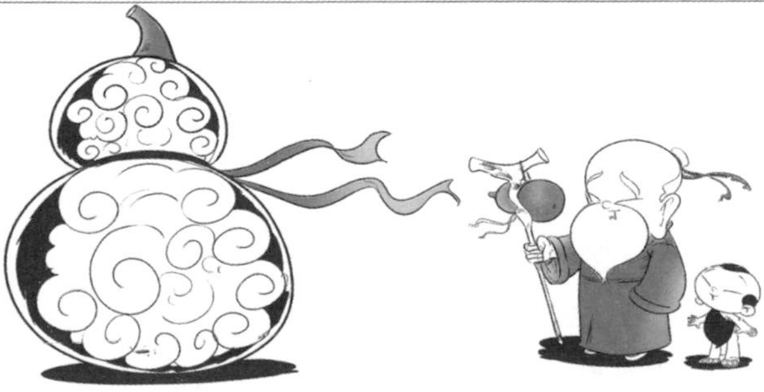

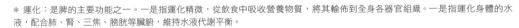

肝氣鬱積

易使氣血運行不暢，影響情緒，造成心情鬱悶。

＊ 運化：是脾的主要功能之一。一是指運化精微，從飲食中吸收營養物質，將其輸佈到全身各器官組織。一是指運化身體的水液，配合肺、腎、三焦、膀胱等臟腑，維持水液代謝平衡。

五臟的特性與功能

肝病的症狀

如果肝的藏血和疏泄功能正常，人就會氣血平和，心情舒暢，但是如果這些功能出現障礙，則容易發生病變。

疏泄太過 肝氣逆亂 肝陽上亢	情緒不穩 激動易怒 面紅目赤 
疏泄不及 肝氣鬱結 肝氣犯胃	鬱鬱寡歡 喜歡歎氣 腹脹 噯氣 口苦 
肝不藏血 肝火旺盛 肝經濕熱	發熱 嘔血 便血 伴有肋間痛 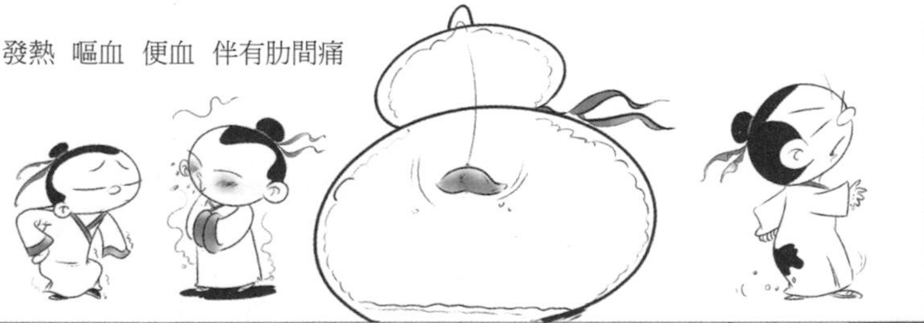
肝不主筋 熱邪 * 灼傷陰液 血虛 陰虛	抽搐 痙厥 手足蠕動 

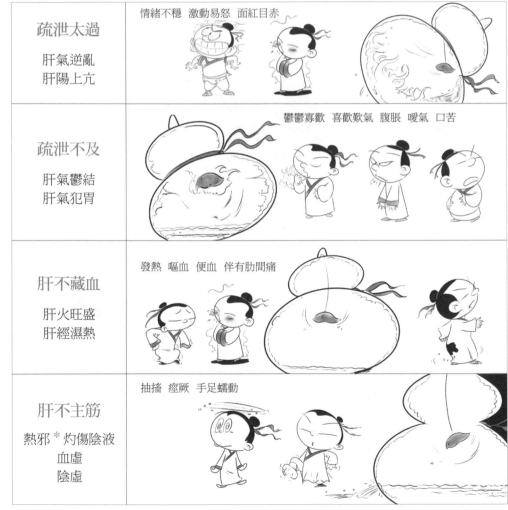

＊熱邪：侵襲人體的一種邪氣，以熱為主要特性。

五臟的特性與功能

心

中醫學所説的心，不僅指解剖學意義上的血肉之心，也指它還具有接受外界刺激並做出反應，進行心理、意識和思維活動的功能，即“神明之心”。中醫學的心主要功能有：主血脈，主神志。

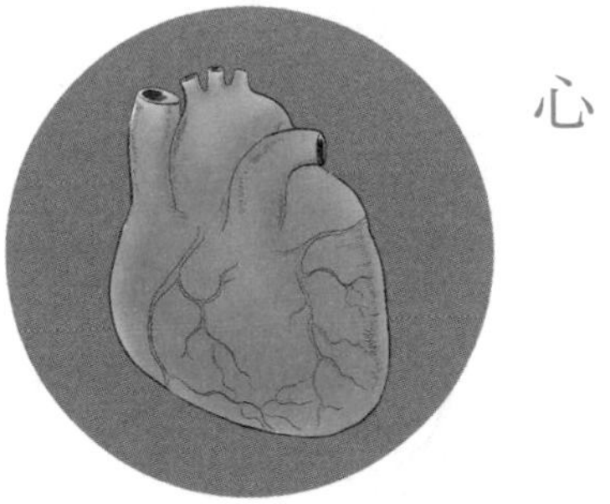

臟名：心
功能：主血脈，主神志
特點：推動氣血，以血為主

中醫學認為，全身血脈統屬於心，面部血脈最為表淺、豐富，所以心功能的盛衰可從面部的色澤上表現出來；舌體血管豐富，心之氣血可通過血脈至舌，使之柔軟靈活，味覺靈敏，語言流利。

心主血脈：在心氣的推動下，心有規律地搏動，推動血液運行，將營養物質輸送到全身。心的搏動也會使脈管隨之搏動，在一定程度上反映出心主血的情況。
心主神志：心主血脈的功能正常，氣血的供應才充足，才能使神志清明，思維敏捷。

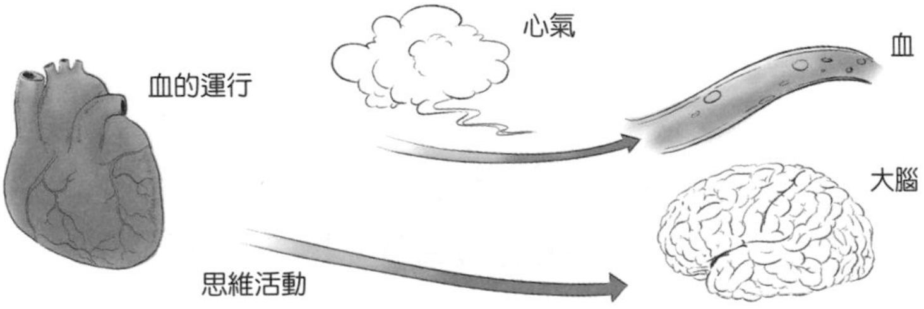

心功能失調

心血或心氣不足時，血液流動緩慢，會出現脈象無力、面色蒼白、語聲低微等症狀。血脈瘀阻時（血液流動不暢），會出現脈象細澀、面色青紫或胸悶、胸痛、心悸等症狀。

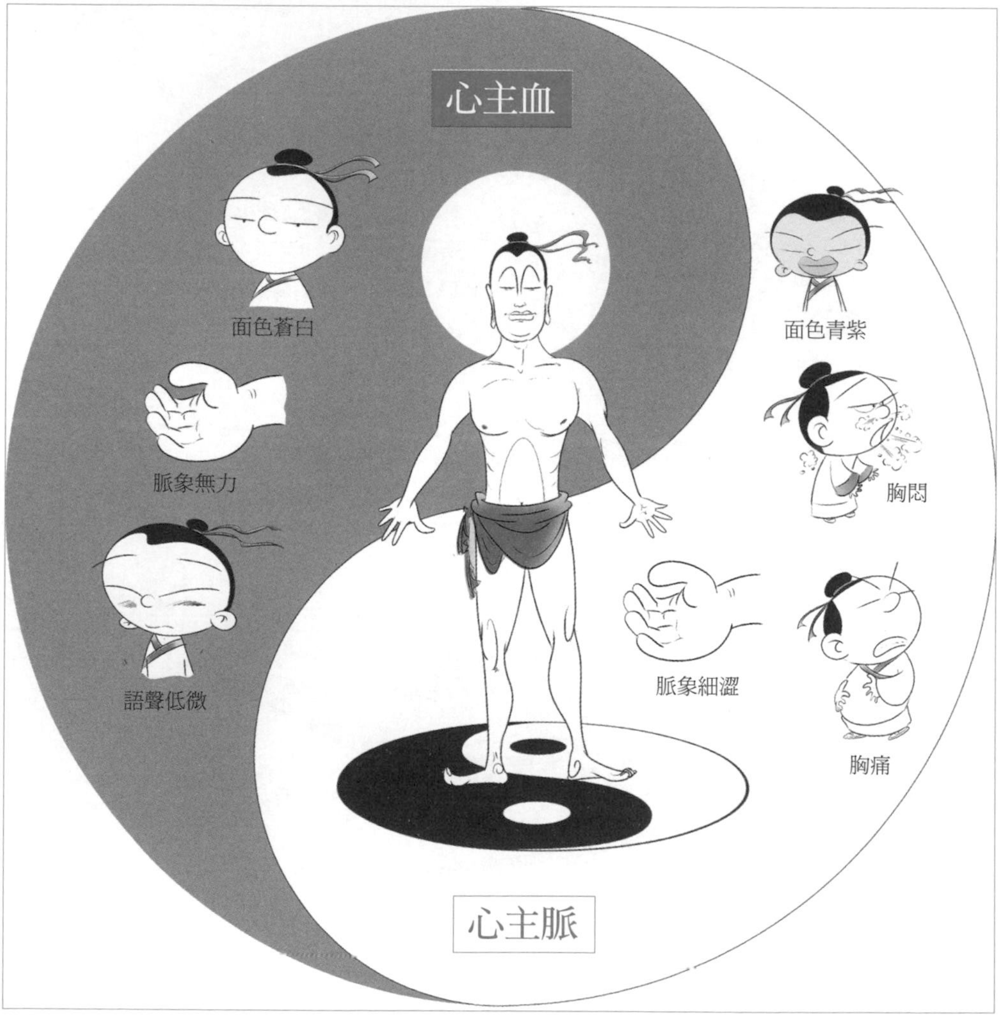
心主血
面色蒼白
脈象無力
語聲低微
面色青紫
胸悶
脈象細澀
胸痛
心主脈

心病的症狀

心血不足、心氣不足或血液流通不暢，會造成心不主血脈，不主神志，導致恍惚健忘，失眠多夢，神不守舍，甚至癡呆癲狂，昏迷不醒。

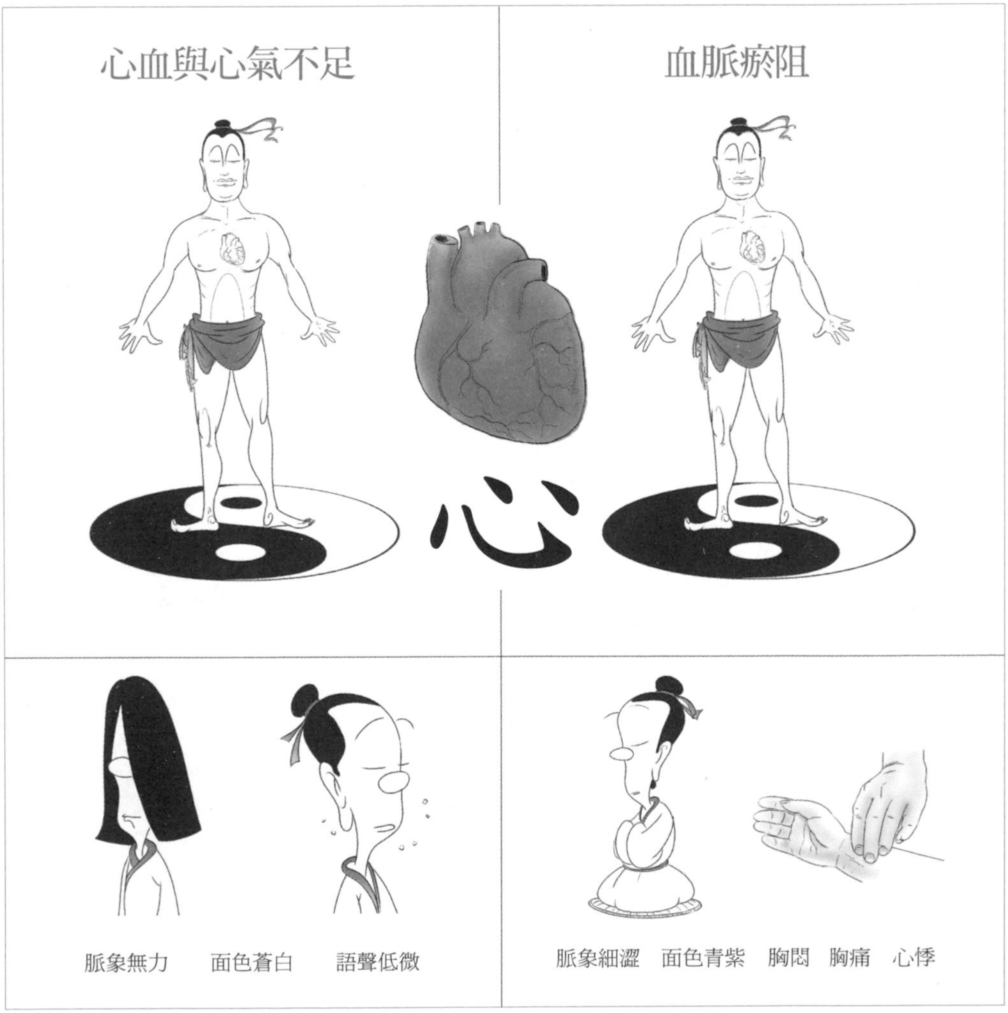

五臟的特性與功能

脾

中醫學的脾與西醫學的脾所指不同。西醫解剖學的脾，是一個佈滿血管的淋巴組織，充當了血液的貯存庫及過濾器，也是身體早期的造血器官。但中醫學脾的功能主要負責運化、升清 * 與統血。

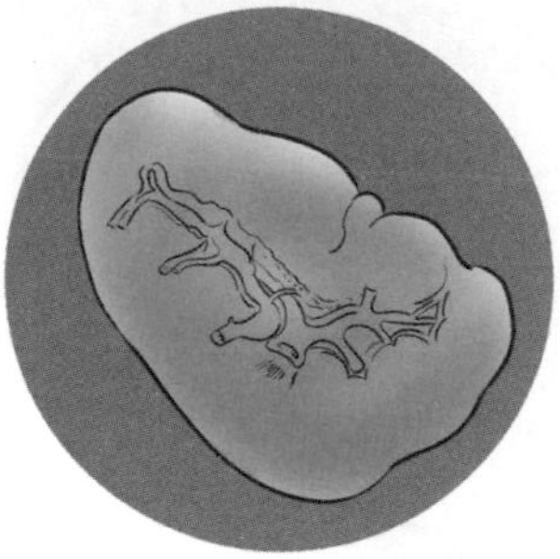

脾

臟名：脾

功能：主運化，主升清，主統血

特點：生化氣血

中醫學的脾與胃、肌肉、四肢、口、唇相通，它們的狀態好壞反映了脾功能的良好與否。

運化水穀精微：食物經胃磨蝕後所產生的水穀精微 *，經過脾的運化吸收，化生成氣血津液，輸送各處，營養臟腑，濡養全身。

運化水濕：脾對水液進行吸收、轉化，散佈到心肺，灌溉五臟六腑，滋潤肌膚皮毛。

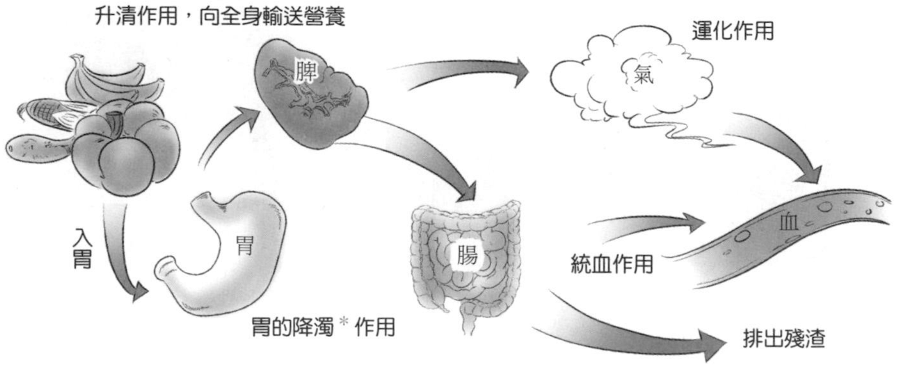
升清作用，向全身輸送營養
脾
運化作用
氣
入胃
胃
腸
血
統血作用
胃的降濁 * 作用
排出殘渣

* 升清："升清" 和 "降濁" 都是新陳代謝的方式。升，除有向上向外的含義外，還有保留於體內、供體內需要之意。清，通常指對人體有益的物質，即 "精微"（或指水分，或指營養物質）。"升清"，指在食物消化運輸過程中將其有用的精微物質，以不同的方式保留在體內來供給人體各部分活動之需。（轉下頁）

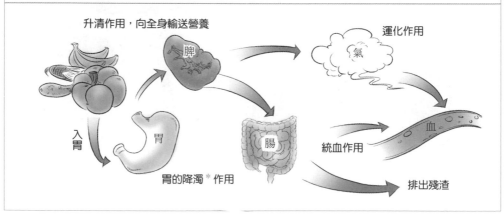

五臟的特性與功能

脾功能失調

脾功能失調主要表現為運化水穀和水濕的功能減退，血液的生成和運行障礙。

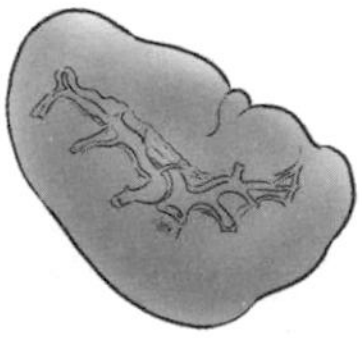 脾功能減退時，不能運化營養精微	會出現腹脹、腹瀉、食慾缺乏、神疲乏力、頭暈目眩。 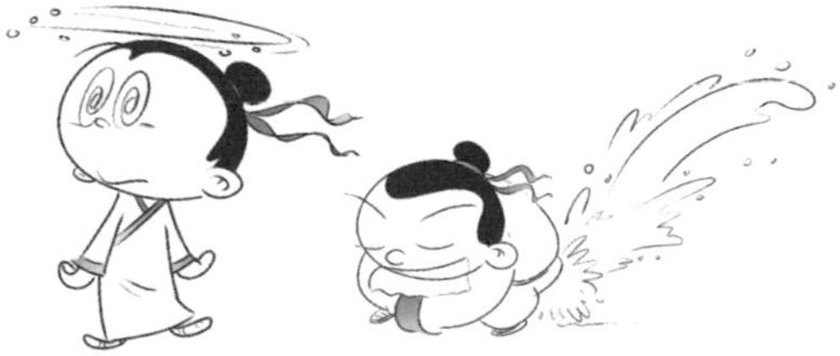
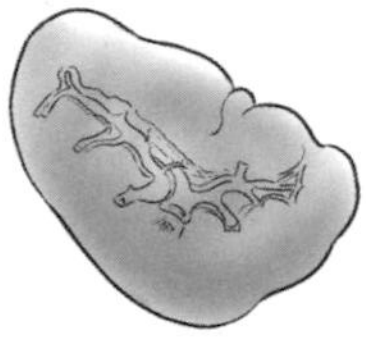 脾氣長期嚴重虛弱	會造成中氣下陷，胃下垂，脫肛等內臟下垂。 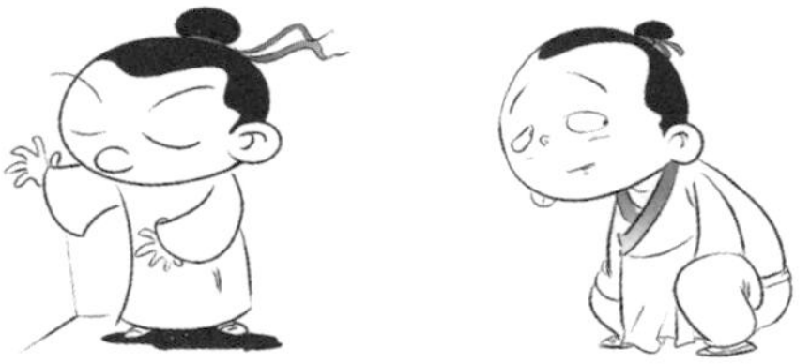
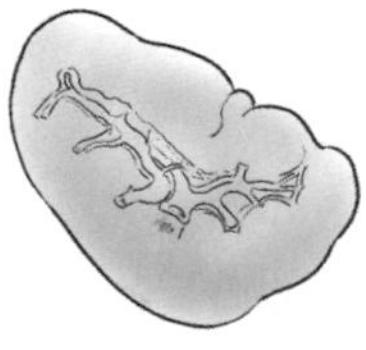 脾氣虛弱不能統攝血液	血液會溢出脈外而引起各種出血，如便血。 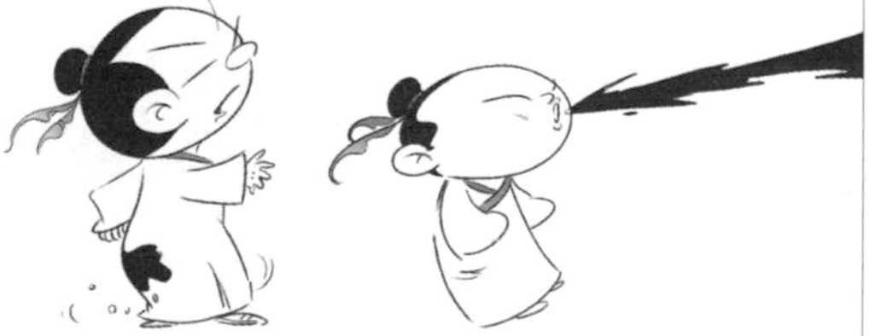

（接上頁）＊水穀精微：水穀，泛指食物。精微，多指食物精純微小的部分，營養的部分。
＊“降濁”，降，除有向下趨勢外，還有排出體外之意。濁，通常指代謝過程中產生的糟粕（或指廢水，或指食物殘渣，或指濁氣）。“降濁”，實際是指在飲食消化輸佈過程中將糟粕以不同的方式，通過不同的途徑排出體外。

五臟的特性與功能

脾病的症狀

脾的運化功能失調，導致少氣乏力、腹脹、腹瀉、痰飲積聚、內臟下垂。
脾不統血，導致出血、便血、吐血。

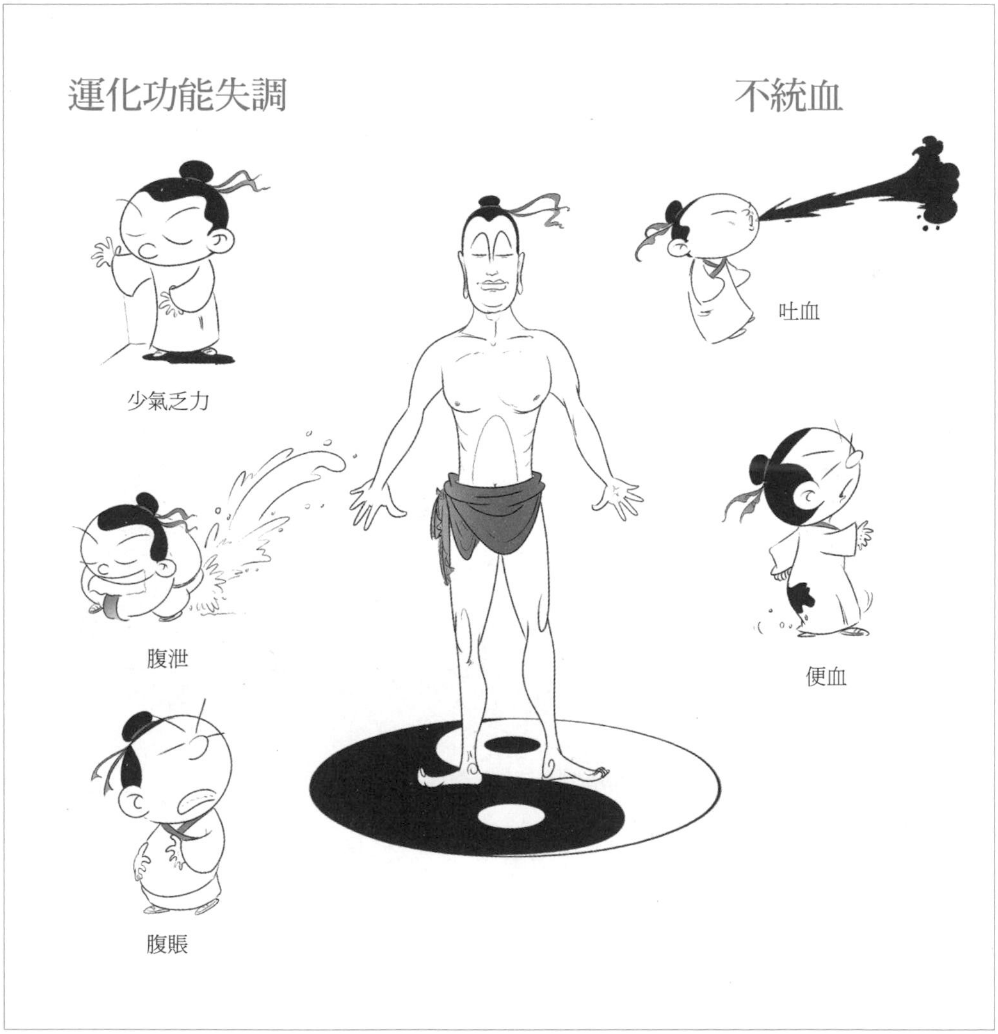

五臟的特性與功能

肺

中醫學的肺與西醫學所說的肺器官不同，西醫學的肺是呼吸器官，而中醫學的肺臟不僅主氣，司呼吸，還主宣發肅降，通調水道。

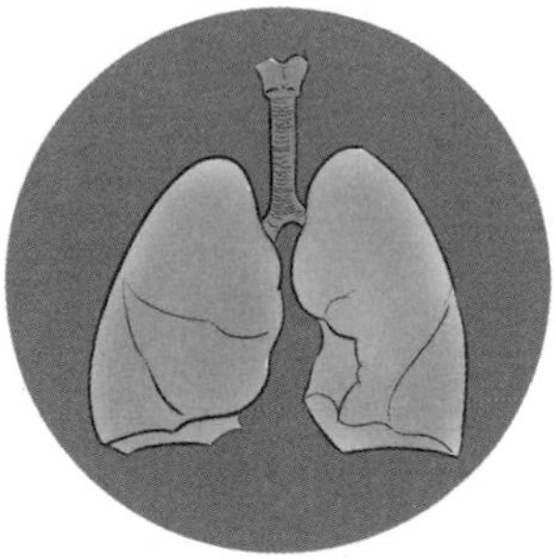

肺

臟名：肺

功能：主氣，司呼吸；主宣發和肅降；通調水道

特點：推動氣血，以氣為主

肺開竅於鼻，與皮膚、毛髮關係密切，它們健康與否直接反映了肺的功能狀態。

肺主氣，司呼吸：肺主管呼吸之氣，將體內的濁氣排出體外，並吸入自然界的清氣。

肺主宣發：通過肺氣的宣發，將津液和來自脾的營養精微物質輸送到全身各處。

肺主肅降：通過肺氣的肅降，把津液和由脾產生的水濕輸送至腎，以尿液的形式排出體外。

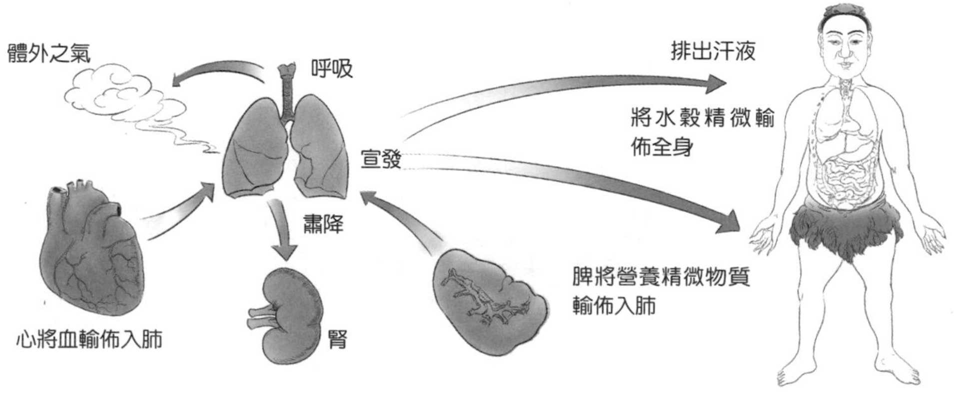
體外之氣
呼吸
排出汗液
將水穀精微輸佈全身
宣發
肅降
心將血輸佈入肺
腎
脾將營養精微物質輸佈入肺

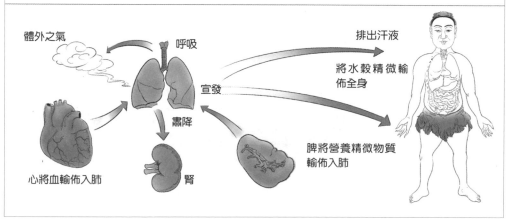

肺功能失調

肺不主氣，會導致呼吸不暢、氣喘、胸悶、咳嗽；短氣少言，體倦自汗＊。肺氣虛弱，會影響肺的宣發和肅降功能，影響津液的輸送和代謝，造成水濕凝聚、痰飲＊、水腫。

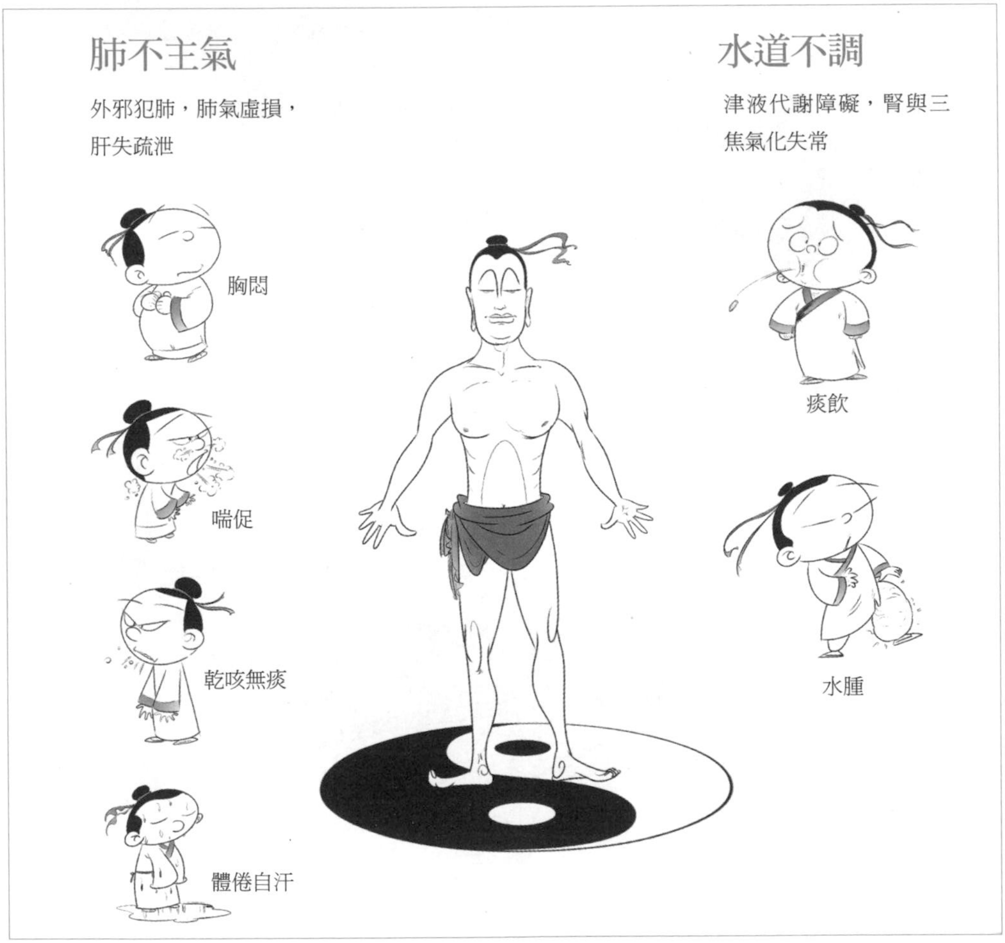
肺不主氣
外邪犯肺，肺氣虛損，
肝失疏泄
胸悶
喘促
乾咳無痰
體倦自汗
水道不調
津液代謝障礙，腎與三
焦氣化失常
痰飲
水腫

＊自汗：指人體在白天時，身體不自覺出汗的症狀。主要因肺氣虛弱、肌表不固所致。
＊痰飲：中醫的痰飲並不單指人的喉嚨裡咳出的痰液，而是泛指體內所有因代謝異常所產生的水液。

肺病的症狀

肺的宣發肅降功能失調，將導致呼吸不暢，胸悶，甚至肺氣上逆而喘促。
肺氣虛損時，影響津液的輸佈代謝，水津不能氣化，使痰飲凝聚。
肺陰不足時，可能出現乾咳無痰，潮熱盜汗＊，口咽乾燥，甚至痰中帶血，或咯血等症。

肺失宣降	肺氣虛損	肺陰不足
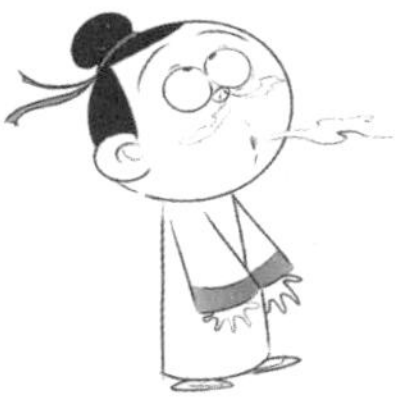 呼吸不暢	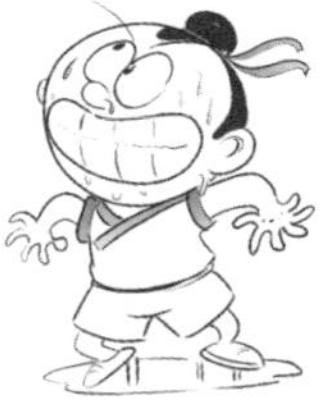 自汗	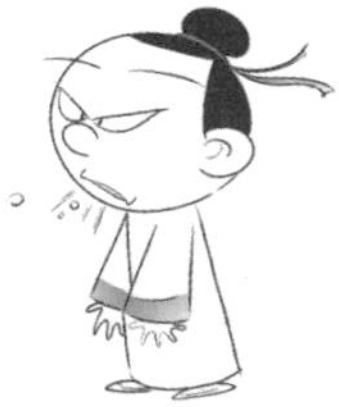 乾咳無痰
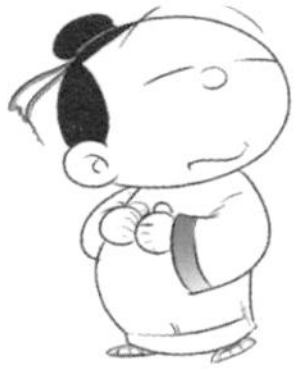 胸悶	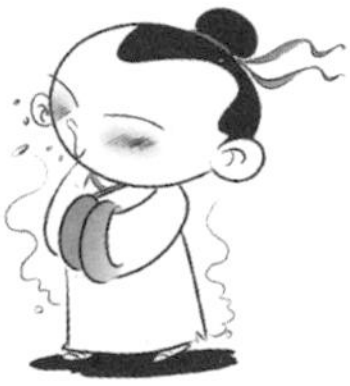 易感冒	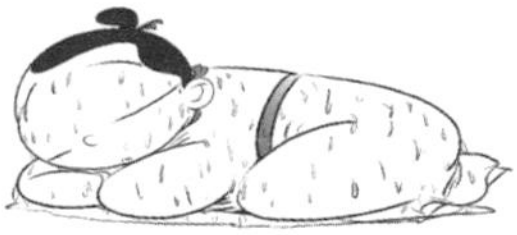 潮熱盜汗
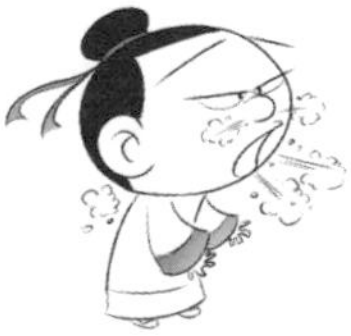 肺氣上逆而喘促		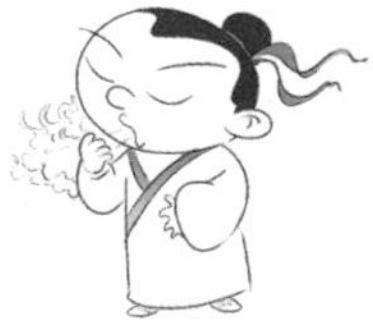 口咽乾燥

＊盜汗：入睡後汗出異常，醒後汗出即止。

五臟的特性與功能

腎

西醫學中的腎只是一個泌尿器官，而中醫學的腎則主管著人體的水液代謝、生長發育、生殖功能，還與呼吸有關，主要功能為主藏精，主水，主納氣。中醫學認為腎是人體生命之源，稱之為“先天之本”。

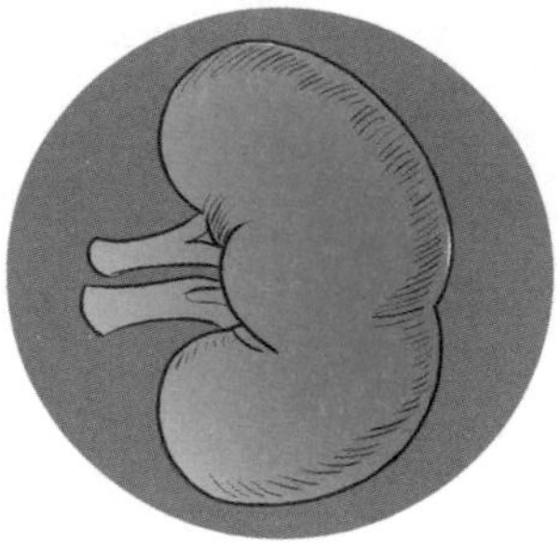

腎

臟名：腎

功能：主藏精，主生長，發育，生殖；
主水；主納氣

特點：調節水的代謝，氣的肅降

腎主藏精、生長、發育、生殖：腎中藏有來自父母的先天之精，以及從食物中吸收的營養物質，就像種子之中蘊藏的能量一樣，推動著人體的生長、發育和生殖。

腎主水：水液經過脾的運化、肺的宣降、肝的疏泄和三焦的分清別濁，再經過腎的氣化作用，其有益的物質才能順利地散佈全身，廢物才能轉為汗液、尿液排出體外。

腎主納氣：呼吸雖由肺主管，但機體吸入的自然之氣，必須向下歸於腎，由腎氣對其進行攝納，才能確保呼吸通暢調勻。

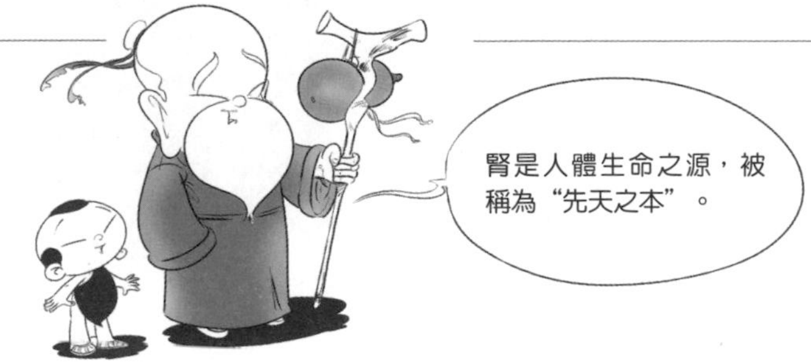
腎是人體生命之源，被稱為“先天之本”。

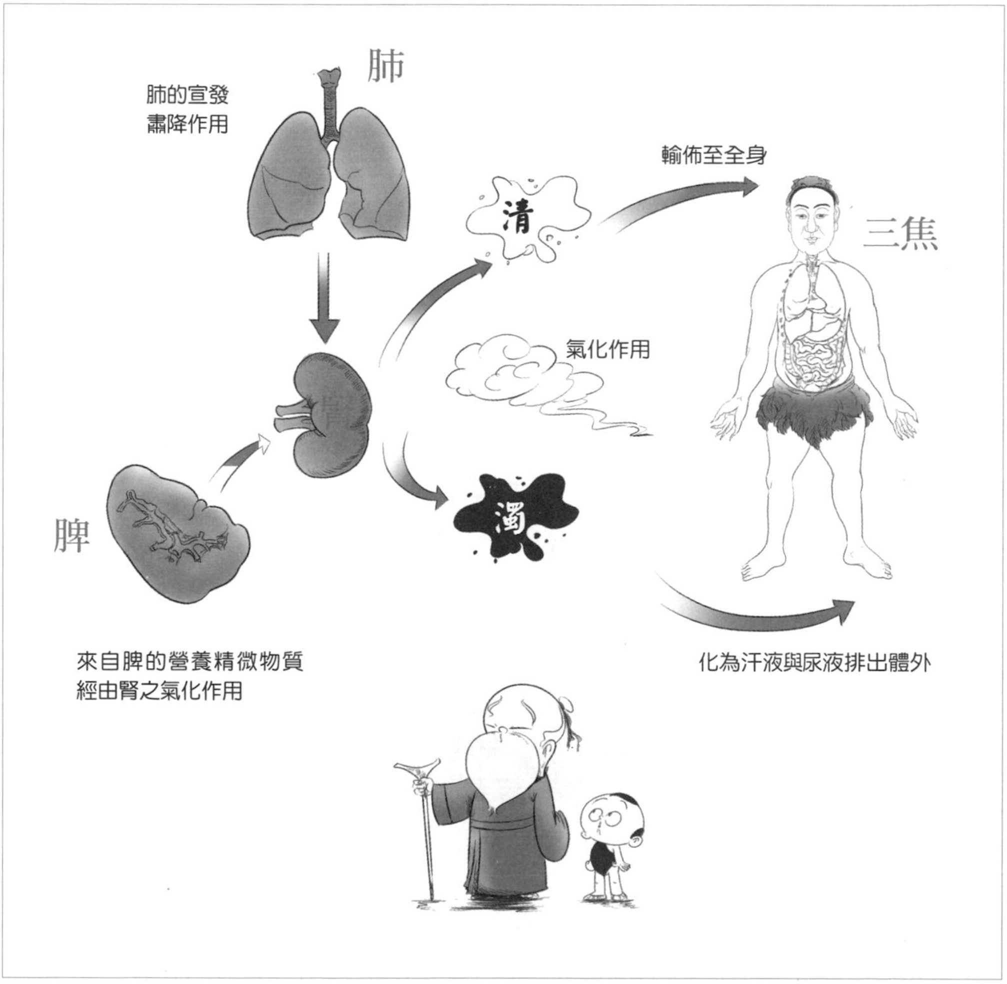
肺
肺的宣發
肅降作用
清
輸佈至全身
三焦
氣化作用
濁
脾
來自脾的營養精微物質
經由腎之氣化作用
化為汗液與尿液排出體外

腎功能失調

腎精不足：將導致骨骼痿軟，兩足痿弱無力。髓虛不足以充腦，導致智力減退，動作遲鈍。

腎氣不固：腎失封藏，則容易遺精、滑泄，呼多吸少，動則氣喘，大便滑脫，小便清長，尿滴瀝，大小便失禁。

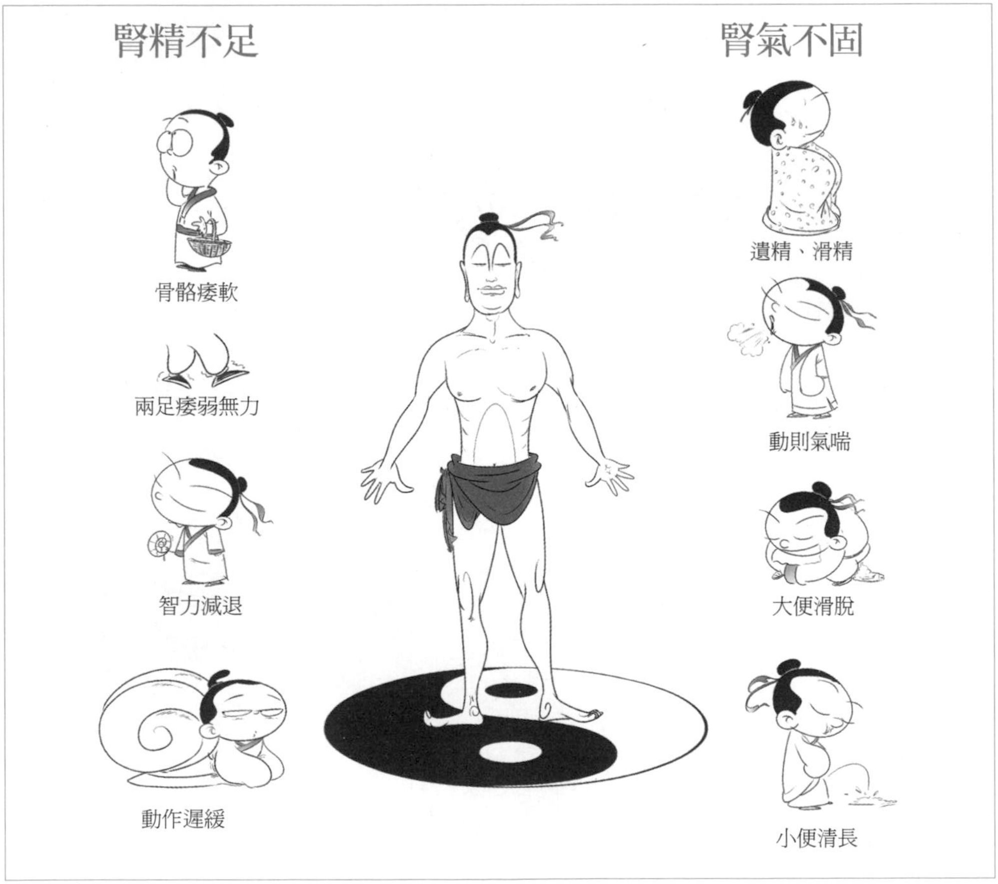

腎陰虧虛：將導致陰虛內熱，形體消瘦，腰膝酸軟，五心煩熱或骨蒸潮熱＊，顴紅，盜汗。

腎陽虧虛：將導致陰寒內生，生殖功能減退，可表現為下利清穀＊，五更泄瀉，陽痿，精冷＊不育或宮寒＊不孕。

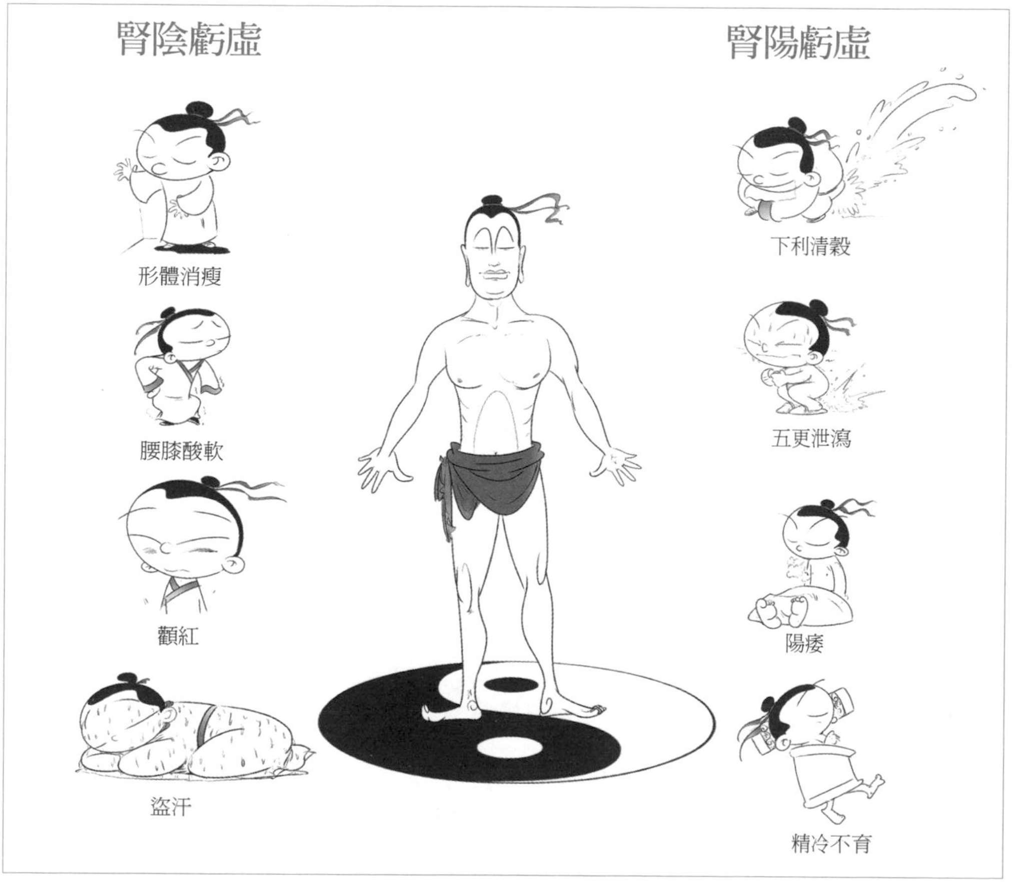

＊骨蒸潮熱：指陰液嚴重不足所引起如同潮水般的陣陣虛熱症狀。

＊下利清穀：下利，指一般的腹瀉。下利清穀指瀉下的糞便如清水，伴有未消化的食物殘渣，無糞臭氣味，並有惡寒肢冷，神倦脈微等脾腎陽虛症狀。

＊精冷、宮寒：腎陽氣不足，男性會出現精液稀冷的症狀，女性會出現子宮陰寒的症狀。

腎病的症狀

腎失藏精：生長發育遲緩，腎精虧虛。
腎不主水：痰飲，水濕凝聚，水腫＊。
腎不納氣：呼多吸少，動則氣喘。

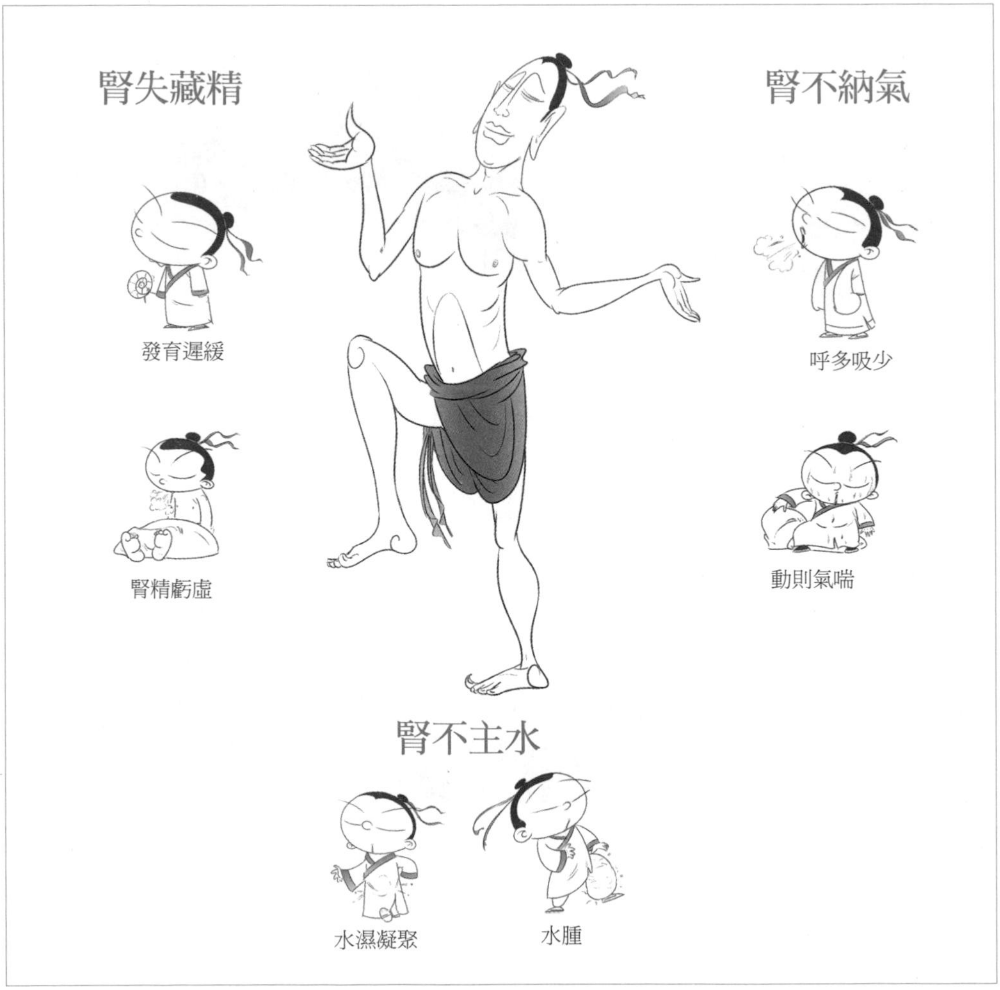

＊水腫：因體內水液運行障礙，導致水濕停聚泛溢肌膚所引起的頭面部、四肢、甚至全身的浮腫。

五臟的功能聯繫

五臟的主要生理功能：化生和儲藏精、氣、血、津液和神。由於精、氣、神是人體生命活動的根本，所以五臟在人體生命中起著重要作用。

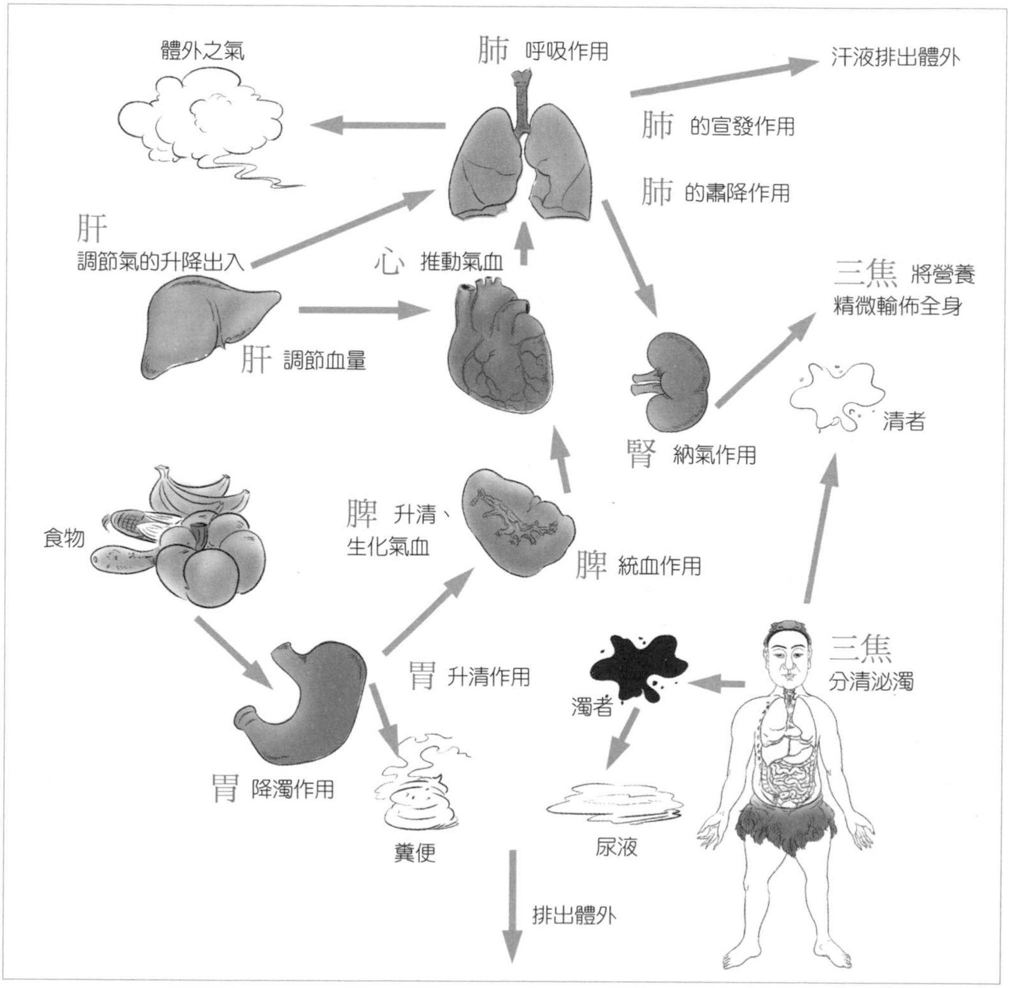

六腑的特性與功能

特性與功能

藏象學説認為，五臟與六腑一一相對。“臟”位於體內深層，因而屬陰，為裡；“腑”位於體內淺表，因而屬“陽”，為表；二者形成互補。

膽——肝；小腸——心；胃——脾；大腸——肺；膀胱——腎；三焦為孤腑。

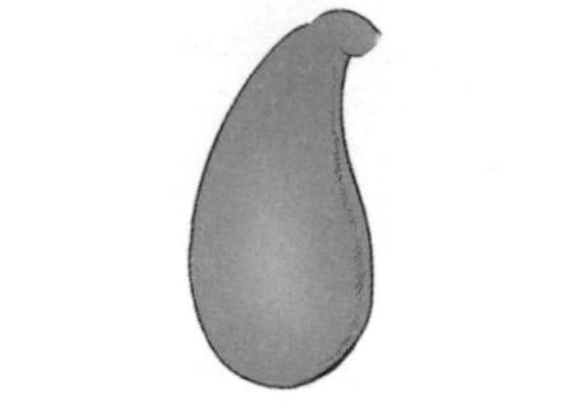	功能 儲存和排泄膽汁 特性 膽氣主升	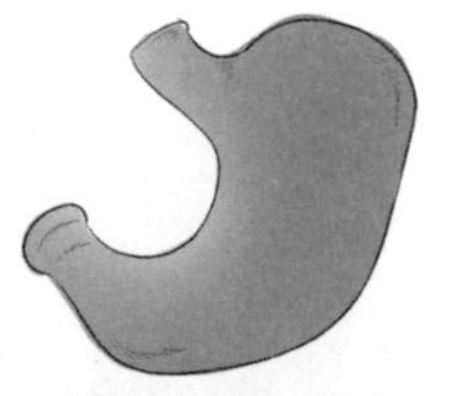	功能 接受和腐熟食物 特性 主通降，向下傳遞食物
膽對應肝	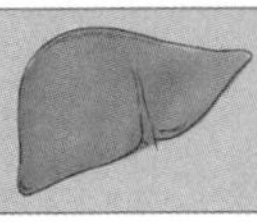	胃對應脾	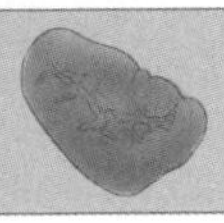
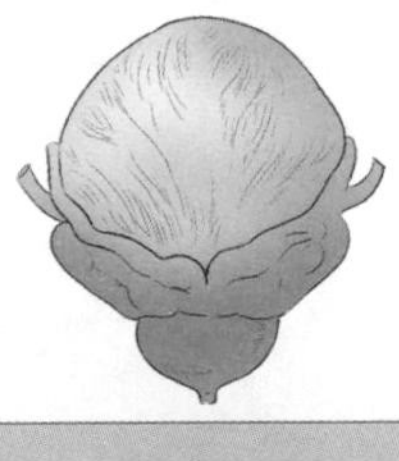	功能 儲存和排泄尿液 特性 協同腎臟進行氣化作用	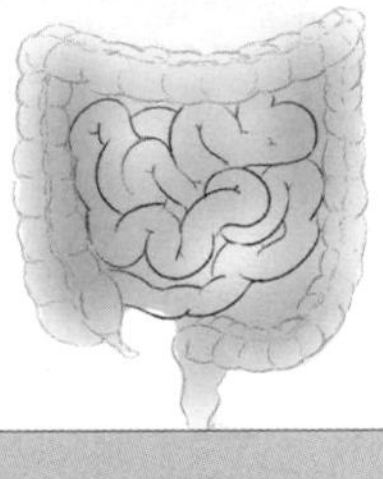	功能 接受胃所消化的食物 特性 分清別濁
膀胱對應腎	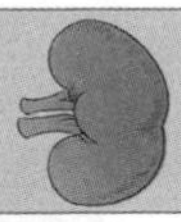	小腸對應心	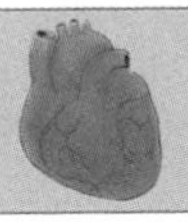
	功能 傳導糟粕 特性 主津液	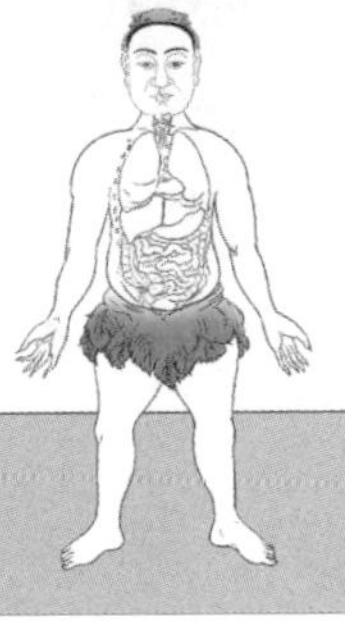	功能 全身氣機和水穀之精氣運行的通道
大腸對應肺	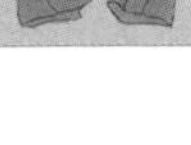	三焦為孤腑	

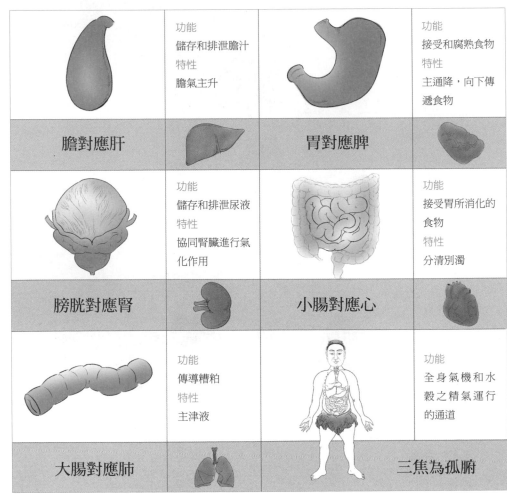

六腑疾病的症狀1

膽：膽汁排泄障礙，會出現口苦、脅痛、黃疸、脾胃不舒等症狀。

小腸：其分清別濁功能失調，會出現腹脹、腹痛、腹瀉便溏、尿赤黃、灼熱疼痛、口舌糜爛等症狀。

大腸：其傳導功能失調，會出現小便短赤、裡急後重＊、便秘、痔。

<table>
<tr><th>膽汁排泄障礙</th><th>病　因</th><th>症　狀</th></tr>
<tr><td>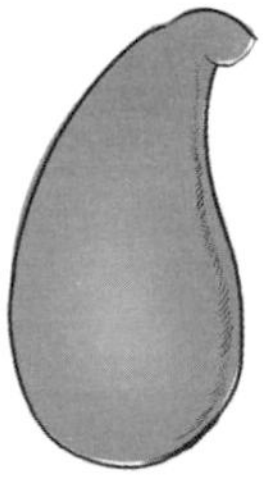
膽</td><td>肝失疏泄，情志所傷，濕熱或痰阻中焦</td><td>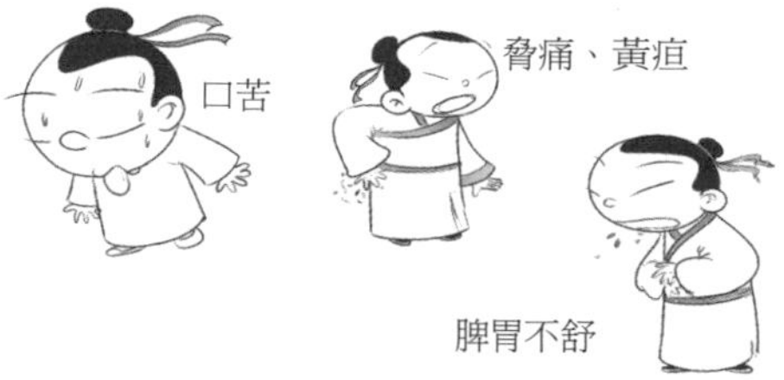
</td></tr>
<tr><th>分清別濁失調</th><th>病　因</th><th>症　狀</th></tr>
<tr><td>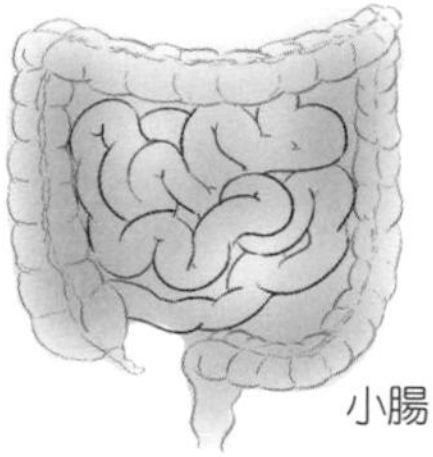
小腸</td><td>濕熱、痰飲、飲食不潔等阻礙脾的升清與胃的降濁</td><td>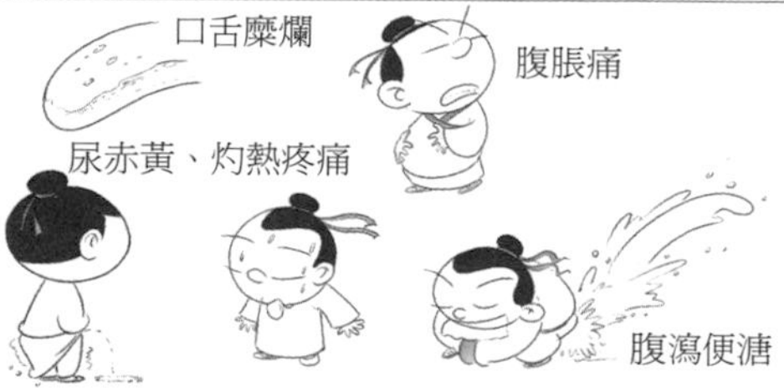
</td></tr>
<tr><th>傳導功能失調</th><th>病　因</th><th>症　狀</th></tr>
<tr><td>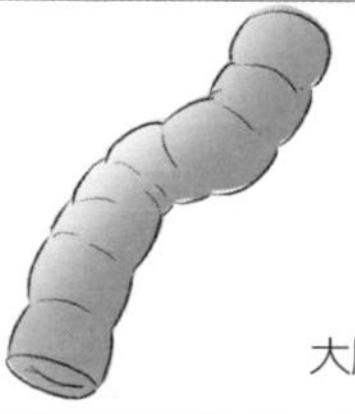
大腸</td><td>脾胃運化失常，濕熱或寒濕阻滯，腸液枯涸</td><td>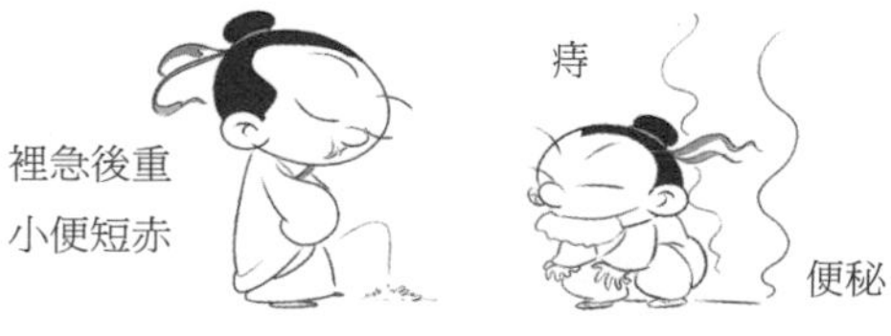
</td></tr>
</table>

＊裡急後重：肚子痛想要大便，便意頻頻，卻又拉不出。

六腑疾病的症狀2

胃：胃氣虛會引起腹脹，食慾不佳；胃寒會引起腹脹，腹冷痛，飲食無味；胃熱會引起口渴，大便燥結，噁心，牙齦腫痛；胃陰虛會引起口乾，呃逆、噁心。

膀胱：其氣化功能失調，會出現尿頻，尿急，尿失禁，排尿困難。

三焦：其氣化功能失調，會導致各個相關臟腑的症狀。

氣化功能失調	病 因	症 狀
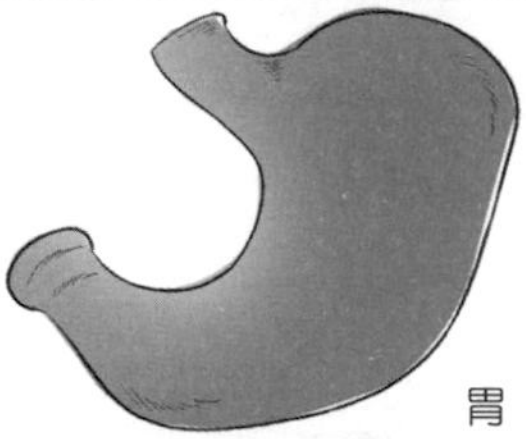 胃	胃氣虛 胃寒 胃熱 胃陰虛	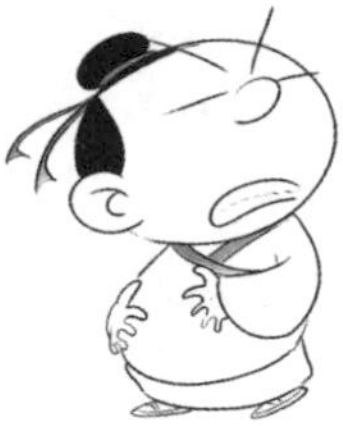 腹脹 腹冷痛 飲食無味 口渴 大便燥結 噁心 牙齦腫痛
氣化功能失調	病 因	症 狀
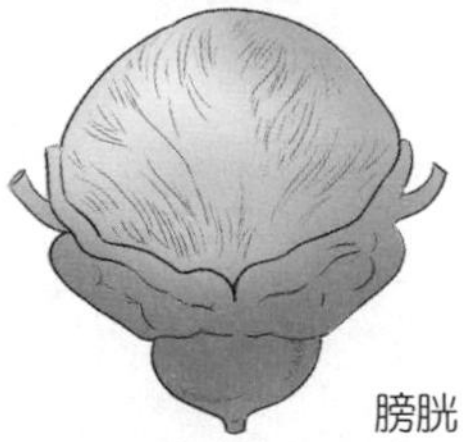 膀胱	腎氣不足 腎陽虧虛 濕熱或寒濕 阻滯	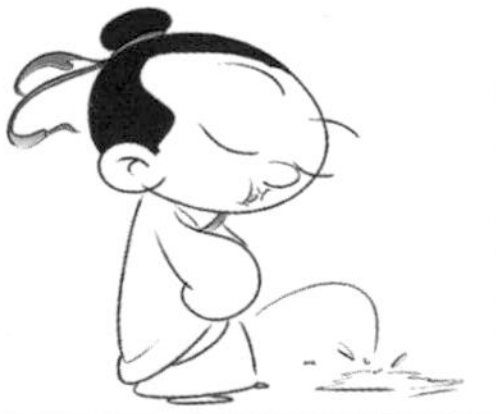 尿頻 尿急 尿失禁 排尿困難
氣化功能失調	病 因	症 狀
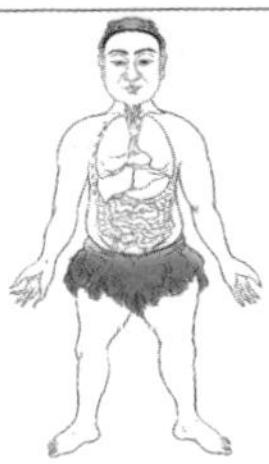 三焦	肺、肝、脾、腎等調節氣機和水道的功能失常	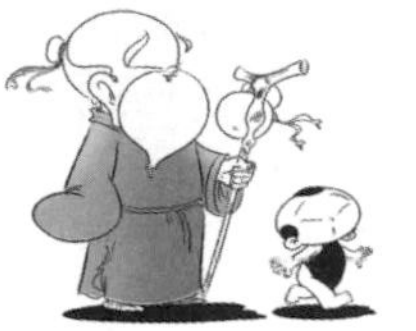 氣化功能失調會引起各個相關臟腑的病變

六腑的特性與功能

六腑功能示意圖

六腑的主要生理功能是：受納＊、腐熟水穀，分清別濁，傳化精華，將糟粕排出體外等。

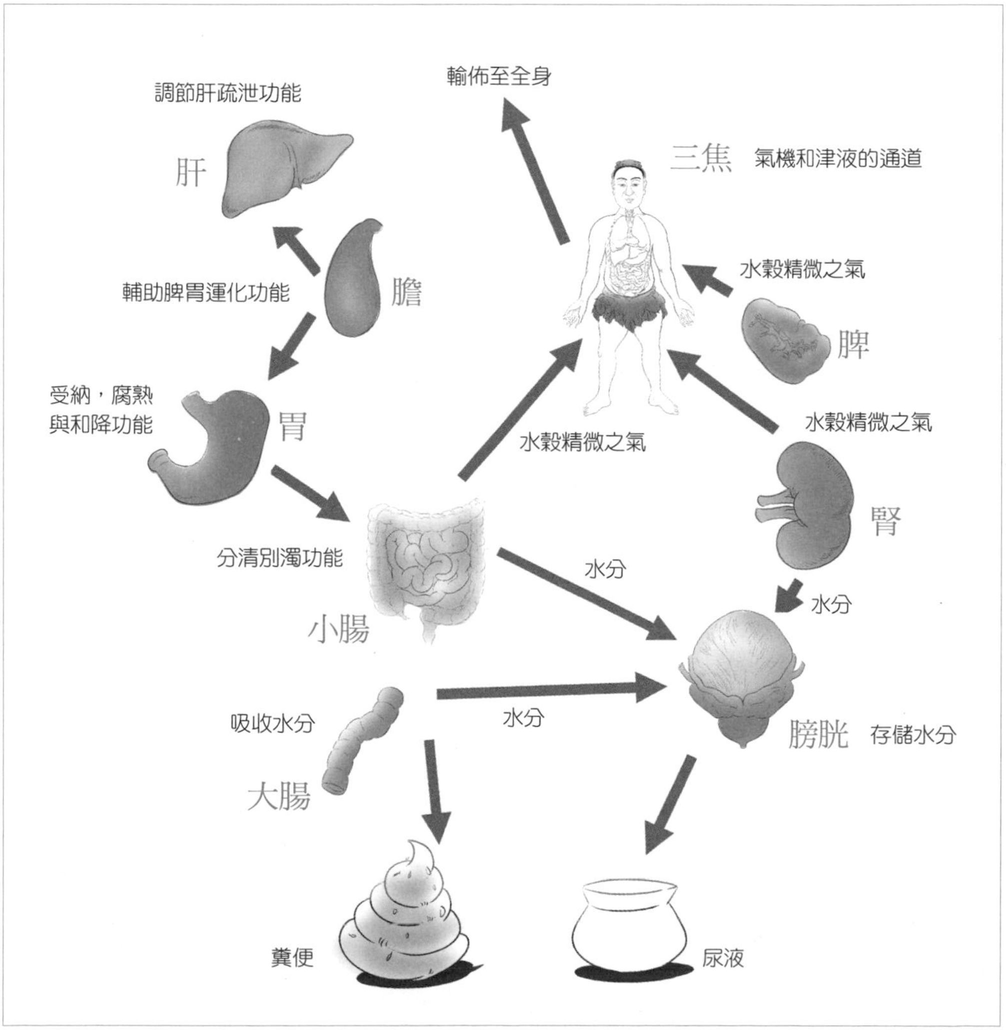

輸佈至全身
調節肝疏泄功能
肝
三焦
氣機和津液的通道
水穀精微之氣
輔助脾胃運化功能
膽
脾
受納，腐熟
與和降功能
胃
水穀精微之氣
水穀精微之氣
腎
分清別濁功能
水分
水分
小腸
吸收水分
水分
膀胱
存儲水分
大腸
糞便
尿液

＊受納：受，接受；納，容納。受納，指接受容納飲食。

氣、血、津液

藏象學説認為，氣、血、津液是構成機體和維持生命活動的最基本物質，使人體的生理功能得到滋養。

氣屬陽，津液、血液屬陰，三者之間相互依存，相互轉化，相互為用。

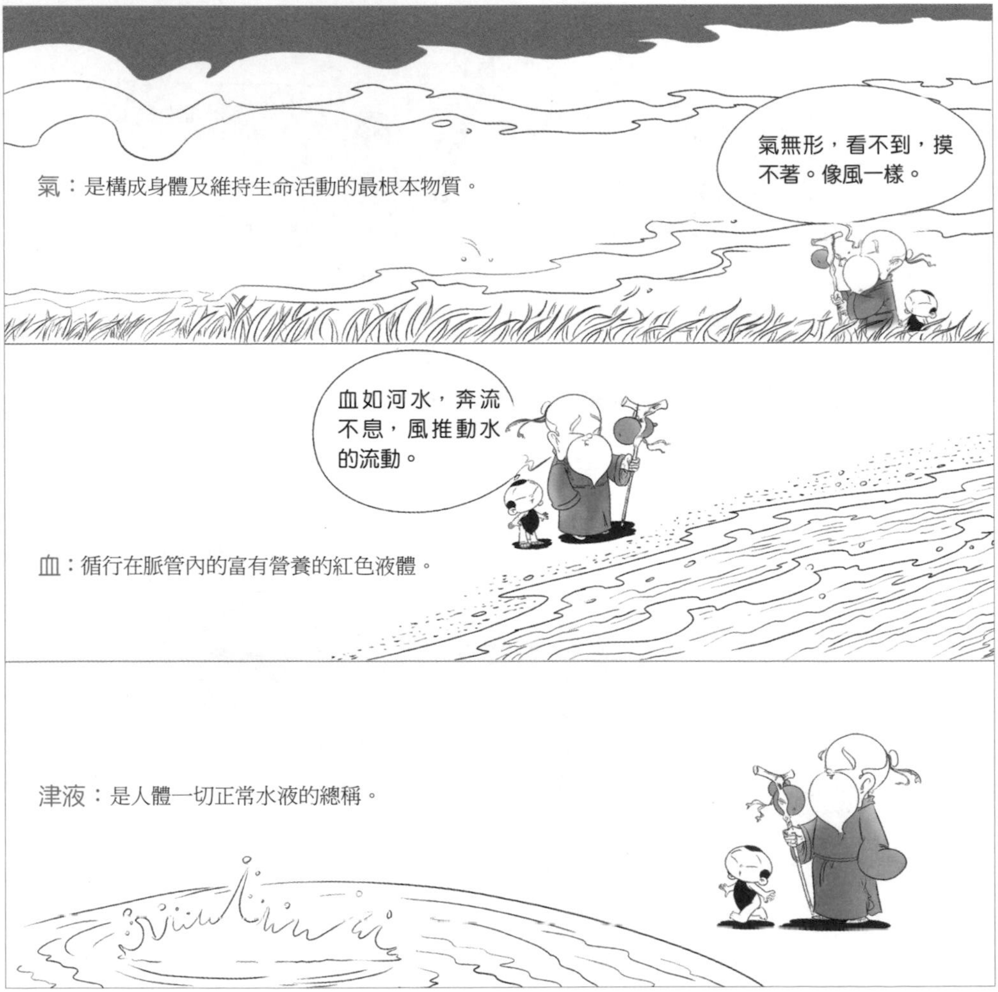
氣：是構成身體及維持生命活動的最根本物質。
氣無形，看不到，摸不著。像風一樣。
血：循行在脈管內的富有營養的紅色液體。
血如河水，奔流不息，風推動水的流動。
津液：是人體一切正常水液的總稱。

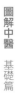

氣、血、津液

氣的生成

氣是構成人體及維持生命活動的最根本、最微細的物質。氣的主要來源：父母遺傳（先天精氣，腎主之）；食物中的營養精微物（水穀精氣，脾主之）；自然界的清氣（肺主之）。

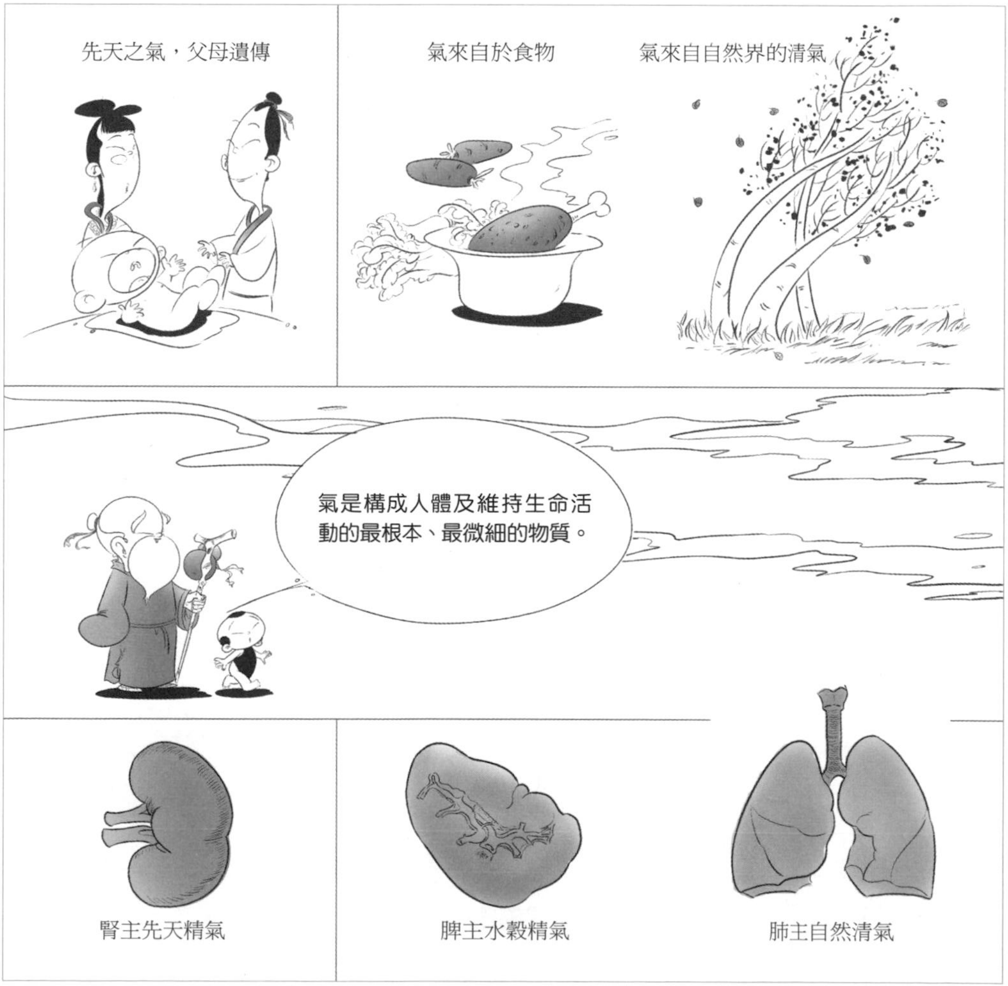
先天之氣，父母遺傳
氣來自於食物
氣來自自然界的清氣
氣是構成人體及維持生命活動的最根本、最微細的物質。
腎主先天精氣
脾主水穀精氣
肺主自然清氣

氣的類別

按照功能和分佈位置的不同，氣可以分為：元氣、宗氣、營氣、衛氣。

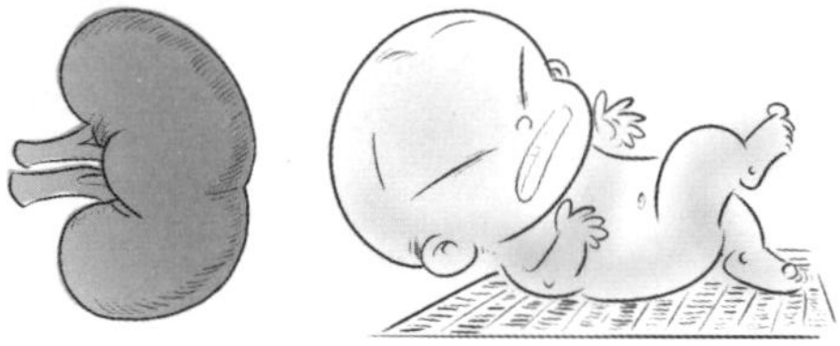

元氣

元氣，存於腎中，是維持人體生命活動的基本物質和原動力。

元氣＝腎的先天精氣＋水穀精氣。

推動生長和發育。

宗氣

宗氣，集中在胸。

宗氣＝自然界清氣＋水穀精氣。

推動呼吸與氣血運行。

氣

營氣

營氣，在血脈中運行，是附著於營血的水穀精氣。化生血液，營養全身。

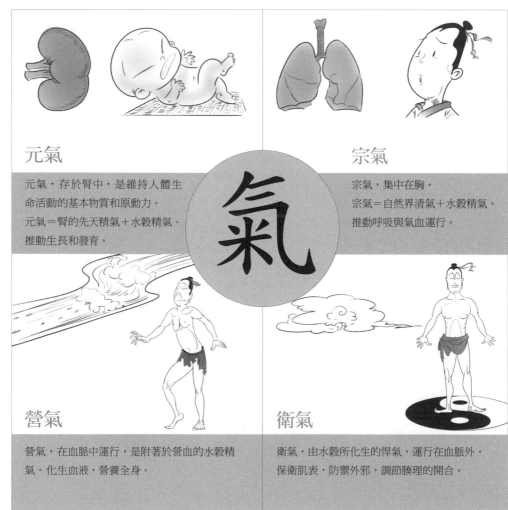

衛氣

衛氣，由水穀所化生的悍氣，運行在血脈外，保衛肌表，防禦外邪，調節腠理的開合。

血

血，即血液，是循行在脈管內且富有營養的紅色液體。血主要由營氣和津液組成，有營養、滋潤全身的作用，是構成人體和維持人體生命活動的基本物質之一。

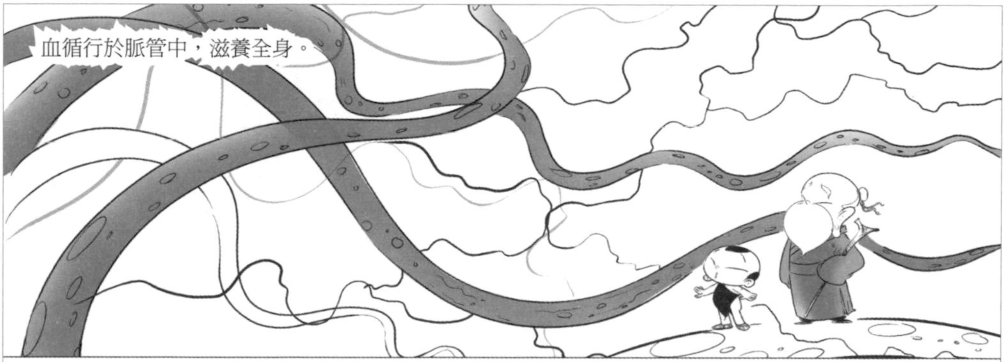
血循行於脈管中，滋養全身。

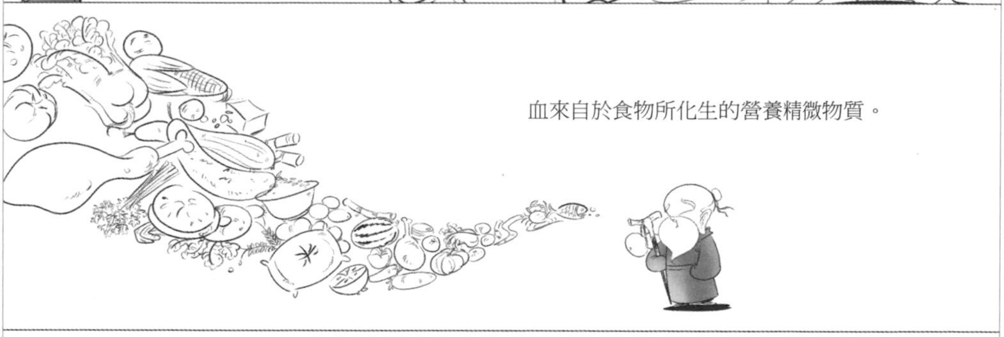
血來自於食物所化生的營養精微物質。

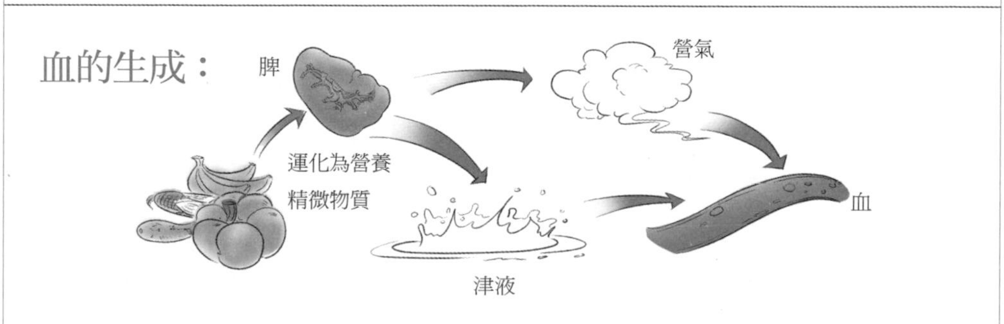
血的生成：
脾
營氣
運化為營養
精微物質
血
津液

津液

津液，是機體一切正常水液的總稱，包括各臟腑官竅內在的液體及正常分泌物，如胃液、腸液、唾液、關節液等。習慣上把代謝產物中的尿、汗、淚也歸為津液。

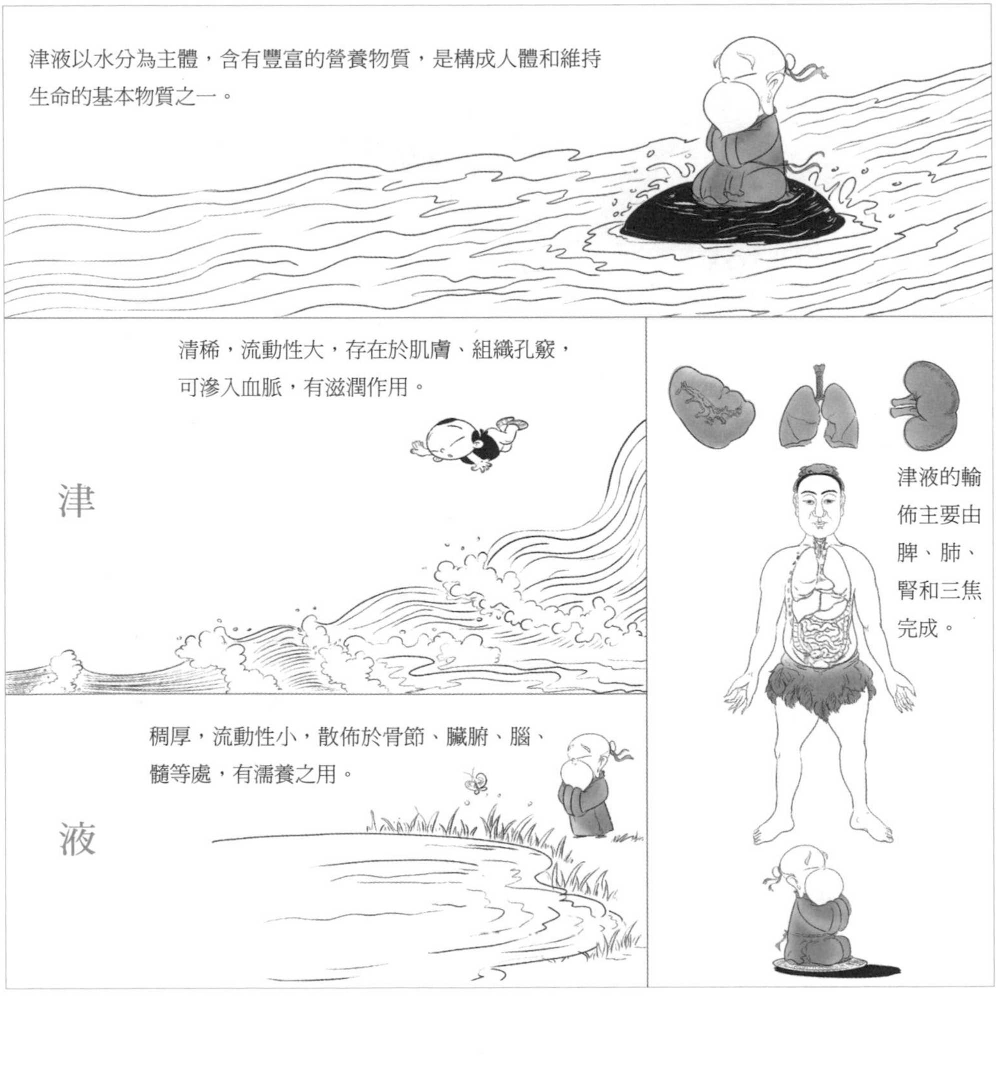
津液以水分為主體，含有豐富的營養物質，是構成人體和維持生命的基本物質之一。
清稀，流動性大，存在於肌膚、組織孔竅，可滲入血脈，有滋潤作用。
津
稠厚，流動性小，散佈於骨節、臟腑、腦、髓等處，有濡養之用。
液
津液的輸佈主要由脾、肺、腎和三焦完成。

氣、血、津液的關係

血為氣之母，氣無形，血有形，氣只有依附於血才能發揮功能；只有在血液的濡養下，機體組織才能生成氣。氣能生血，氣能行血，氣能攝血。
氣與津液的關係和氣與血的關係相似。血與津液的關係為“津血同源”。

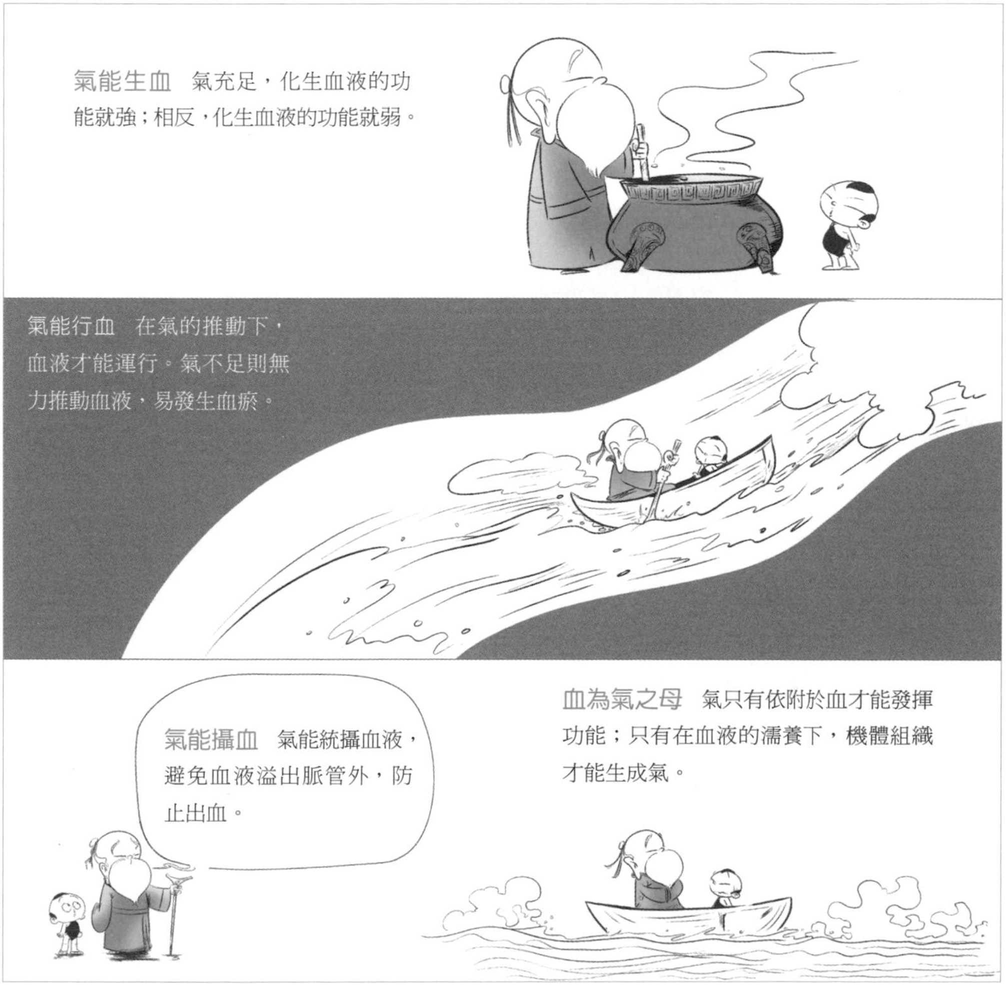
氣能生血　氣充足，化生血液的功能就強；相反，化生血液的功能就弱。
氣能行血　在氣的推動下，血液才能運行。氣不足則無力推動血液，易發生血瘀。
氣能攝血　氣能統攝血液，避免血液溢出脈管外，防止出血。
血為氣之母　氣只有依附於血才能發揮功能；只有在血液的濡養下，機體組織才能生成氣。

病因學說

古人在藏象學說的理論基礎上，更深入地探究導致人生病的原因。他們發現，使人致病的原因不僅僅存在於自然界，也有來自人體內部的。隨著對病因認識的不斷深入和完善，中醫學家逐步建立了中醫的病因學說。

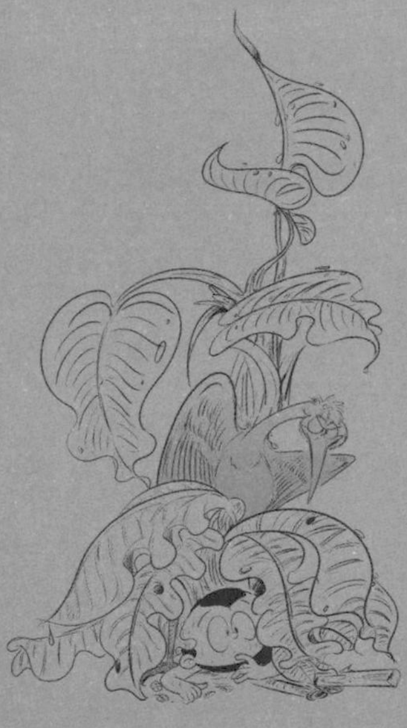

致病因素

致病因素大致可分為三類，共 18 種。

外在因素——六淫（風、寒、暑、濕、燥、火）。

內發因素——七情（喜、怒、憂、思、悲、恐、驚）。

其他因素——飲食、勞逸、外傷、痰飲、瘀血。

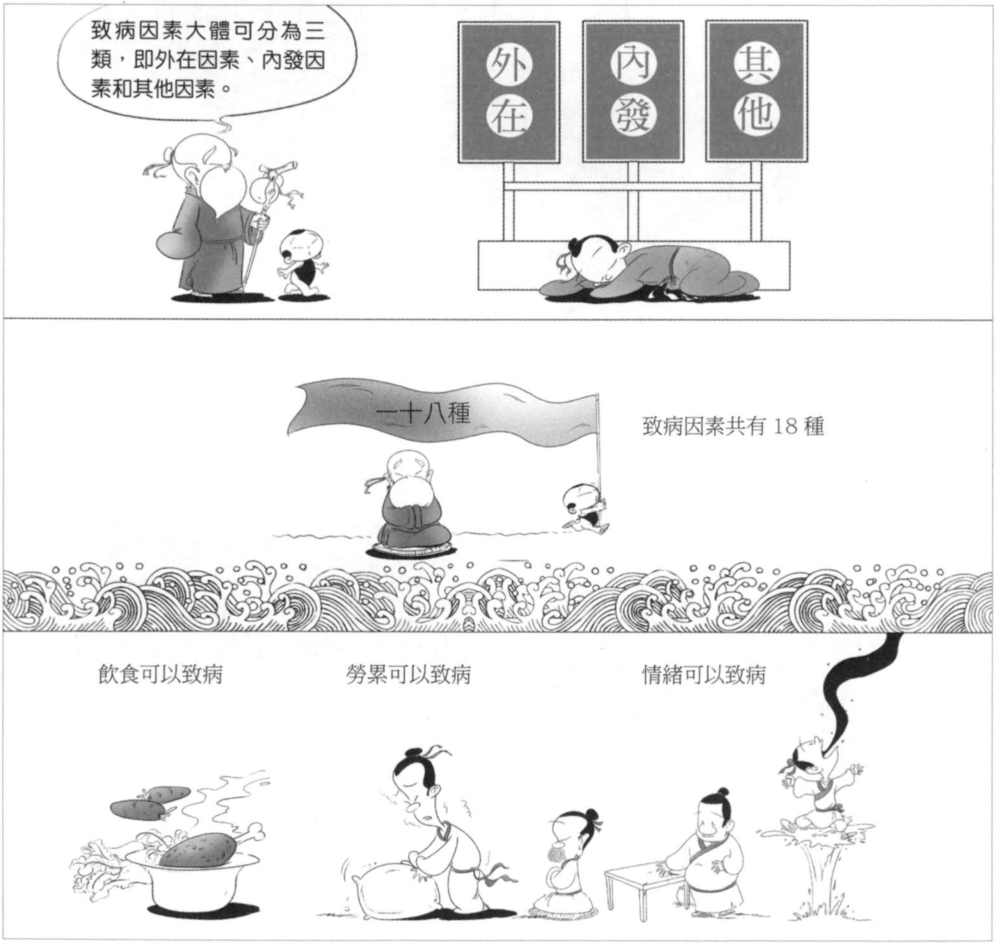
致病因素大體可分為三類，即外在因素、內發因素和其他因素。
外在
內發
其他
一十八種
致病因素共有 18 種
飲食可以致病
勞累可以致病
情緒可以致病

六淫

風、寒、暑、濕、燥、火

正常情況下，自然界中的風、寒、暑、濕、燥、火被稱為“六氣”。但是，如果氣候異常，六氣發生太過、不及或不合時宜，使機體無法與之相適應，就會引發疾病。此時，無害的六氣就成了有害的六淫，成為致病因素。六淫是風、寒、暑、濕、燥、火等外感病邪的統稱。

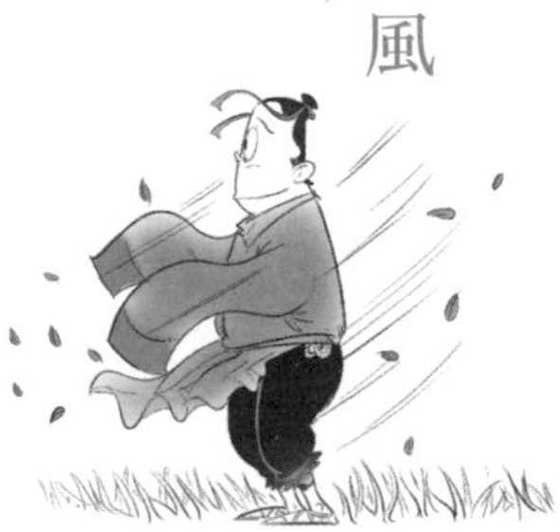

風為陽邪，易侵襲傷害人的頭部、面部、機體表面

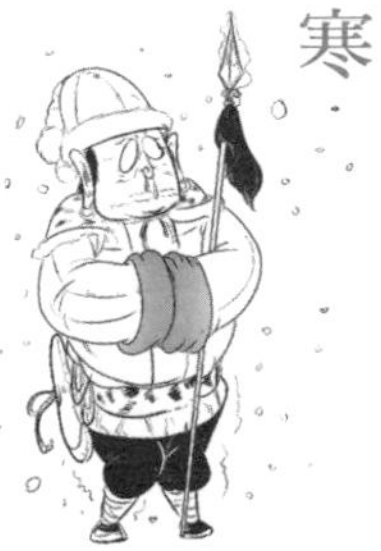

寒為陰邪，易損傷陽氣

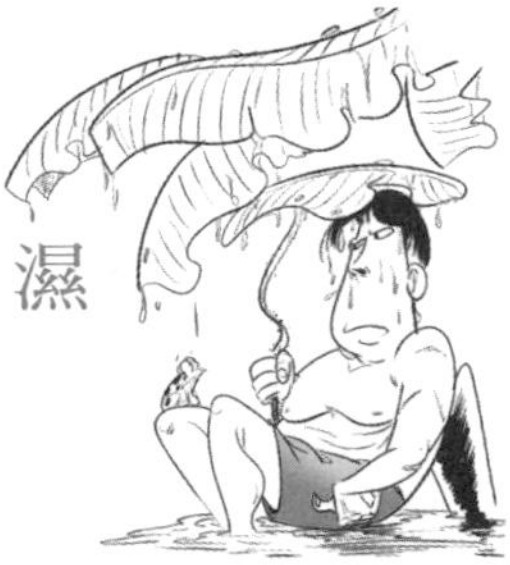

濕為陰邪，阻遏氣機流動，易損傷陽氣

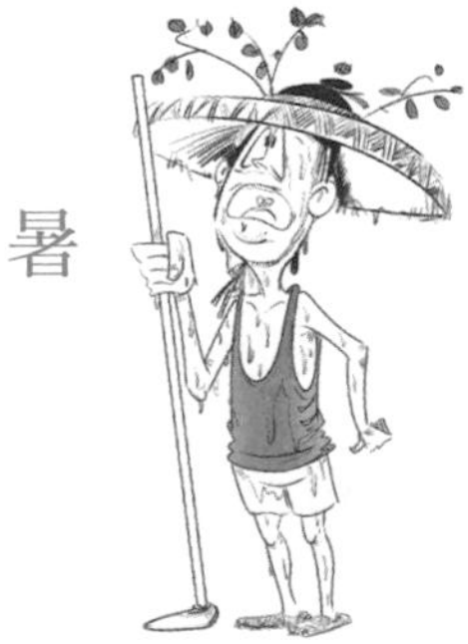

暑為陽邪，其性炎熱。暑性升散，易耗傷津液

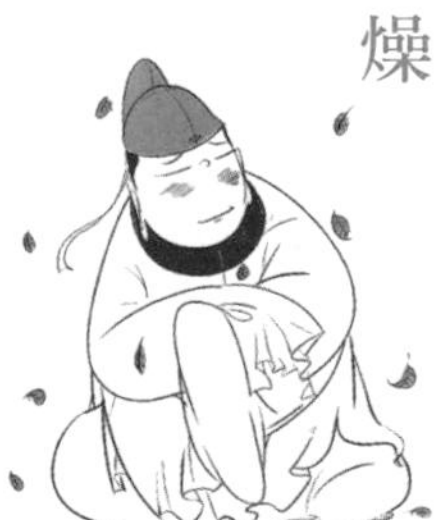

燥性乾澀，易傷津液

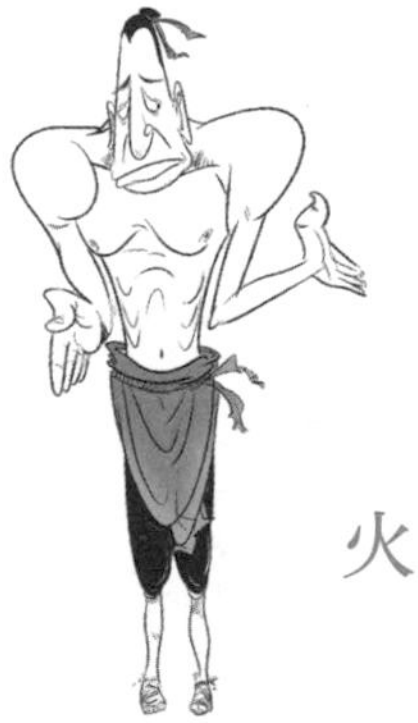

火為陽邪，其性火熱、向上，易耗氣傷津

風邪

風邪，是自然界中具有風之輕揚開泄、善動不居特性的外邪。風邪可引起外感病。風邪通常從肌膚表面侵襲人體。

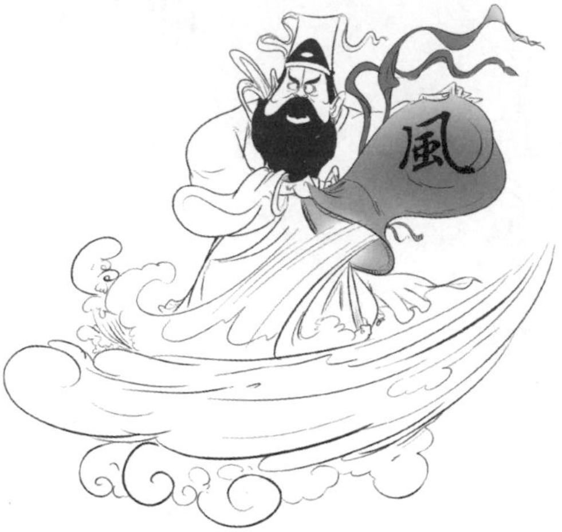

名稱：風邪
屬性：陽邪
季節：四季皆有，以春季為多
特點：善動不居

風邪的性質及致病特點

風性輕揚開泄，易襲陽位　風具有輕揚、向上、向外、升散的特性。風邪侵犯機體可致機體腠理＊開張，表現為汗出惡風；從病位而言，風邪多侵犯人體上部、肌表、腰背等陽位。

風性善行而數變　善行，指自然界的風具有走竄流行、善動不居的特性，風邪侵犯人體也有病位游移不定的特點。如風氣盛所導致的四肢關節疼痛，游移不定。數變，指風邪致病發病急，變化快，如蕁麻疹、皮膚瘙癢都發無定處，此起彼伏。

風性主動　風具有善動不居的特點，風邪侵犯人體可使機體出現動搖、震顫的症狀，如臨床上常見的因受外傷再感受風邪而引起四肢抽搐，角弓反張＊等症狀。

風為百病之長　一指風是外感致病因素的先導，其他五氣多依附於風侵襲人體而發病，所以古人把風邪當作外感致病因素的總稱。二指風邪致病廣泛，風邪極易侵犯人體，無處不到，引起多種疾病。

＊腠理：肌膚的紋理。
＊角弓反張：項背高度強直，使身體仰曲如弓狀的病證。多見於痙病及破傷風等病症。

寒邪

寒邪，是自然界中具有寒冷、凝滯特性的外邪，常導致外寒病。寒邪多見於冬季。寒邪致病有傷寒和中寒之分。寒邪傷於肌表，阻遏體表衛氣，稱為“傷寒”；寒邪直接侵襲體內，傷耗臟腑陽氣，就是“中寒”。

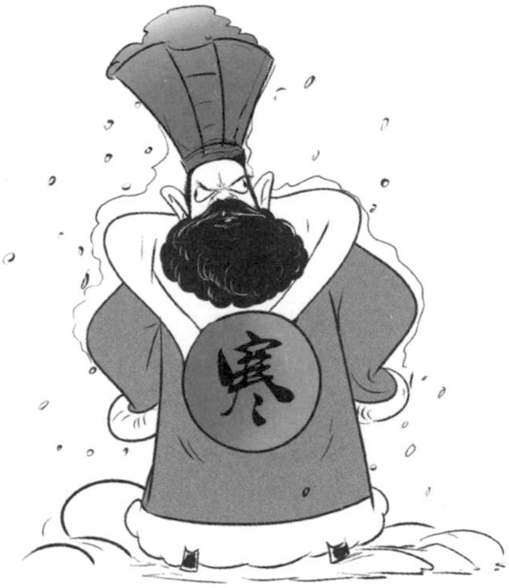

名稱：寒邪
屬性：陰邪
季節：冬季
特點：陰寒

寒邪的性質及致病特點

寒為陰邪，易傷陽氣　寒邪性質屬陰，其氣清冷。寒邪侵犯人體，導致陰寒偏盛，最易損傷人體的陽氣。

寒性凝滯而主痛　凝，凝結；滯，阻滯。寒邪侵犯人體可使氣、血、津液運行遲緩，凝滯不通。由於血、津液“得溫則行，得寒則凝”，而“不通則痛”，所以寒邪侵犯人體可使機體出現各種疼痛的症狀。寒邪所致疼痛的特點是：遇寒加重，得溫減輕。

寒性收引　收，收縮；引，牽引。寒邪侵犯人體可使機體的氣機收斂，腠理閉塞，經絡筋脈收縮而攣急。臨床有兩種表現形式：一是寒邪侵犯肌表，可致腠理閉塞，汗孔閉合，出現發熱惡寒、無汗等症狀。二是寒邪侵犯經絡，引起筋脈收縮攣急，氣血不通，出現關節攣急疼痛、屈伸不利等症狀。

暑邪

暑邪，夏至以後、立秋之前的火熱外邪。暑邪屬於陽邪。

暑邪致病具有兩個主要特點：一是有明顯的季節性，發生在夏至之後到立秋之前的一段時間裡；二是暑邪只會引起外感病，不會導致內生疾病。

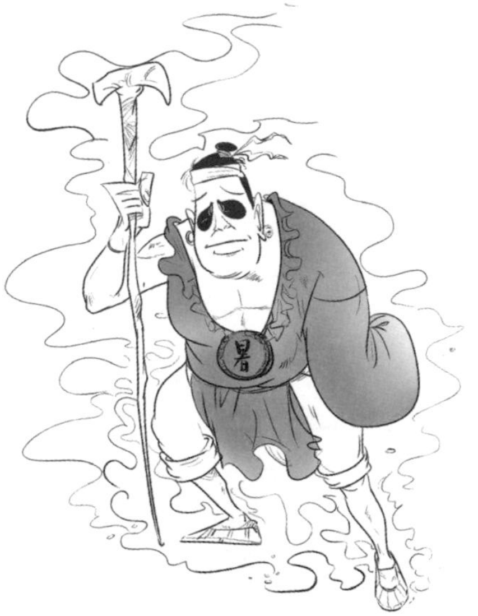

名稱：暑邪
屬性：陽邪
季節：夏至之後、立秋之前
特點：炎熱、升散

暑邪的性質及致病特點

暑為陽邪，其性炎熱　暑邪由夏季的火熱之氣所化，所以屬於陽邪。火熱之氣都具有炎熱的特性。

暑性升散，最易傷津耗氣　暑為陽邪，主升主散，暑邪侵犯人體可致人體的腠理開泄而汗出，從而損傷機體的陰液。

暑多夾濕　夏季不僅氣候炎熱，而且多雨，空氣濕度增大，所以暑邪常伴隨濕邪一起侵犯人體，引發疾病。

濕邪

濕邪，屬於陰邪，是自然界中具有水濕之重濁、黏滯、趨下特性的外邪。濕邪會引起外濕病。外濕病多見於一年當中濕氣最盛的長夏季節。

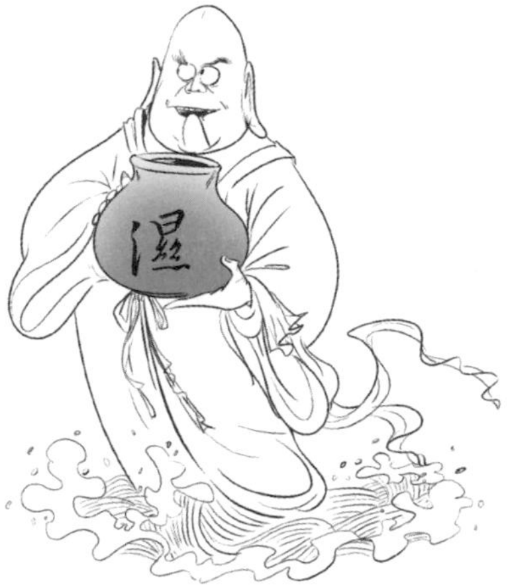

名稱：濕邪
屬性：陰邪
季節：夏季
特點：潮濕、重濁

濕邪的性質及致病特點

濕為陰邪，易阻滯氣機，損傷陽氣　濕性屬陰，濕邪侵犯機體可損傷機體的陽氣；濕邪侵犯人體，易留滯在臟腑經絡中，阻礙氣機運行。

濕性重濁　"重"，沉重，重著。濕邪侵犯人體可使人體出現沉重、重著的症狀。"濁"，渾濁，穢濁不清。濕邪所引起的疾病，多會產生穢濁不清的分泌物和排泄物。

濕性黏滯　黏，黏膩；滯，停滯。濕邪致病具有黏膩、停滯的特點，主要表現在兩個方面：一是症狀的黏滯性，如大便黏膩不爽；二是病程纏綿。由於濕性黏滯，停滯於某些臟腑組織，難以化解，病程多較長，反覆發作，纏綿難癒。

濕性趨下，易襲陰位　濕邪的特性與水類似，水性趨下，所以濕邪易侵犯人體下部。

燥邪

燥邪，自然界中具有乾燥、收斂、清肅等特性的外邪。燥邪侵犯人體，會引起一系列的乾燥症狀，即燥病。燥邪致病多見於秋季，有溫燥和涼燥之分。初秋，夏季的餘熱與秋季燥邪相結合形成"溫燥"；秋末，初冬的寒氣與秋季燥邪相結合則形成"涼燥"。

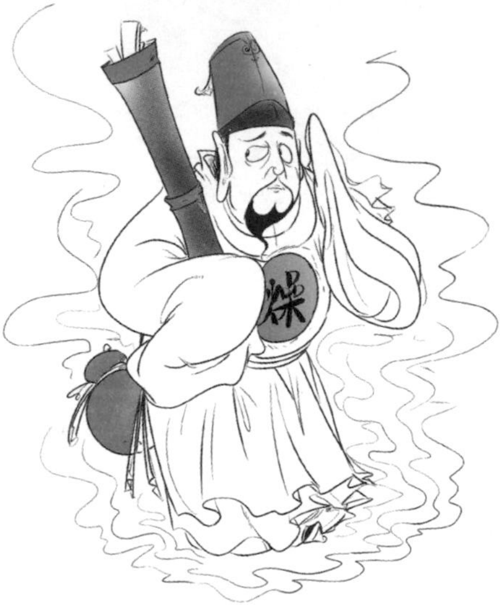

名稱：燥邪
屬性：陽邪
季節：秋季
特點：乾澀

燥邪的性質及致病特點

燥性乾澀，易傷津液　乾，乾燥；澀，澀滯。燥是缺乏津液的表現，燥邪侵犯人體最易損傷機體的陰液，使皮膚、孔竅因失於滋養而出現各種乾燥、澀滯不暢的症狀。

燥易傷肺　肺臟嬌弱，喜潤而惡燥。肺主氣，司呼吸，與外界空氣直接相通，而且肺開竅於鼻，外合皮毛，所以燥邪傷人最易損傷肺津，影響肺的宣發肅降功能，從而出現乾咳少痰，或痰液膠黏難咳，或痰中帶血、喘息、胸痛等症狀。肺與大腸互為表裡，燥邪可自肺影響到大腸，導致大便乾燥不暢。

火邪

自然界中具有火之炎熱特性的外邪稱為“火邪”。火邪所引發的疾病為外感熱病，多發生在夏季。

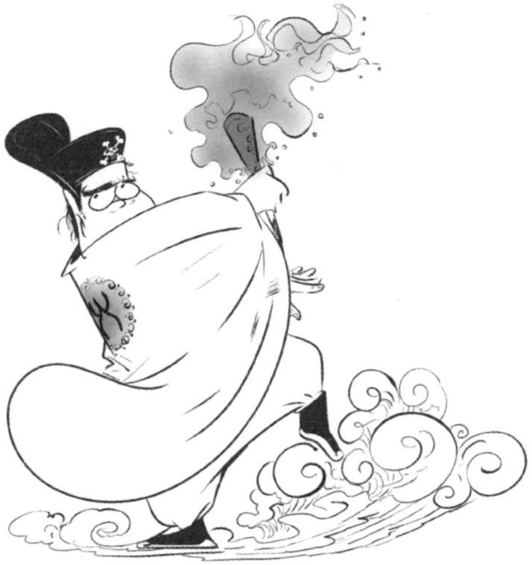

名稱：火邪
屬性：陽邪
季節：夏季
特點：壯熱

火邪的性質及致病特點

火熱為陽邪，易傷津耗氣　火邪侵犯人體可出現高熱等陽熱症狀。火邪傷人最易逼迫津液外泄，損傷人體陰液；津能載氣，津液外泄，氣也隨之外泄；“壯火食氣”，因此熱邪致病還可出現體倦、乏力、少氣等氣虛的症狀。

火熱性炎上　火邪具有燔灼*向上的特性，所以多侵犯人體上部。

火熱邪易生風、動血　“生風”是指熱邪侵犯人體易引起“肝風內動”。“動血”是指火邪易引起各種出血的病證。

火邪易擾心神　火熱之邪侵入營、血分*，可擾亂心神，而出現一些神志症狀，如煩躁、神昏等。

火邪易致瘡癰　火邪侵入人體血分，可聚於局部，腐蝕血肉而發為瘡瘍癰腫。

* 燔灼：燔，焚燒。燔灼，即燒灼。
* 營、血分：即營分、血分。清代名醫葉天士（溫病學代表）將外感溫病由淺入深或由輕而重的病理過程分為衛分、氣分、營分、血分四個階段，各有其相應的證候特點。

七情

喜、怒、憂、思、悲、恐、驚

七情，就是喜、怒、憂、思、悲、恐、驚等七種情志變化，是人對事物的反應。七情是生命活動的正常現象，不會使人生病，但如果情緒波動過於劇烈或持久不懈，則會引起臟腑、氣血功能紊亂，導致發病，此時七情就成了致病因素。

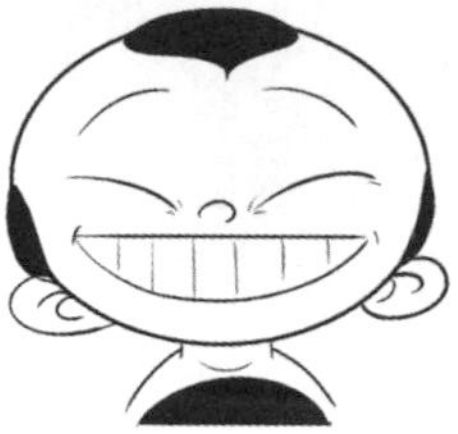

喜

喜為心志。心能表達人的喜悅之情。

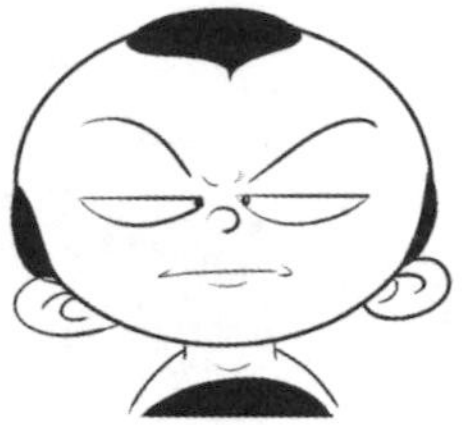

怒

怒為肝志。肝能表達人的憤怒之情。

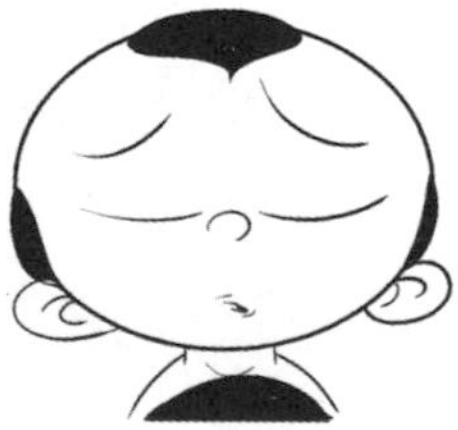

憂

憂為肺志。肺是表達憂愁、悲傷等情志活動的主要器官。

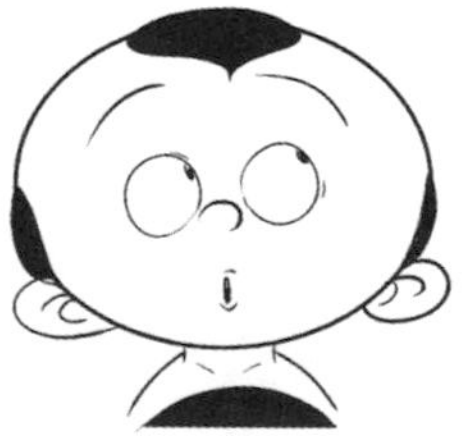

思

思為脾志。思慮主要是通過脾來表達的。

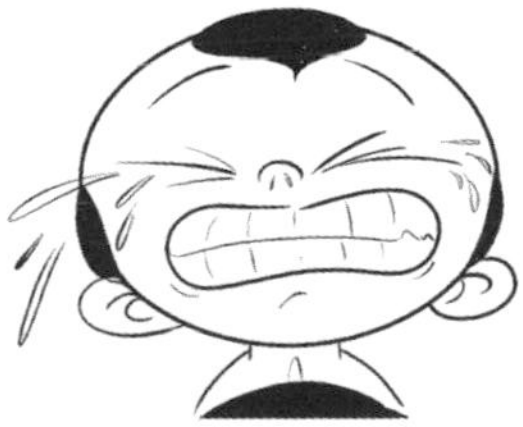

悲

悲為肺志。肺可表達憂愁、悲傷等情感。

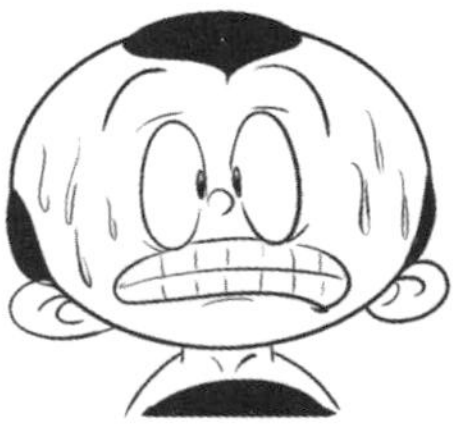

恐

恐為腎志。腎是表達驚恐之志的主要器官。

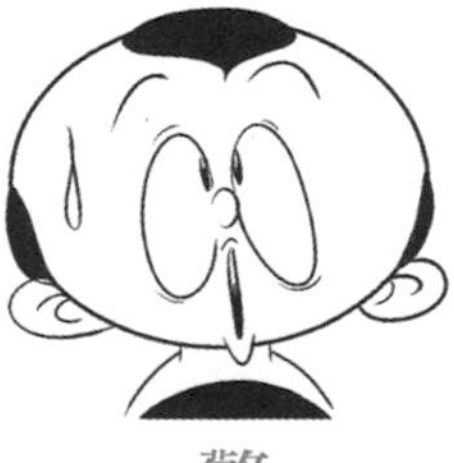

驚

驚為腎志。腎是表達驚恐之志的主要器官。

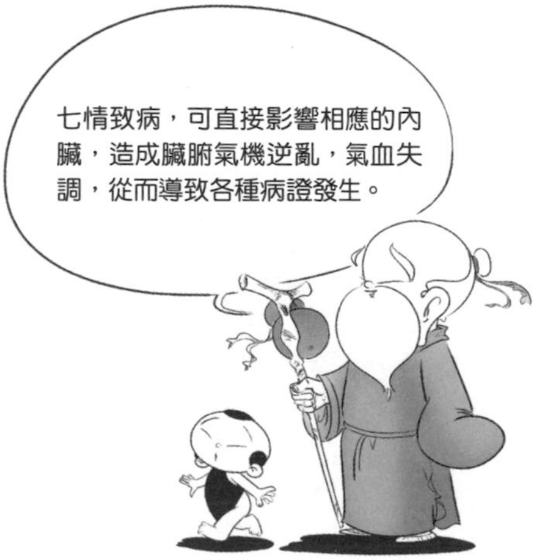
七情致病，可直接影響相應的內臟，造成臟腑氣機逆亂，氣血失調，從而導致各種病證發生。

七情

喜、怒

喜則氣緩，過喜傷心。
怒則氣上，過怒傷肝。

喜

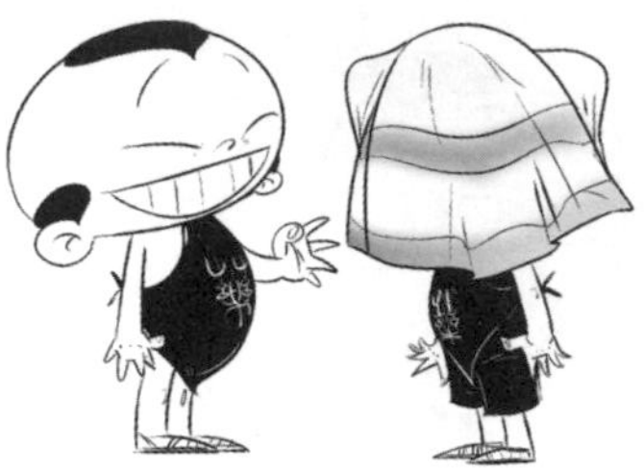

喜則氣緩　過喜傷心

過喜傷心

正常情況下，喜能緩解緊張情緒，使心情舒暢。但是，喜悅過度而沒有節制，會導致心氣渙散，神志無法集中，使心受到傷害。

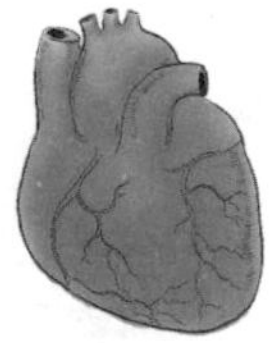

怒

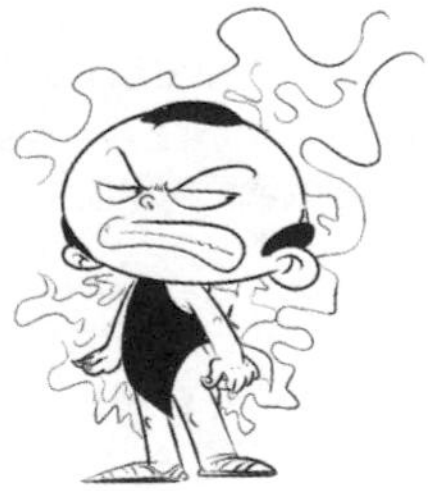

怒則氣上　過怒傷肝

過怒傷肝

過怒會使肝氣橫逆，血隨氣逆，面紅目赤，嚴重者會造成肝陽上亢，傷耗肝血，引起吐血。

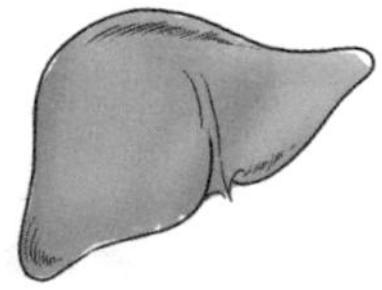

憂、思

憂則氣聚，過憂傷肺。
思則氣結，過思傷脾。

憂

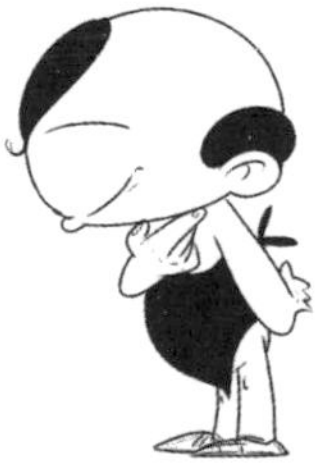

憂則氣聚　過憂傷肺

過憂傷肺

過度憂慮，會損傷肺氣，使其無法正常宣發，讓人神疲力乏，意志消沉。

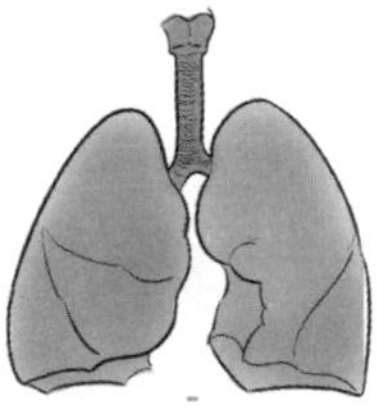

思

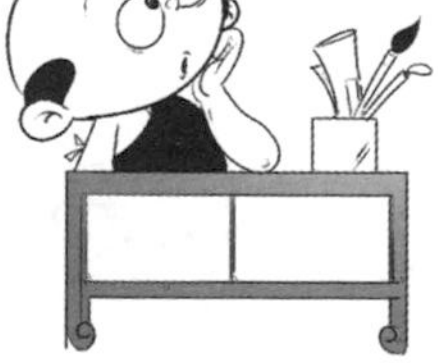

思則氣結　過思傷脾

過思傷脾

過度思慮會造成氣機鬱結，引起脾陽阻滯，導致脾運化水穀的能力下降，出現腹脹、便溏、消化不良。

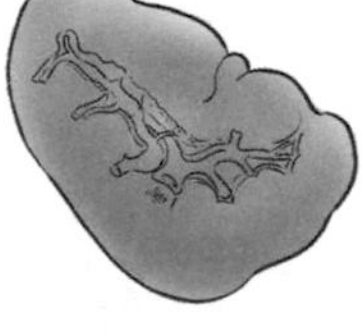

七情

悲、恐*、驚*

悲則氣消，過悲傷肺。
恐則氣怯，過恐傷腎。
驚則氣亂，過驚傷腎。

悲

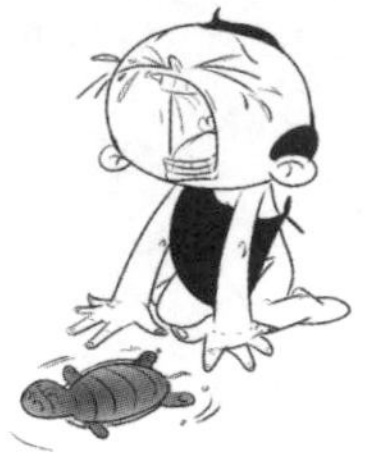

悲則氣消　過悲傷肺

過悲傷肺

過度悲哀會使肺氣抑鬱，無法正常宣發，最終耗損，使人神疲力乏，意志消沉。

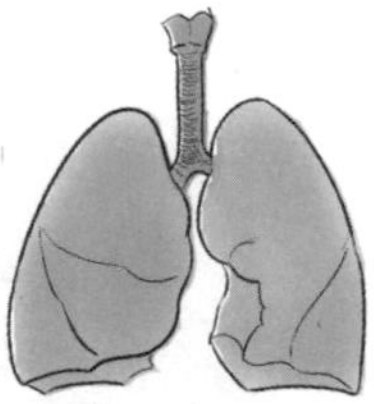

恐

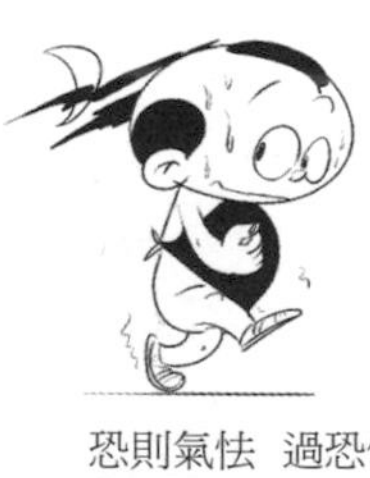

恐則氣怯　過恐傷腎

過恐傷腎

腎主納氣。過恐或過驚都會使氣機紊亂而不能下達到腎，腎氣不固，會引發大小便失禁。

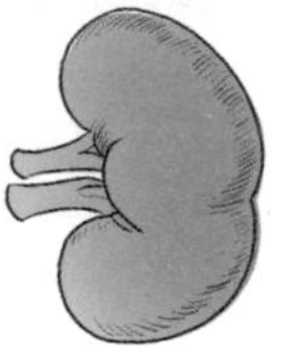

驚

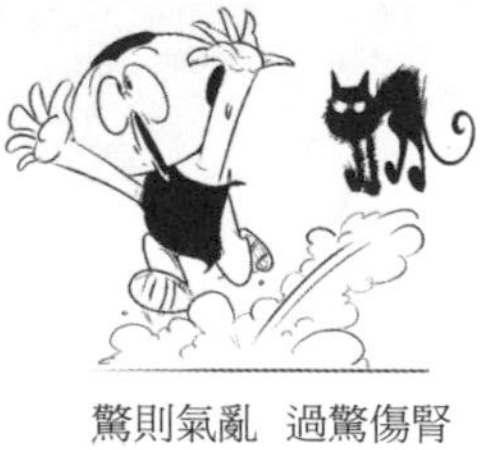

驚則氣亂　過驚傷腎

過驚傷腎

腎主納氣。過恐或過驚都會使氣機紊亂而不能下達到腎，腎氣不固，會引發大小便失禁。

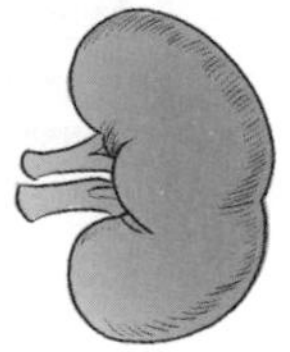

＊恐：因事先已知而整日惶恐不安。
＊驚：事先未知，因事出突然而驚動。

其他因素

飲食致病

人吃五穀雜糧很容易生病。有毒食物、腐敗食物、暴飲暴食、三餐無常、冷熱不調、長期吃素、飲食不衛生，都可能使人生病。

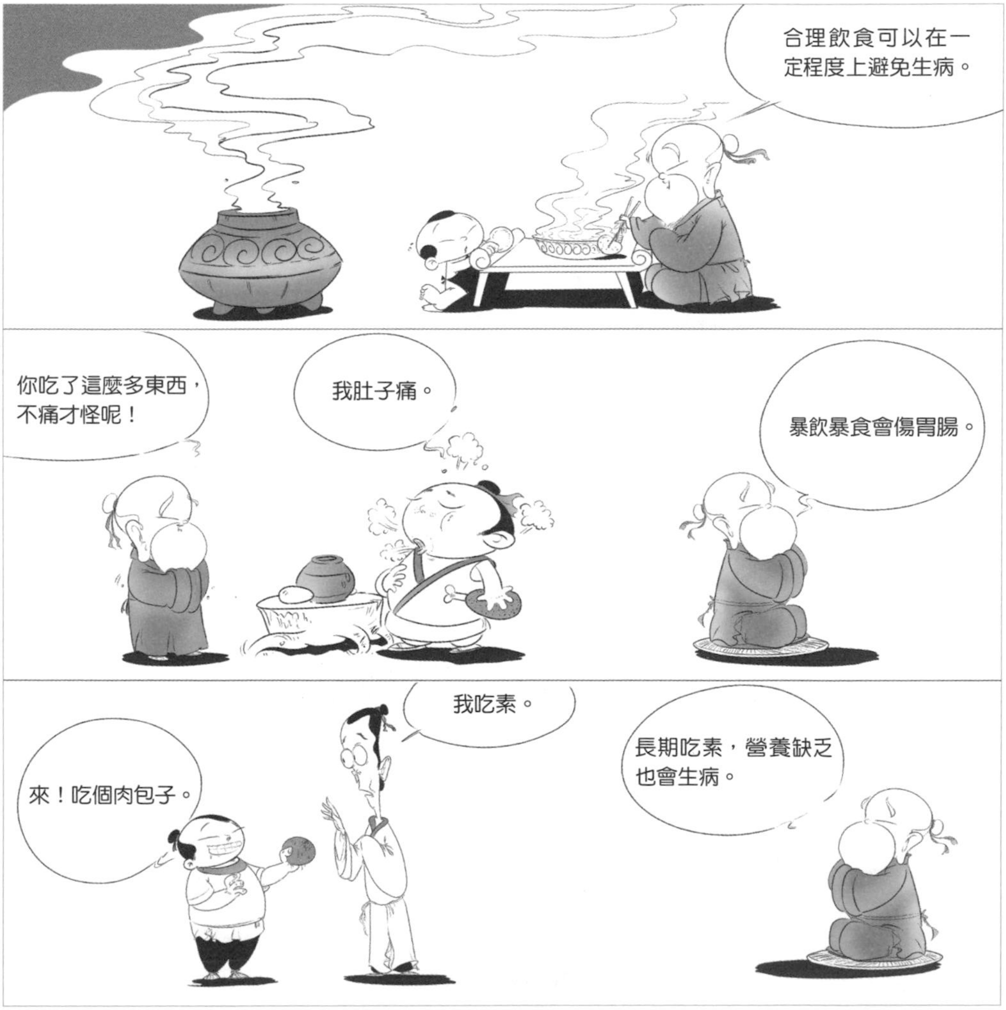
合理飲食可以在一定程度上避免生病。
你吃了這麼多東西，不痛才怪呢！
我肚子痛。
暴飲暴食會傷胃腸。
來！吃個肉包子。
我吃素。
長期吃素，營養缺乏也會生病。

其他因素

勞逸過度致病

過於勞累或過度安逸都會影響氣血、津液運行，使人生病。例如，勞力過度會耗氣力，勞心過度會傷心血；久行會傷筋，久立會傷骨，久坐會傷肉，久臥會傷氣，久視會傷血；房事過度會傷精損壽。

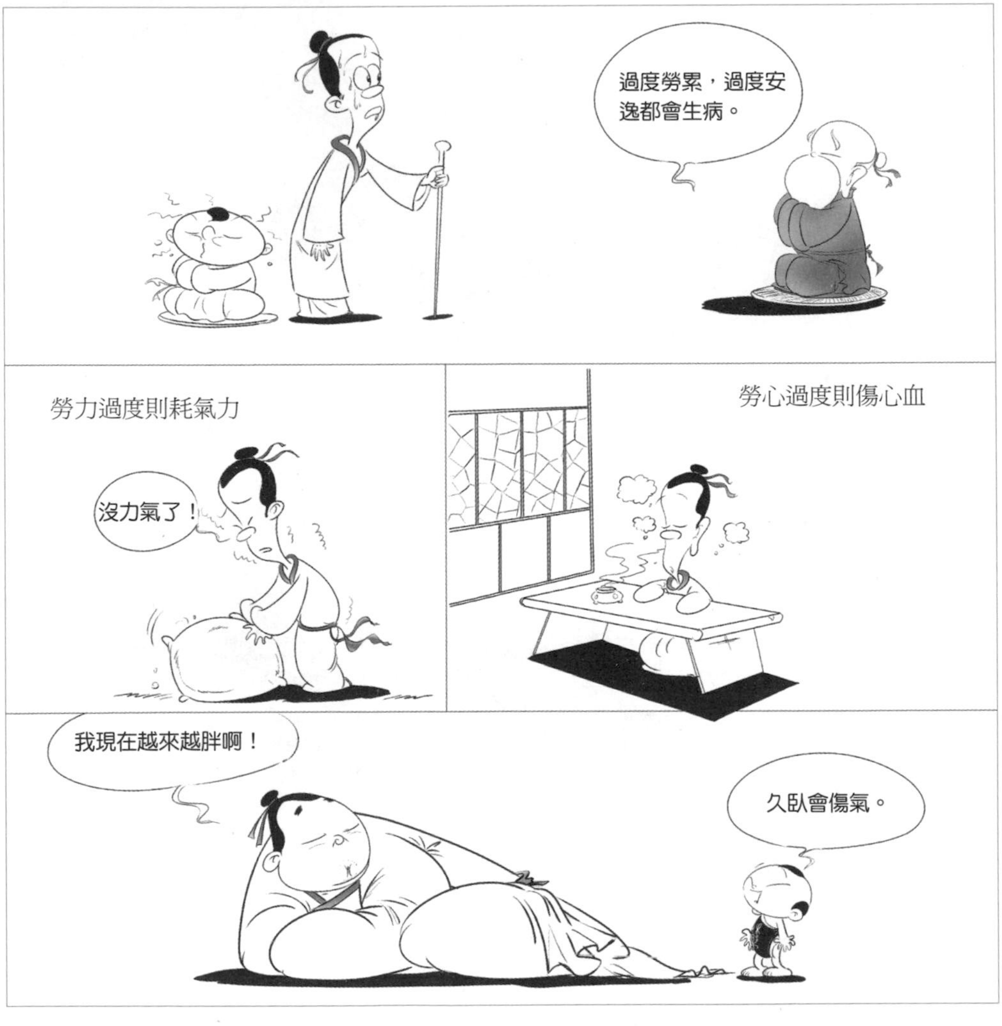
過度勞累，過度安逸都會生病。
勞力過度則耗氣力
沒力氣了！
勞心過度則傷心血
我現在越來越胖啊！
久臥會傷氣。

久行傷筋
久立傷骨
久坐傷肉
房事過度
傷精損壽
久視傷血

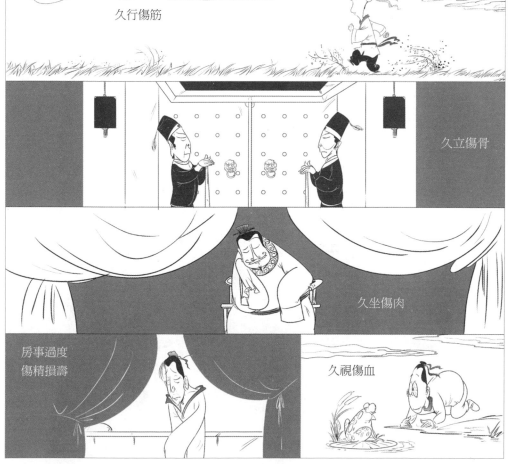

其他因素

外傷致病——金刃、跌打致傷

人在遭受金刃傷害、跌打後，會引起創傷。傷及皮肉筋骨會出現氣血瘀滯症狀；如果染毒，毒邪進入內臟，會導致一系列神志不清，甚至危及生命。

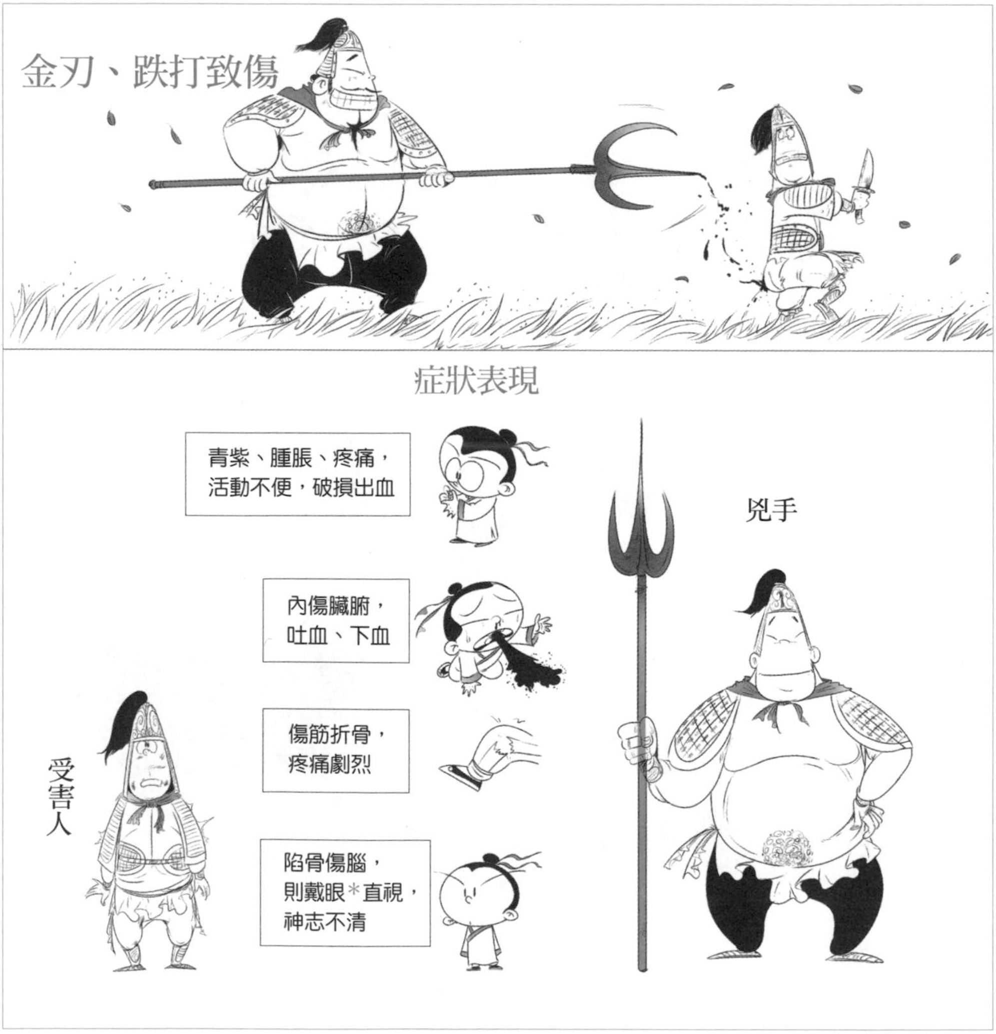

* 戴眼：目睛上視而不能轉動，是病在危重階段所出現的一種症狀。

其他因素

外傷致病——毒蟲螫傷

人在遭受毒蟲螫傷後，會出現局部紅腫疼痛、出疹、肢體麻木疼痛等症狀，嚴重的還會頭痛、昏迷。

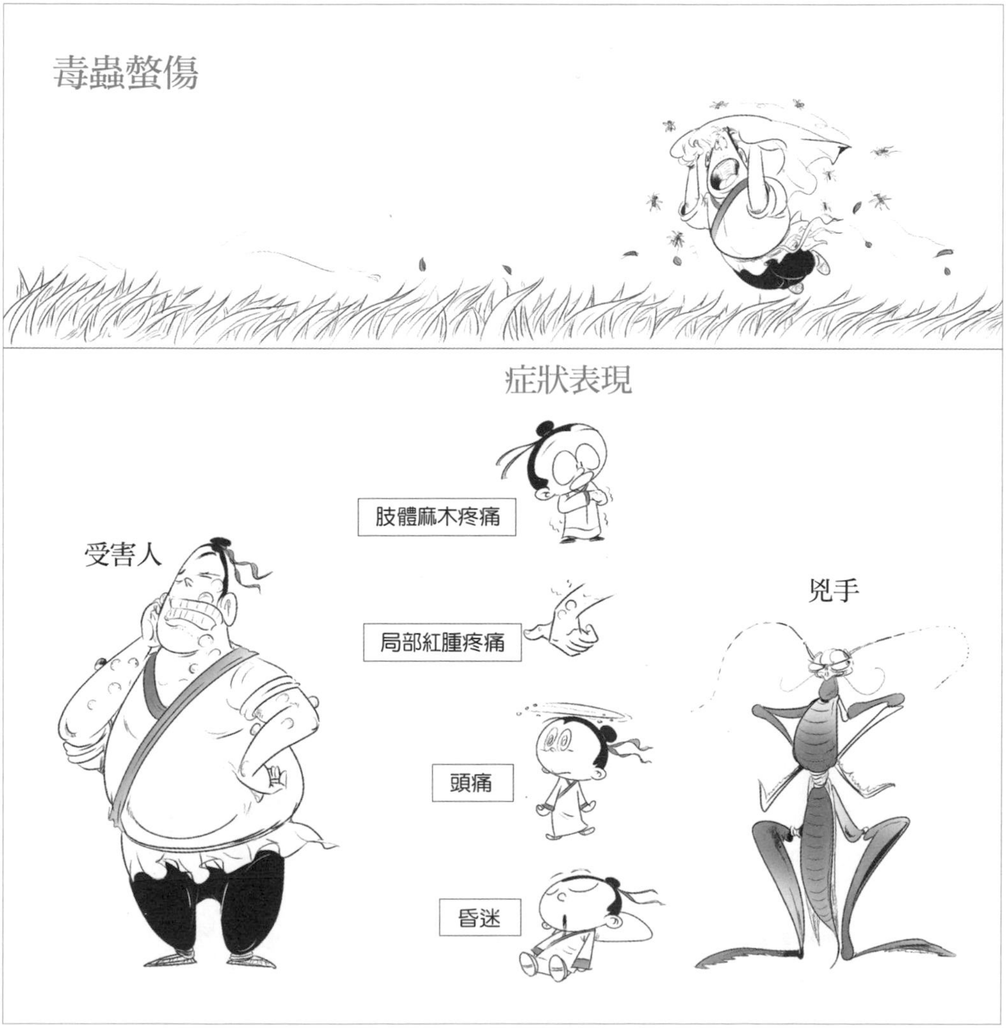

其他因素

外傷致病——毒蛇咬傷

人被毒蛇咬傷後，會出現傷口疼痛、麻木、腫脹，起水疱、壞死，形成潰瘍，甚至死亡。

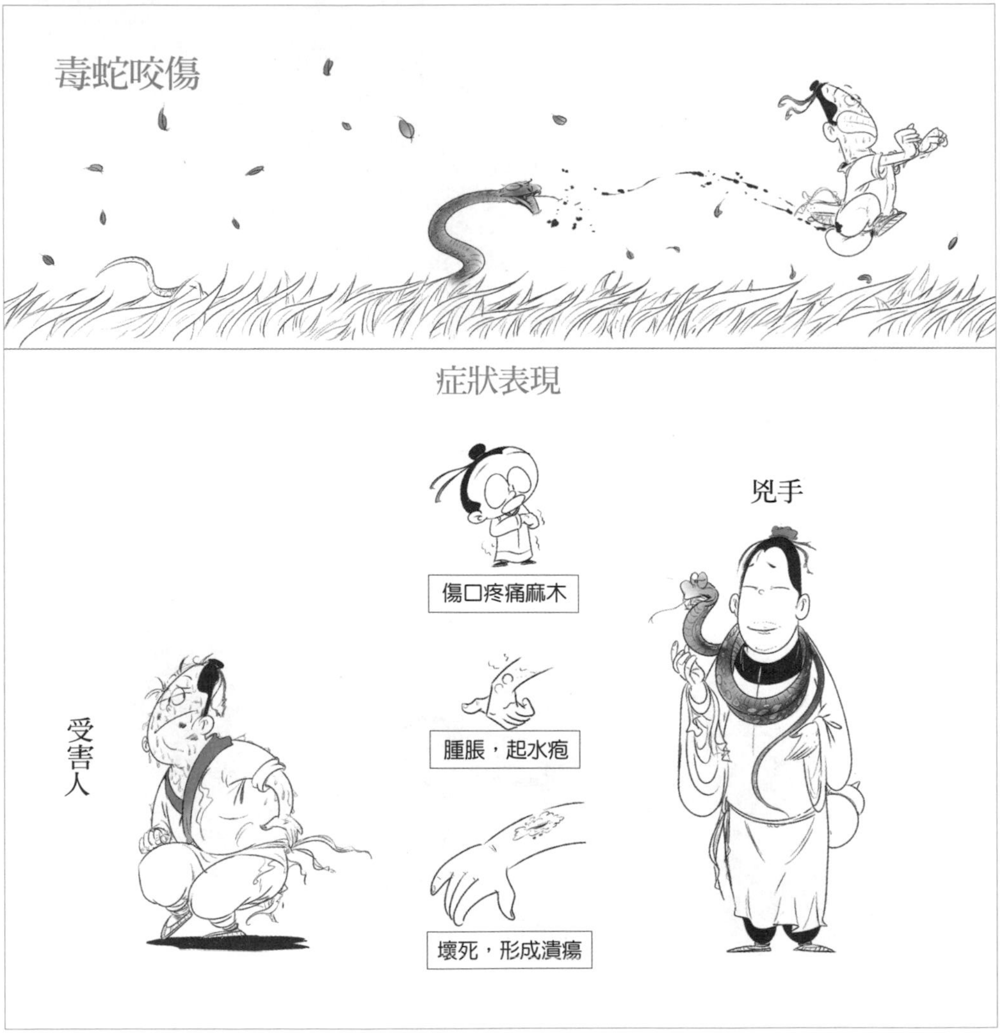
毒蛇咬傷
症狀表現
兇手
傷口疼痛麻木
腫脹，起水疱
受害人
壞死，形成潰瘍

其他因素

外傷致病——狂犬咬傷

人被狂犬咬傷，多會出現怕光、畏聲、恐水、怕風、呼吸困難、四肢抽搐等反應。

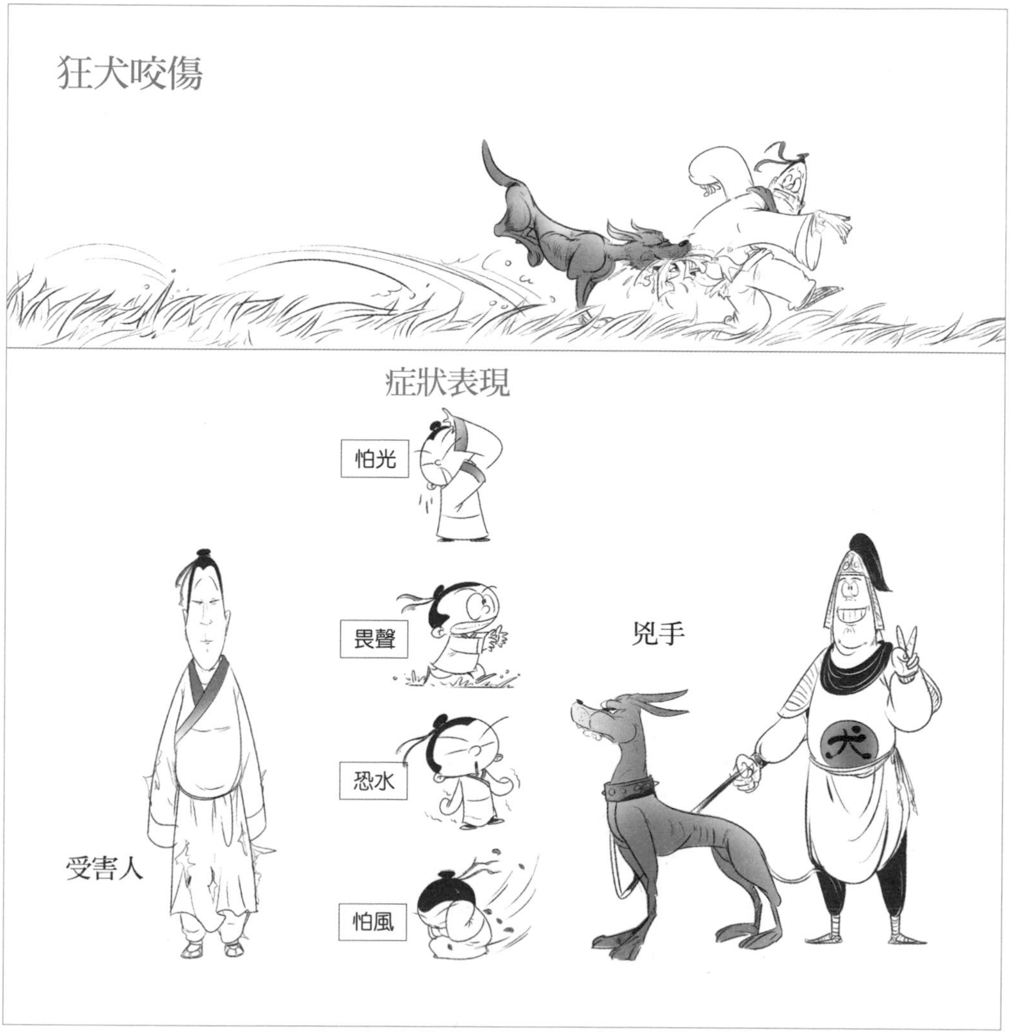

其他因素

痰飲

人體中很多器官都參與了津液代謝活動，以脾的運化、肝的疏泄、肺的宣發與肅降、腎的氣化和三焦的佈散等作用最為重要，其中任何一項發生障礙，都會造成水濕凝聚，逐漸生成痰飲。

痰的形成

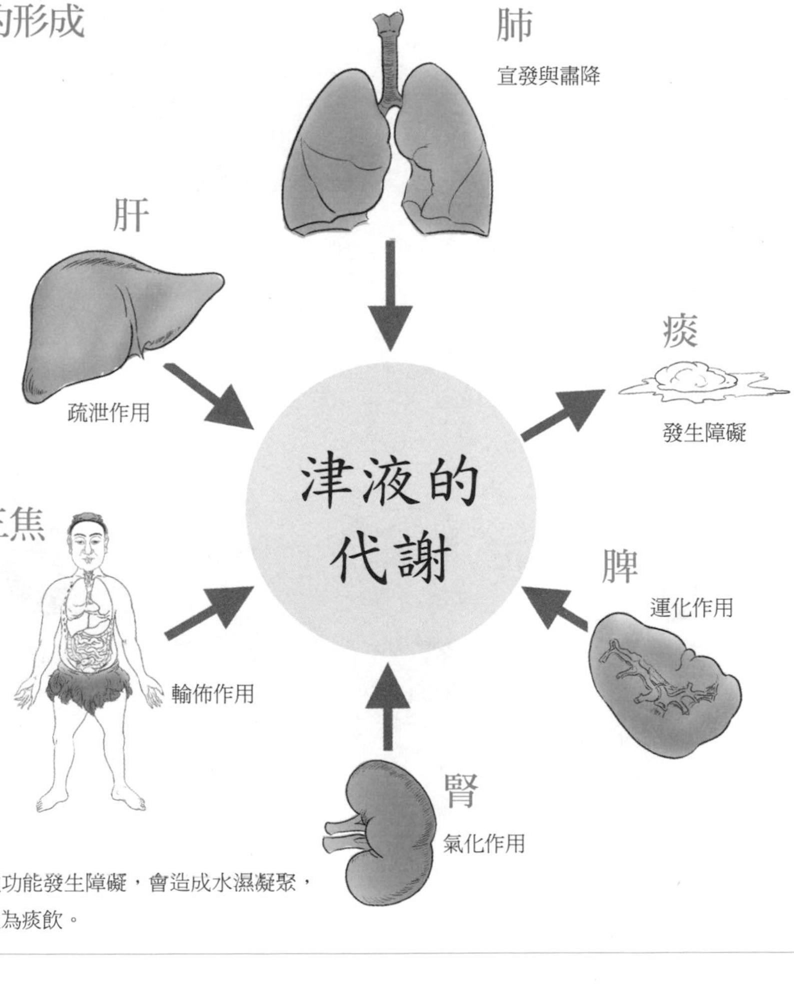
肺
宣發與肅降
肝
疏泄作用
痰
發生障礙
津液的代謝
三焦
輸佈作用
脾
運化作用
腎
氣化作用

任何一項功能發生障礙，會造成水濕凝聚，逐漸化生為痰飲。

其他因素

痰飲致病

痰飲形成後，會隨著氣機的流動佈散到體內各處引起水腫等病變。

痰
飲

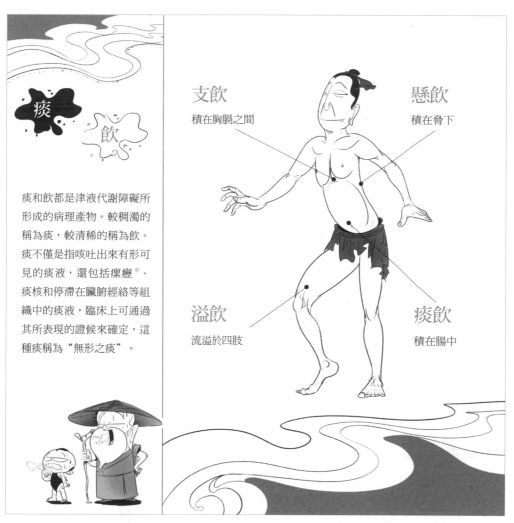

痰和飲都是津液代謝障礙所形成的病理產物。較稠濁的稱為痰，較清稀的稱為飲。痰不僅是指咳吐出來有形可見的痰液，還包括瘰癧*、痰核和停滯在臟腑經絡等組織中的痰液，臨床上可通過其所表現的證候來確定，這種痰稱為“無形之痰”。

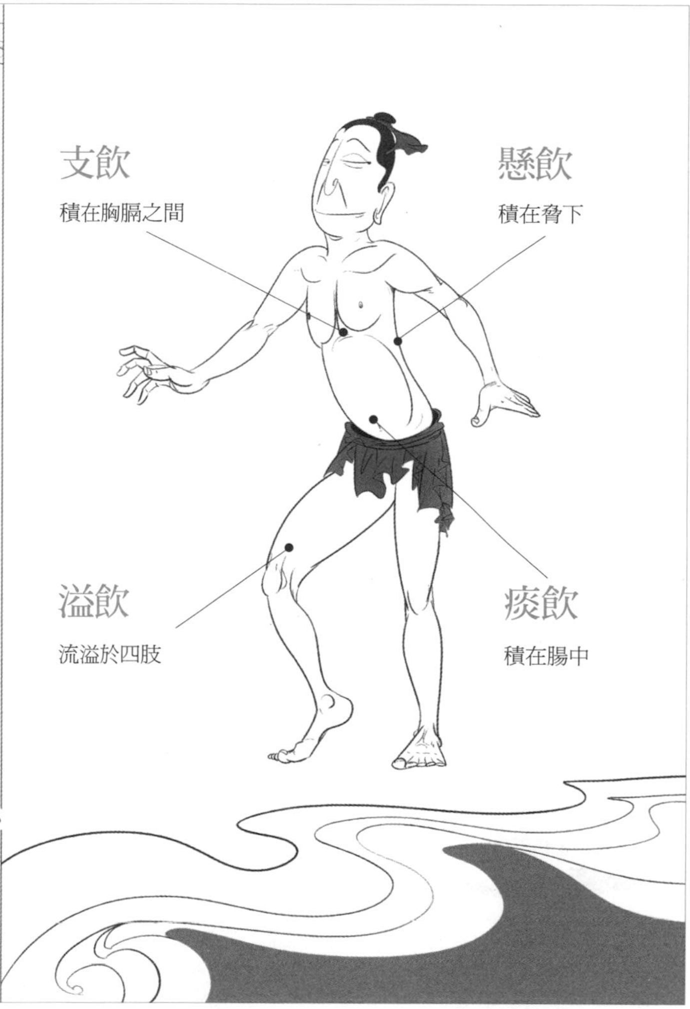
支飲
積在胸膈之間
懸飲
積在脅下
溢飲
流溢於四肢
痰飲
積在腸中

＊ 瘰癧：結核類疾病。主要表現為頸部緩慢出現豆粒大小圓滑腫塊，纍纍如串珠，不紅不痛，潰後膿水清稀，夾有敗絮狀物，易成為瘻管。

其他因素

瘀血

瘀血的成因：血寒或血熱引起的血液凝滯；氣虛血弱，氣機無力推動血液運行；因外傷造成血液溢出，滯留在組織中，出現腫塊。

瘀血形成後，會阻滯氣血運行，使經絡不通，發生疼痛、腫塊和出血。

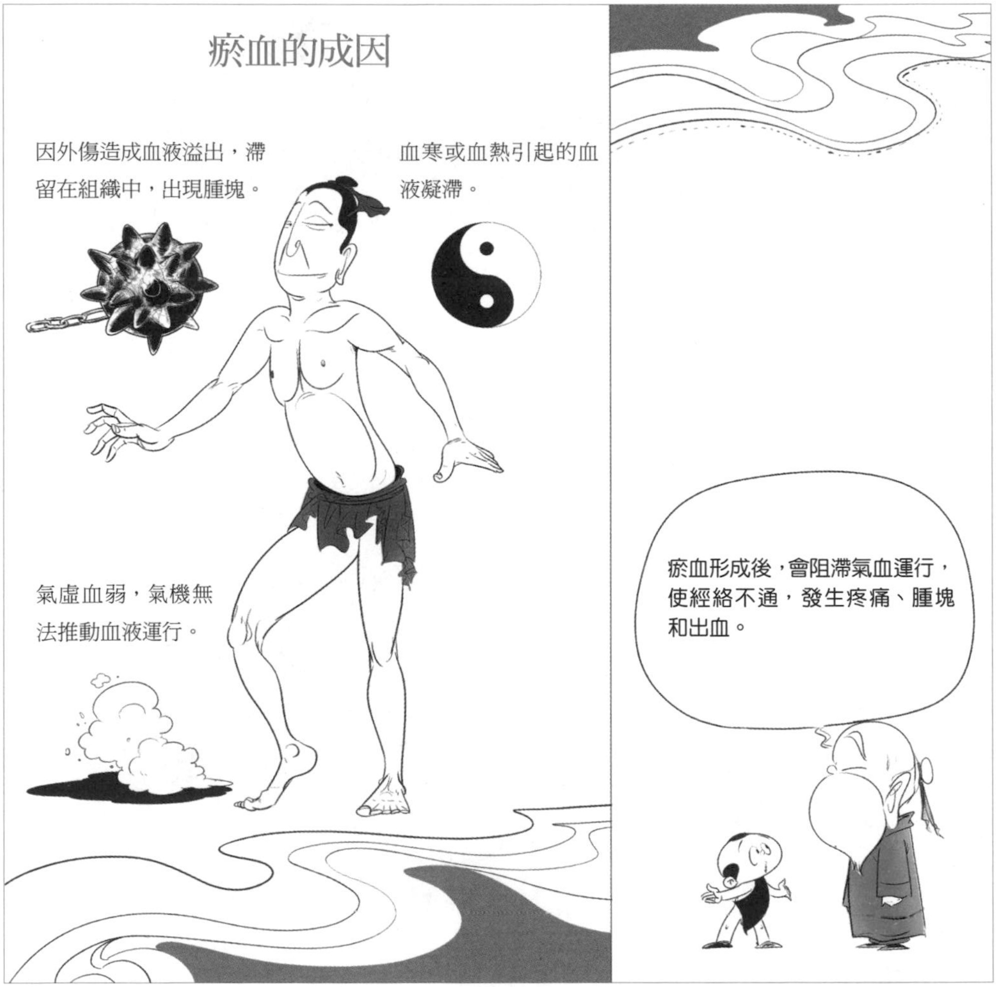

病機學說

病機，指疾病發生、發展與變化的機制。

人生病時，在身體正氣與邪氣爭鬥的過程中，生理功能所產生的種種變化，構成了病機學說的主要內容。

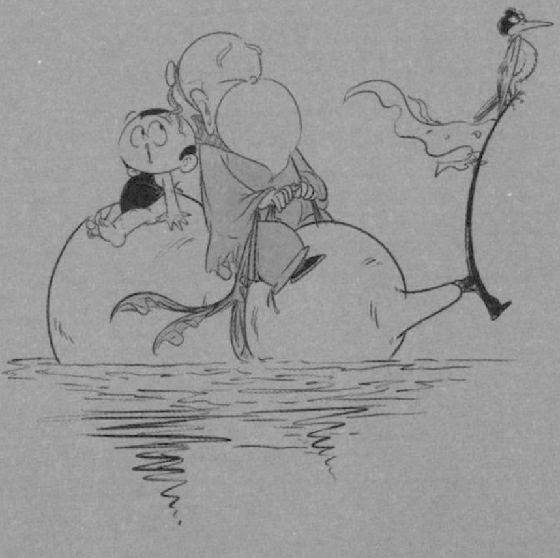

病機學說的主要內容

疾病發生時，在人體正氣與邪氣爭鬥的過程中，生理功能所發生的種種變化，就是病機學說要研究的內容。

病機學說主要研究以下幾個方面的內容

正與邪的傳變	虛與實的傳變
陰陽失調的類別	氣血失調的類別
津液代謝失常	內生“五邪”

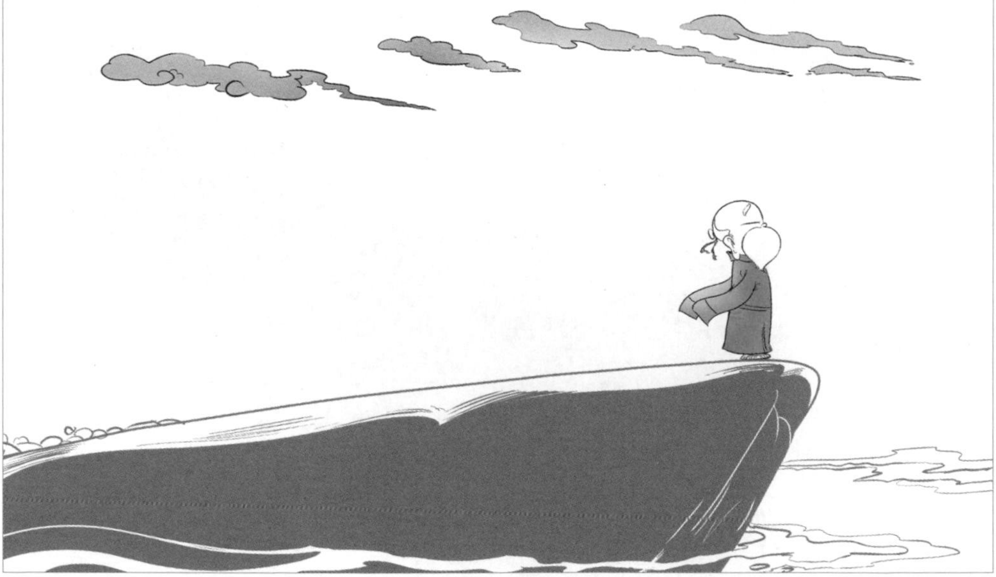

正與邪的傳變

人體的正氣有抵抗和消滅病邪的作用。當邪氣侵襲人體時，正氣會同邪氣進行鬥爭，如果邪氣十分強盛，會逐漸佔居上風，使正氣不斷虛衰。

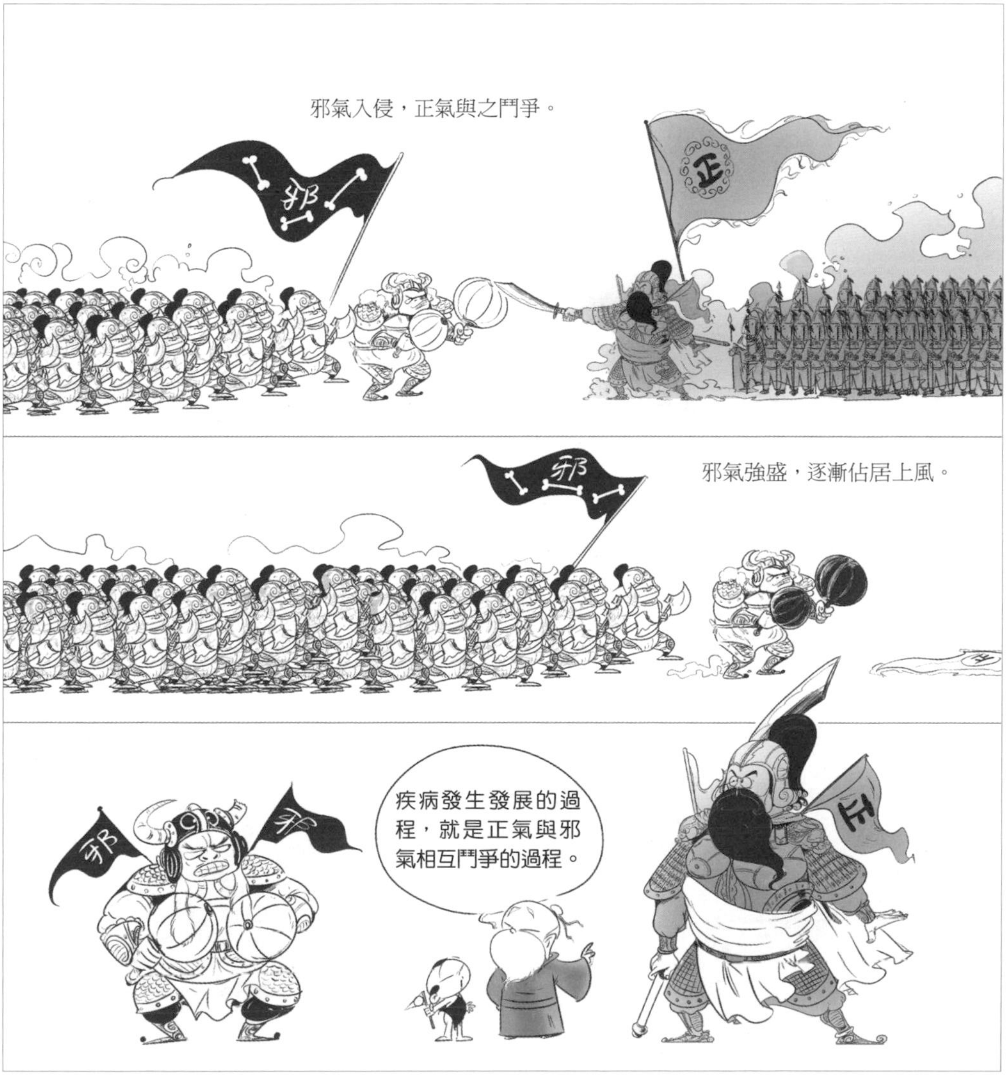

邪氣入侵，正氣與之鬥爭。
邪
正
邪氣強盛，逐漸佔居上風。
邪
疾病發生發展的過程，就是正氣與邪氣相互鬥爭的過程。
邪
邪
正

正與邪的傳變

實證

人體內的邪氣亢盛，而正氣尚未虛衰，兩者都比較強大，正與邪之間的鬥爭十分劇烈，表現以邪氣盛實為主，這就是實證。

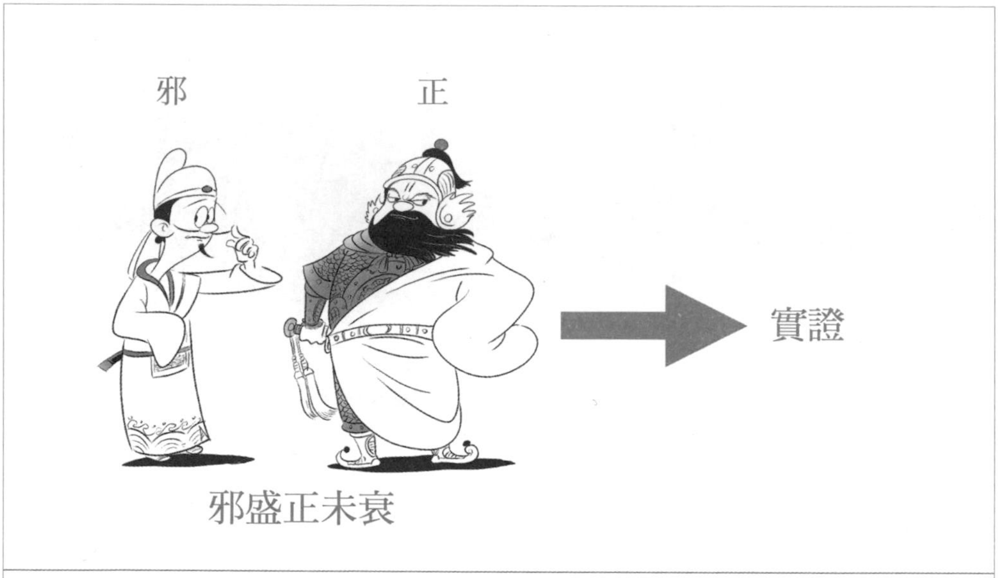

邪
正
實證
邪盛正未衰

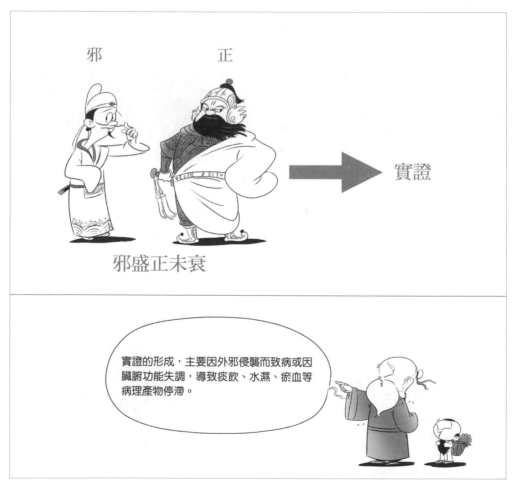

實證的形成，主要因外邪侵襲而致病或因臟腑功能失調，導致痰飲、水濕、瘀血等病理產物停滯。

實證的症狀

實證的主要症狀表現：發熱，煩躁，神志不清，胡言亂語；呼吸氣粗，痰涎壅盛＊；腹脹痛拒按＊，大便秘結；下利＊，裡急後重，小便不利，淋瀝澀痛；舌苔厚膩，脈實有力。

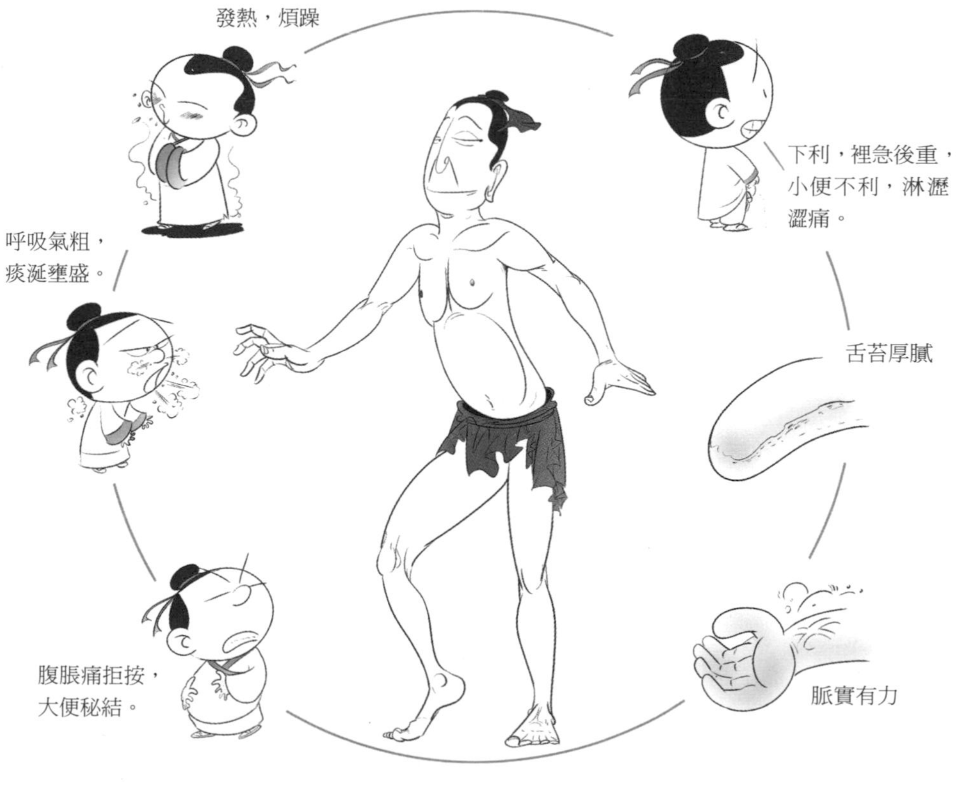
發熱，煩躁
下利，裡急後重，小便不利，淋瀝澀痛。
呼吸氣粗，痰涎壅盛。
舌苔厚膩
腹脹痛拒按，大便秘結。
脈實有力

實證

＊痰涎壅盛：體內痰多。
＊腹脹痛拒按：肚子痛又不讓用手按，越按越痛。
＊下利：腹瀉。

正與邪的傳變

虛證

虛證是人體的正氣虛損所表現出來的病證。
當外邪亢盛時，如果正氣已經虛弱，不足以抵抗邪氣，就表現為虛證。

人體正氣不足，致使抵抗邪氣的能力低下，正邪鬥爭的現象並不明顯。

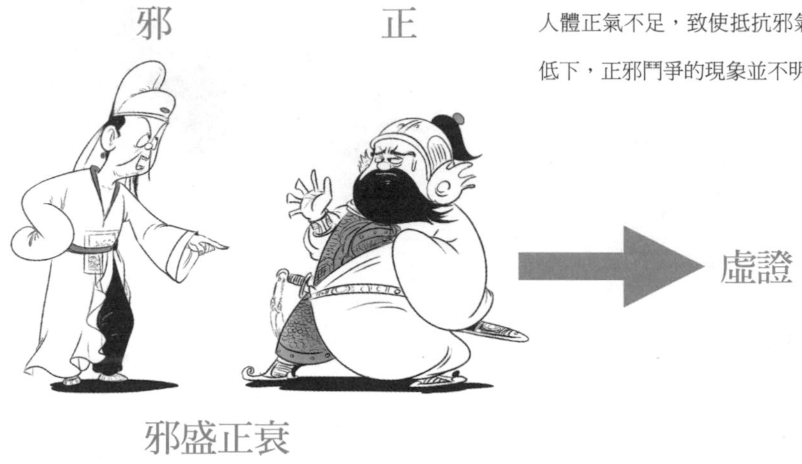

虛證，多出現於疾病的後期。主要由於先天不足、後天失養、疾病耗損或大汗、大下、大吐、大出血等原因而引起。

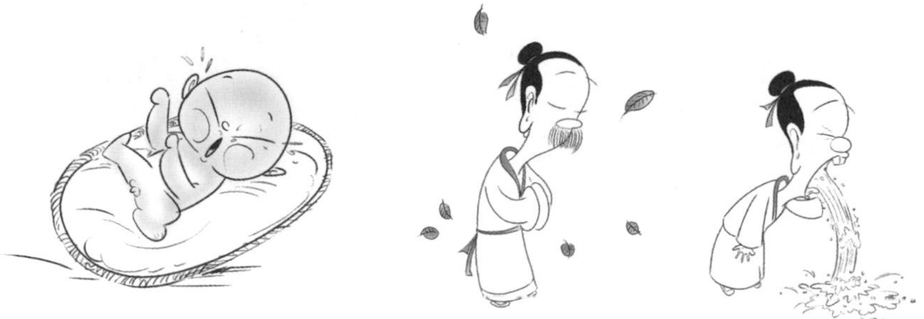

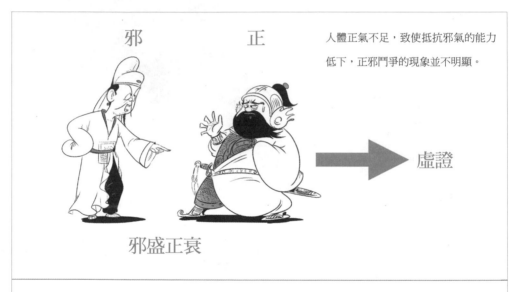

先天不足　　後天失養　　大吐

虛證的症狀

虛證的主要症狀表現：面色淡白，精神委靡，身疲乏力，形寒肢冷；大便滑脫，小便失禁；舌質胖嫩，脈虛沉遲；五心*煩熱，口咽乾燥，盜汗潮熱；舌紅少苔，脈虛細數。

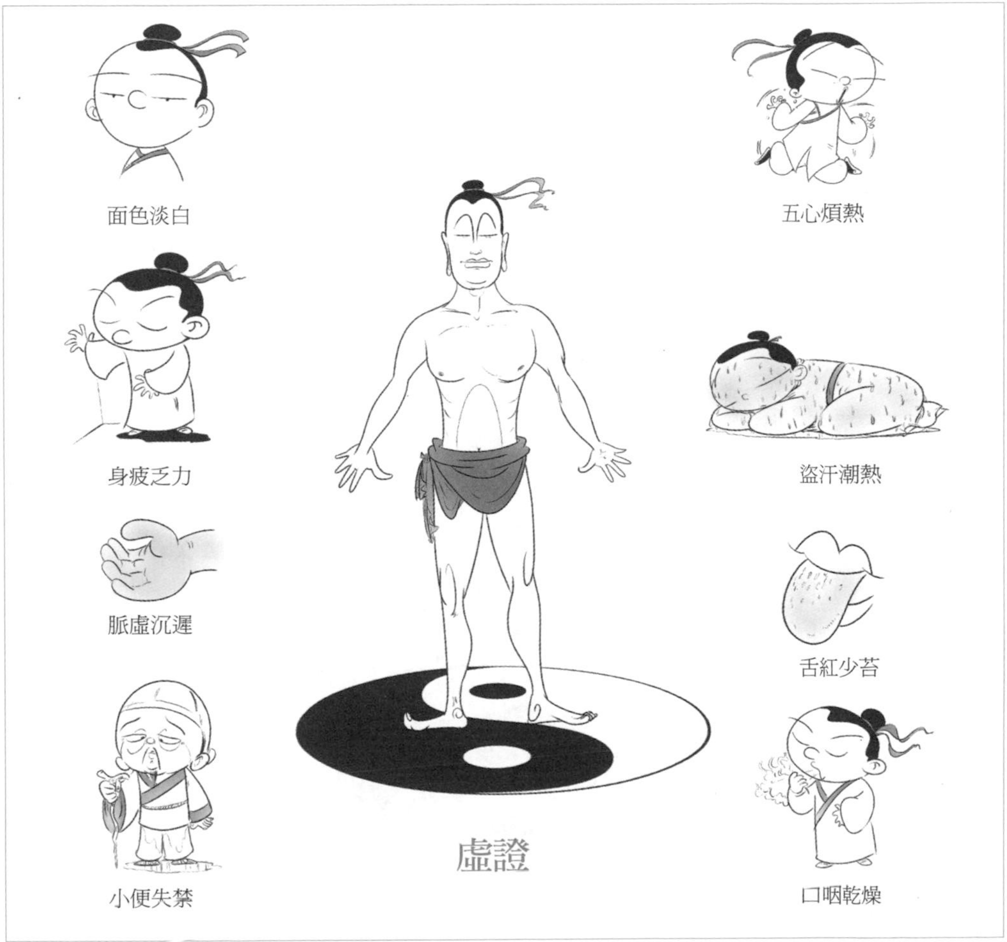

* 五心：雙手掌心、雙腳掌心、心窩。

虛與實的傳變

在疾病發展過程中，邪氣和正氣的亢盛或衰弱會隨著病情的發展而發生變化，因而病機也有虛實間的轉化，會相應出現變化和錯雜。虛實轉變主要包括：因實致虛、因虛致實、虛實夾雜、真虛假實、真實假虛。

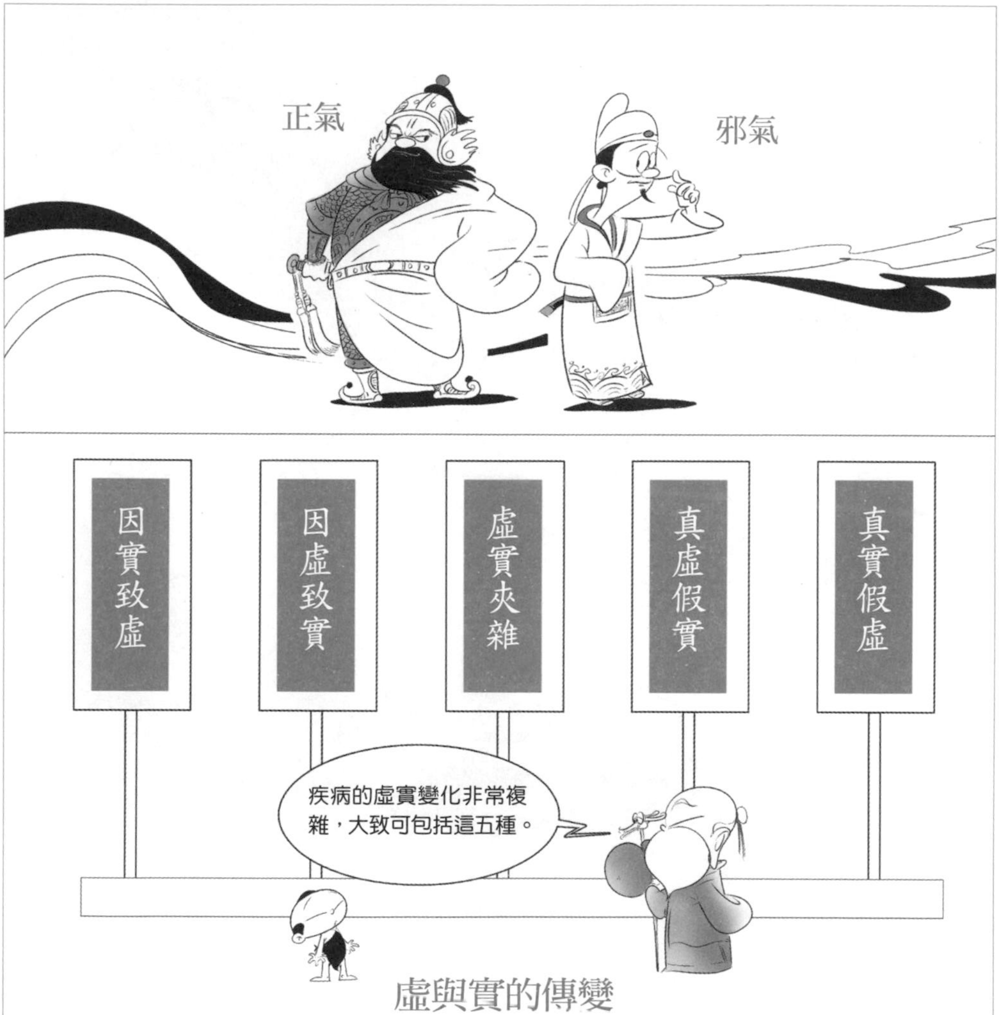
正氣
邪氣
因實致虛
因虛致實
虛實夾雜
真虛假實
真實假虛
疾病的虛實變化非常複雜，大致可包括這五種。
虛與實的傳變

虛與實的傳變

因實致虛

所患疾病原本屬於實證，但因治療不當或因大汗、大吐、大下、大出血等因素耗損了氣血，病情會由實證轉化成為虛證。

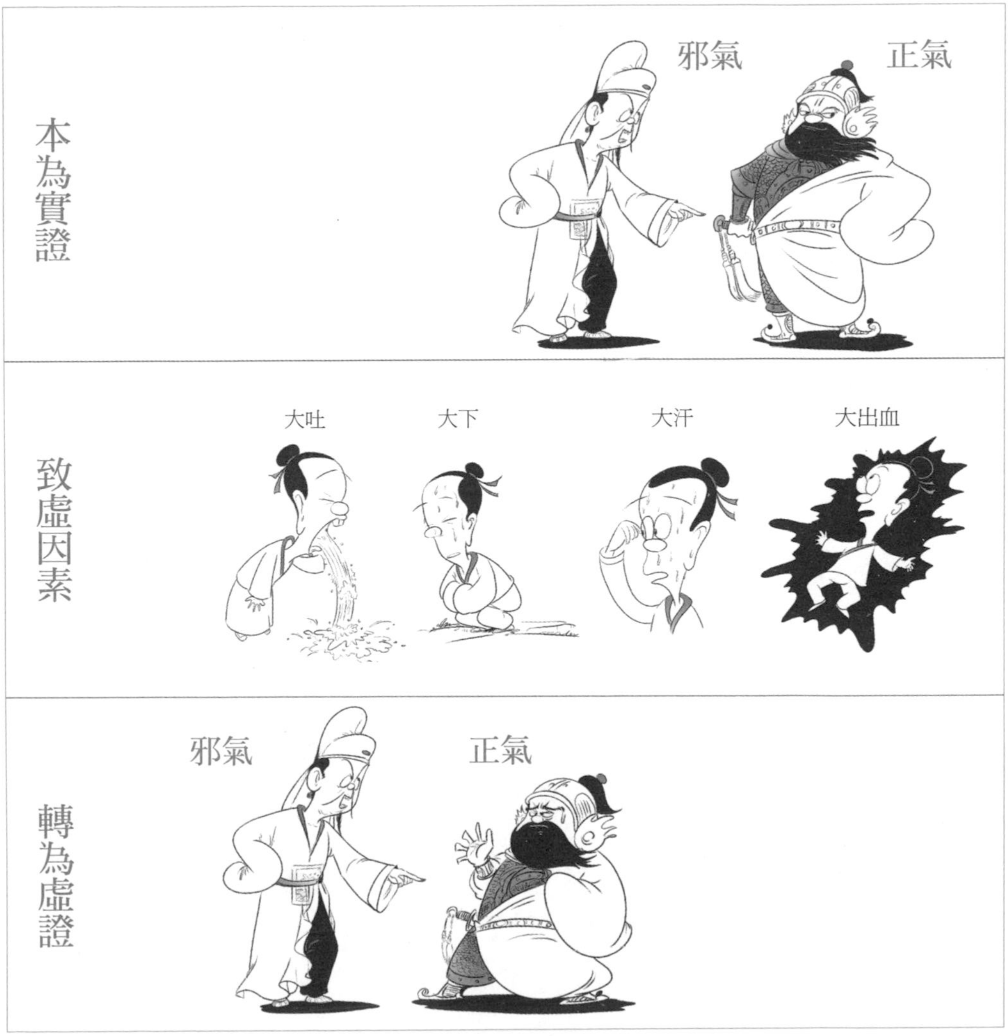
本為實證
邪氣
正氣
致虛因素
大吐
大下
大汗
大出血
轉為虛證
邪氣
正氣

虛與實的傳變

因虛致實

所患疾病原本屬於虛證，如果治療不當，久病不癒，氣血越發虛弱，導致生理代謝功能遲緩，使食積、痰濕、瘀血等病理產物滯留在人體內，病情會由虛證轉化為實證。

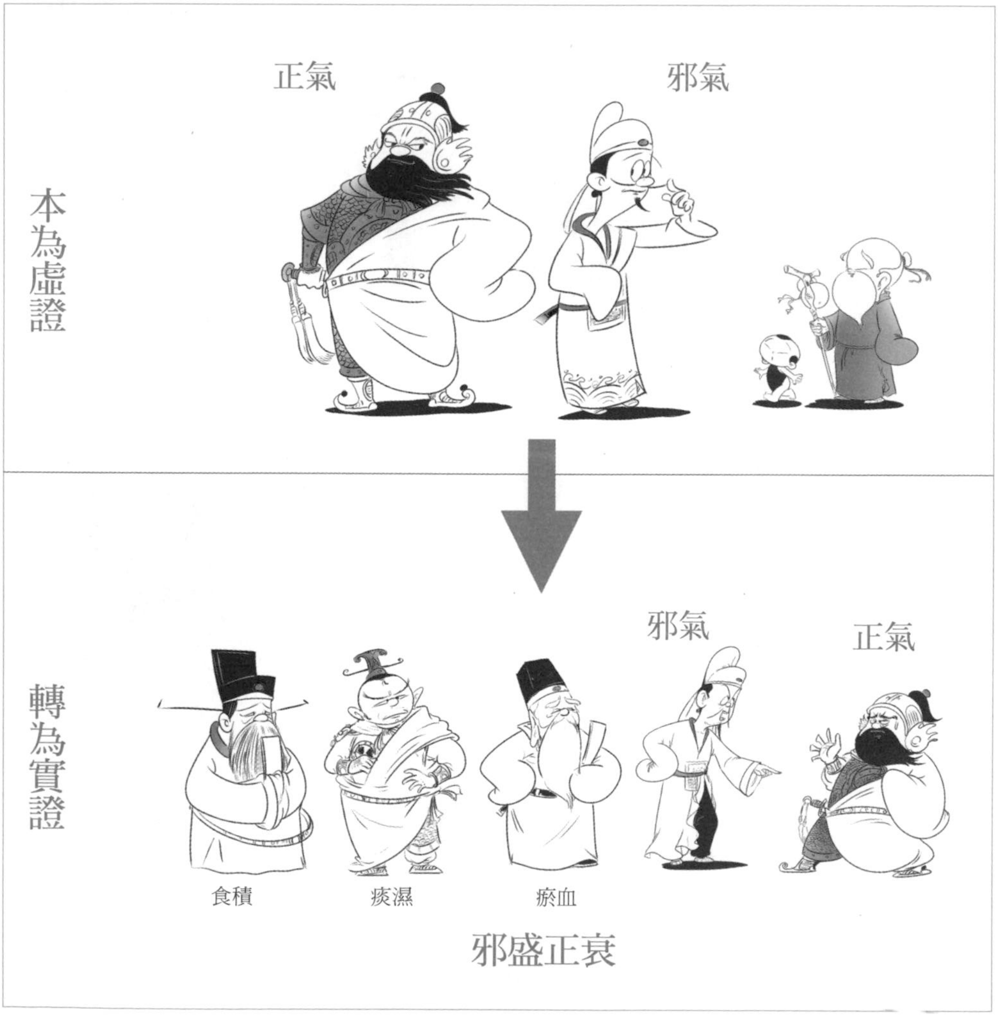

虛與實的傳變

虛實夾雜

在疾病發展過程中，由於體質差異、病邪傳變途徑不同等因素的影響，虛證與實證之間常會出現虛實轉化與虛實夾雜等證候。

虛實夾雜證可分為三種情況：虛中夾實、實中夾虛、虛實並重。

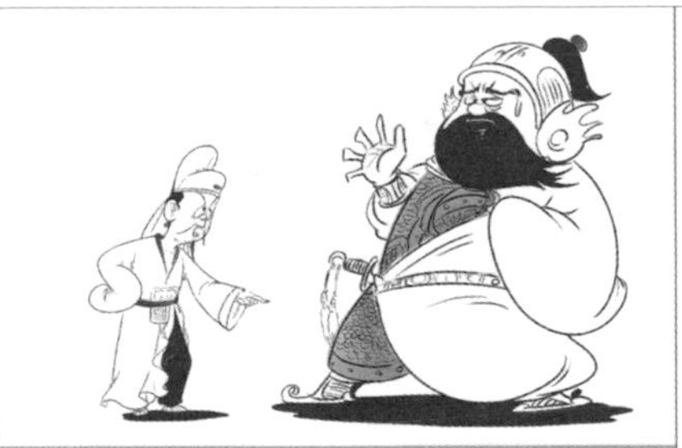 虛中夾實	主要病因為正氣虛損，兼有實邪侵擾。 易患此證的有：實證拖延日久，久病不癒，正氣受到了嚴重損傷，但邪氣卻沒有退盡的病人；本來體質虛弱，又感受了外邪的人。
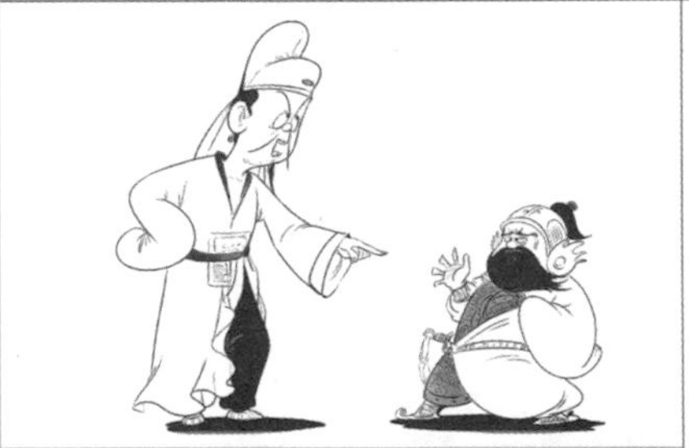 實中夾虛	主要病因為實邪侵擾，兼有正氣虛損。 易患此證的有：在實證病程中正氣受損的人；體質本來虛弱，又剛剛感受外邪的人。
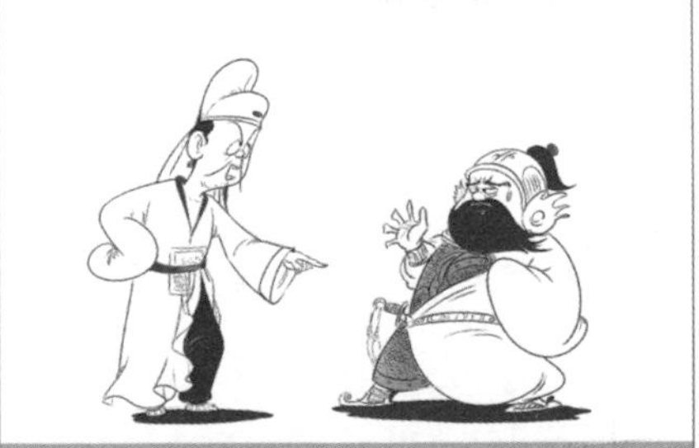 虛實並重	主要病因為正氣虛損和實邪侵擾都很明顯，病情較重。 易患此證的有：實證嚴重，拖延時間太長，正氣嚴重受損，但是實邪不見減少，甚至持續增加的病人；原本正氣就很虛弱，又感受到較嚴重的邪氣的人，可謂雪上加霜。

虛與實的傳變

真虛假實

真虛假實證的主要病因是正氣虛損，氣血不足。此類病證本質上屬於“虛證”，但表現出來的卻是類似“實證”的假象。

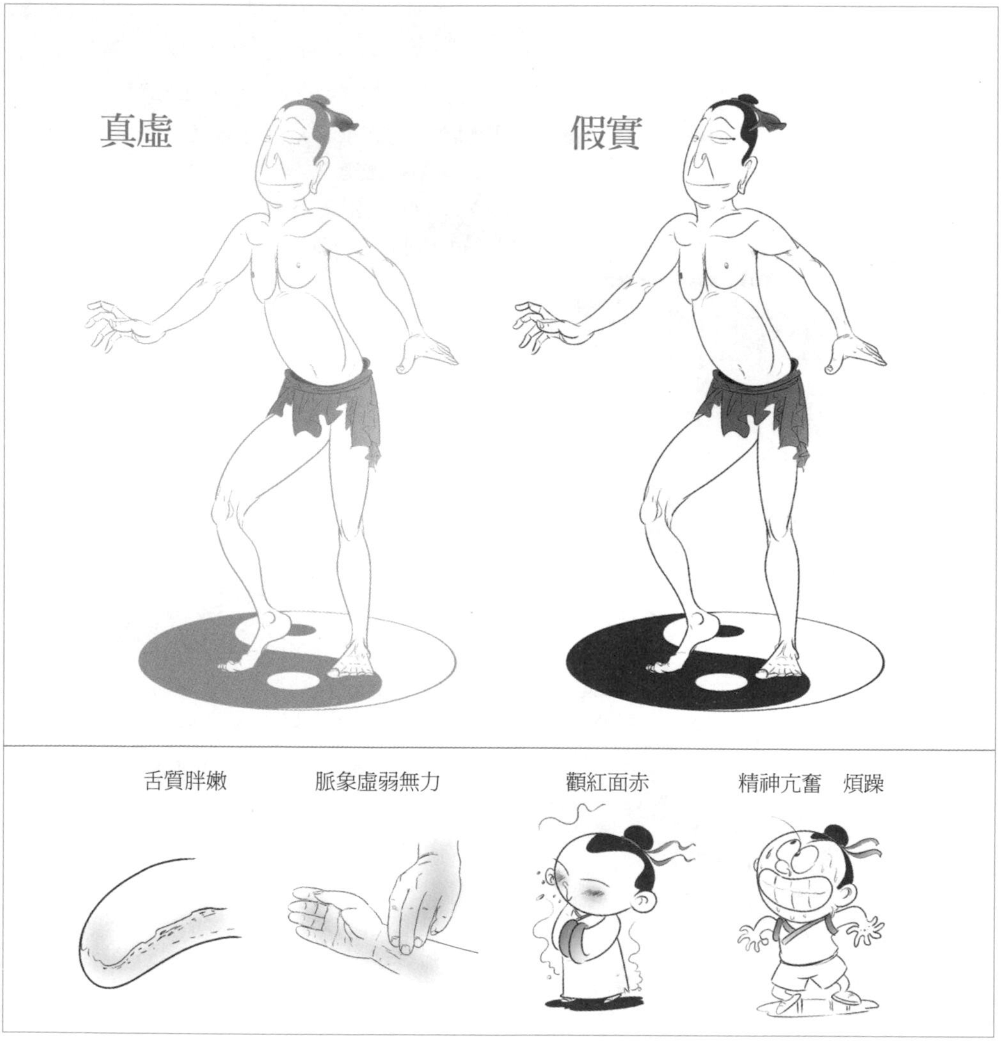
真虛
假實
舌質胖嫩
脈象虛弱無力
顴紅面赤
精神亢奮　煩躁

真實假虛

真實假虛證，主要是因實熱、痰飲等實邪積聚，阻礙臟腑經絡，使氣血不能運行於外而引起的。病證的本質屬“實證”，但卻表現出了“虛證”的假象。

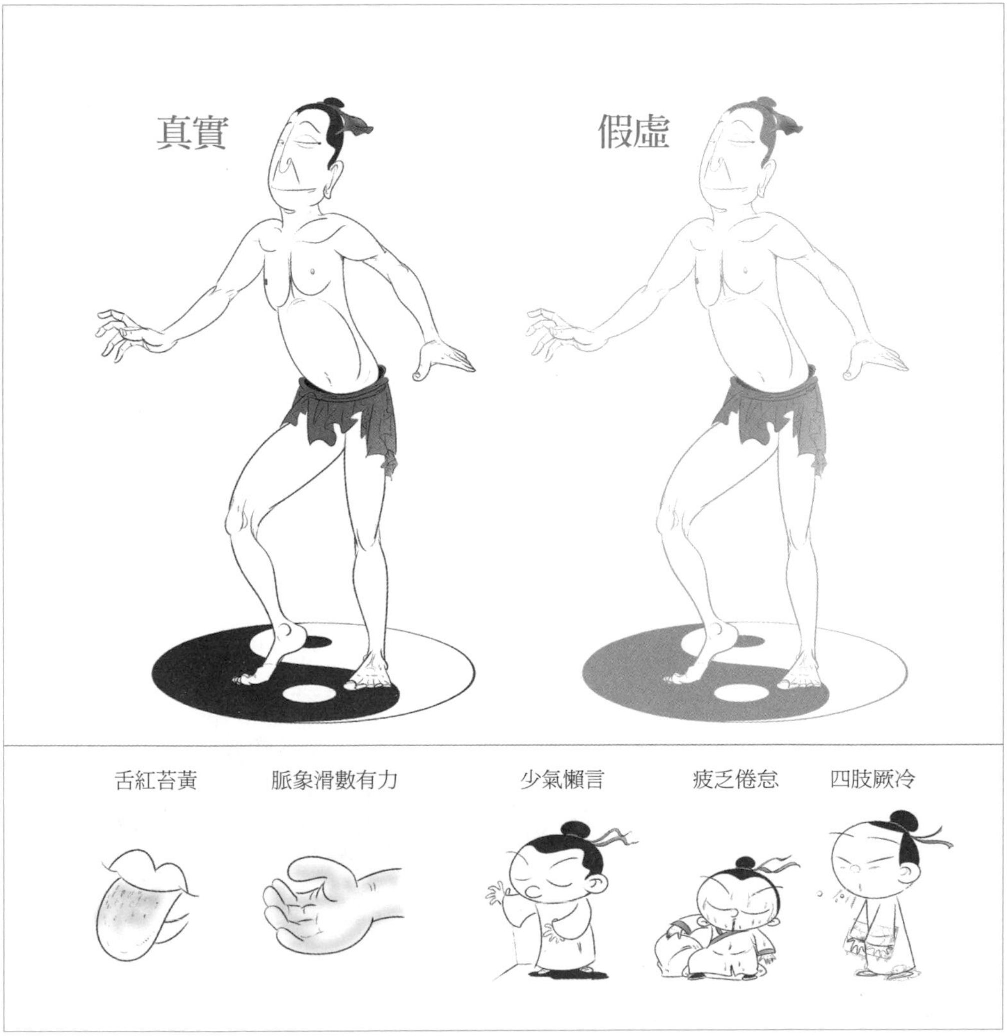
真實
假虛
舌紅苔黃
脈象滑數有力
少氣懶言
疲乏倦怠
四肢厥冷

陰陽失調

人體處於陰陽平衡狀態時，身體就是健康的，如果遭受致病因素侵襲，使陰陽的平衡遭到破壞（即陰陽失調），氣血、臟腑的協調發生紊亂，人就會生病。陰陽失調的主要類型有：陰盛、陽盛、陰盛格陽、陽盛格陰、亡陰、亡陽（詳見本書第 47 ～ 53 頁）。

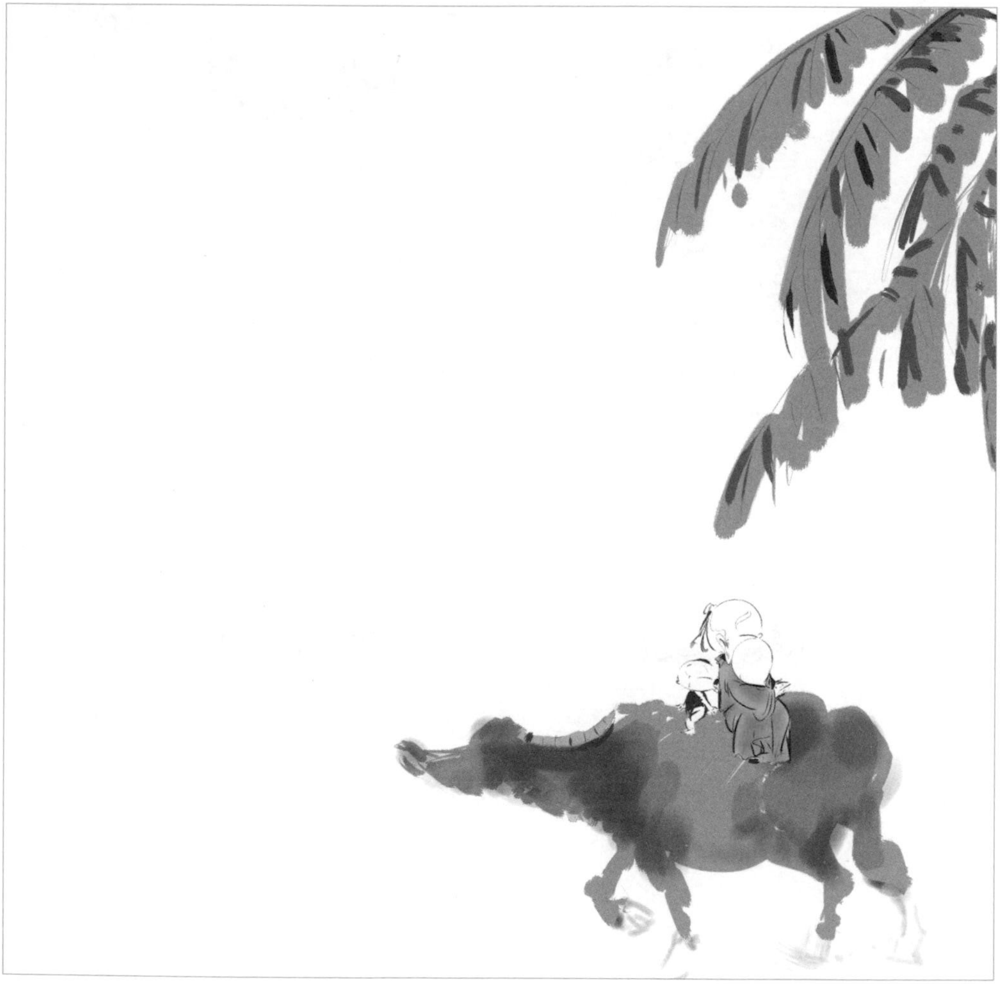

氣血失調

氣血失調，指氣或血虧損、生理功能異常及氣血之間的協調關係失常。氣與血相互滋生依存，氣病必定累及血，血病也必定累及氣。
氣血與臟腑關係密切，互相促進，也互相影響。

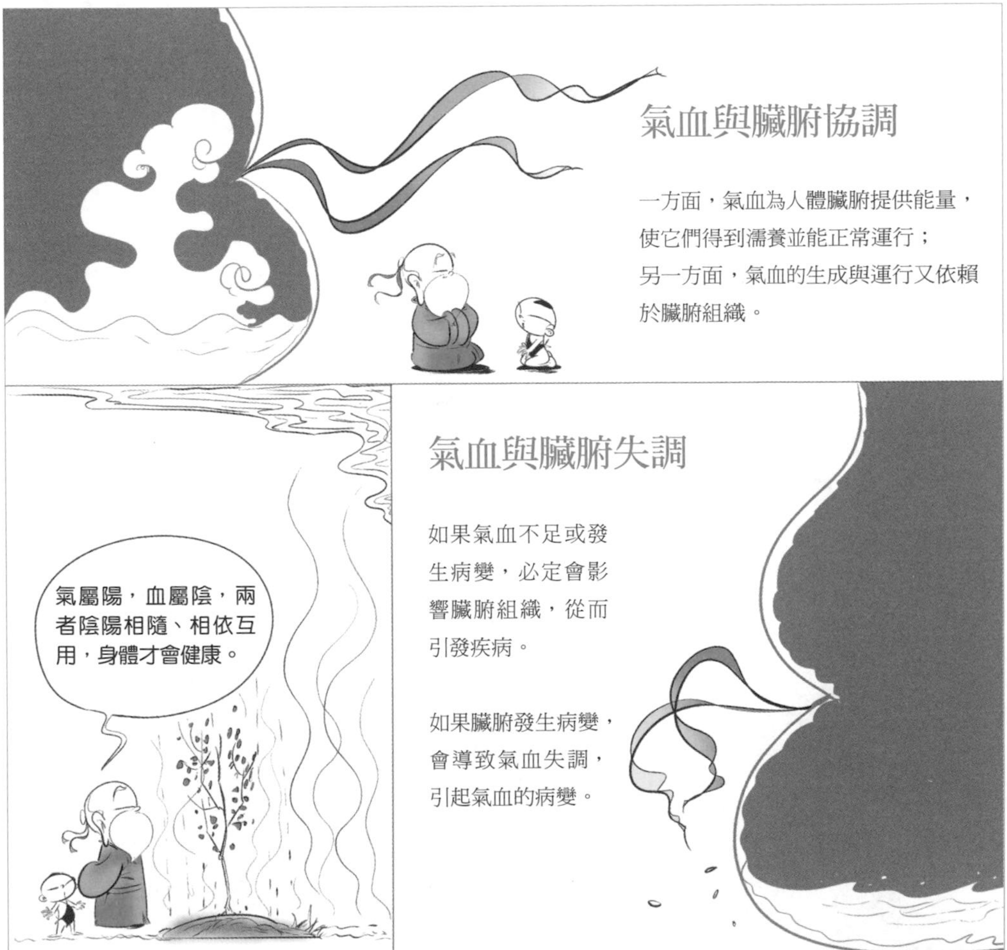
氣血與臟腑協調
一方面，氣血為人體臟腑提供能量，使它們得到濡養並能正常運行；另一方面，氣血的生成與運行又依賴於臟腑組織。
氣屬陽，血屬陰，兩者陰陽相隨、相依互用，身體才會健康。
氣血與臟腑失調
如果氣血不足或發生病變，必定會影響臟腑組織，從而引發疾病。
如果臟腑發生病變，會導致氣血失調，引起氣血的病變。

氣血失調

氣失調

氣的生化不足，或氣的功能減退，或氣的運行失常，都會造成氣失調。
氣失調主要包括：氣虛、氣滯、氣逆、氣陷、氣閉、氣脫。

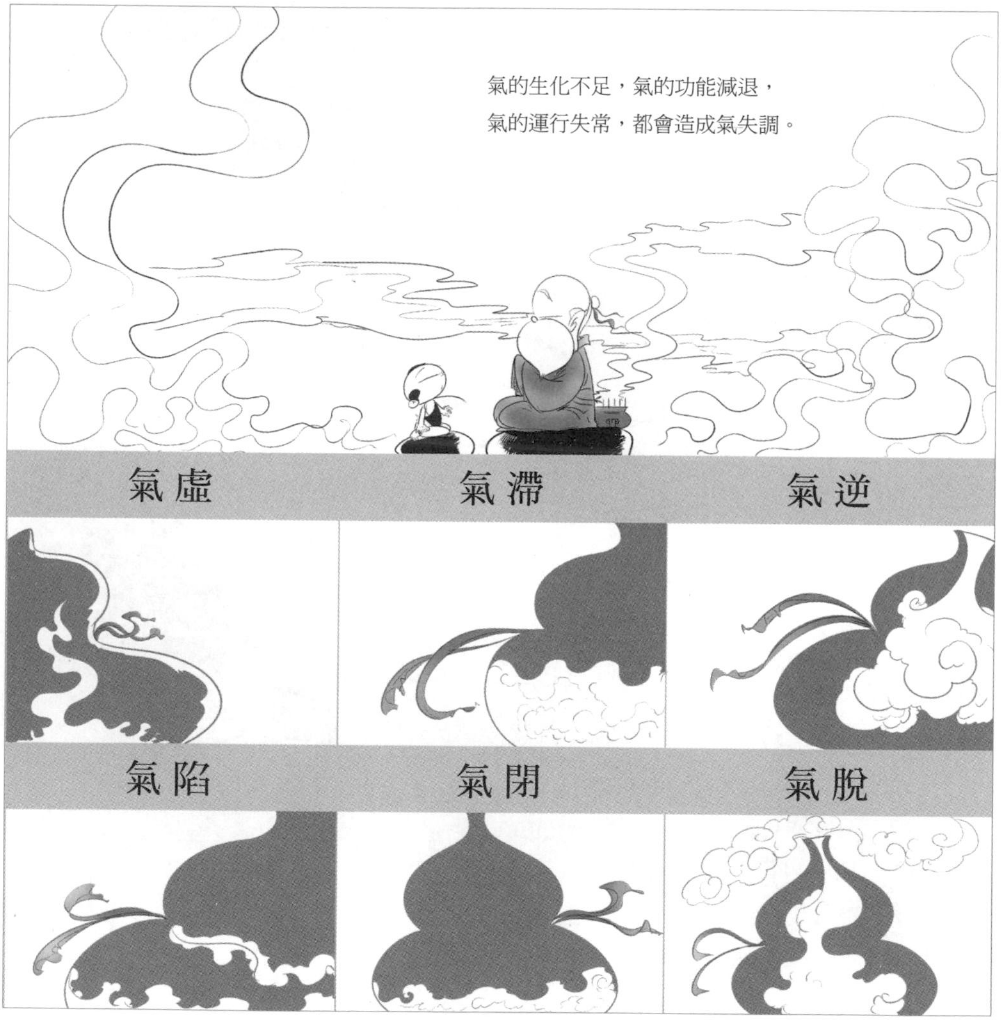
氣的生化不足，氣的功能減退，
氣的運行失常，都會造成氣失調。
氣虛
氣滯
氣逆
氣陷
氣閉
氣脫

氣血失調

氣失調——氣虛

氣虛，就是由於某些原因導致的氣生化不足。導致氣虛的原因有：元氣不足；後天失養；因勞傷過度而耗氣；因久病不癒而導致肺、脾、腎等臟腑的功能減退，引起氣生化不足。

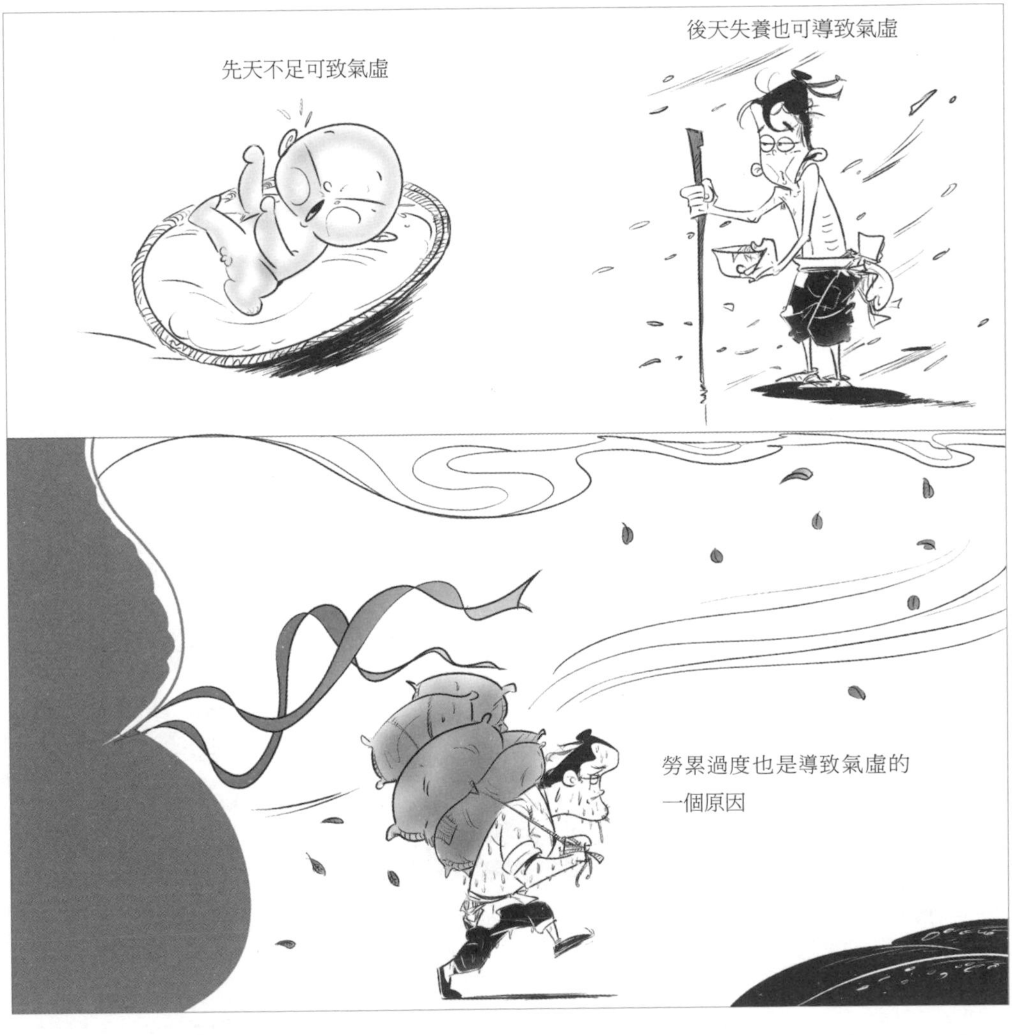
先天不足可致氣虛
後天失養也可導致氣虛
勞累過度也是導致氣虛的一個原因

氣血失調

氣失調——氣虛的症狀

氣虛的主要症狀包括：容易出汗、水腫、倦怠乏力；經常精神不振，頭暈耳鳴；脈象細軟無力。

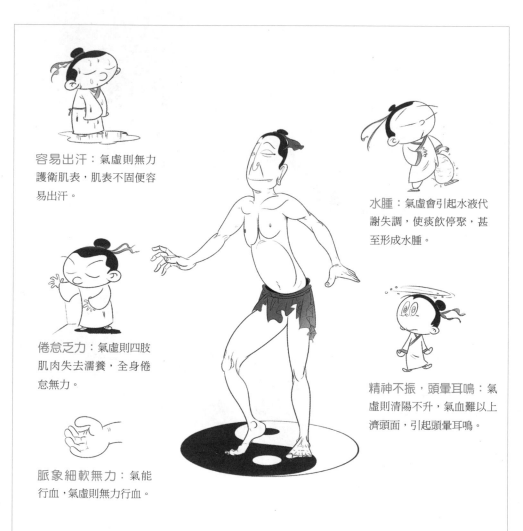

容易出汗：氣虛則無力護衛肌表，肌表不固便容易出汗。

水腫：氣虛會引起水液代謝失調，使痰飲停聚，甚至形成水腫。

倦怠乏力：氣虛則四肢肌肉失去濡養，全身倦怠無力。

精神不振，頭暈耳鳴：氣虛則清陽不升，氣血難以上濟頭面，引起頭暈耳鳴。

脈象細軟無力：氣能行血，氣虛則無力行血。

氣血失調

氣失調——氣滯

氣滯，指臟腑、經絡的氣機阻滯不暢。造成氣滯的原因有：飲食邪氣阻礙氣機；七情鬱結使氣機不通；體弱氣虛氣機運行不暢。

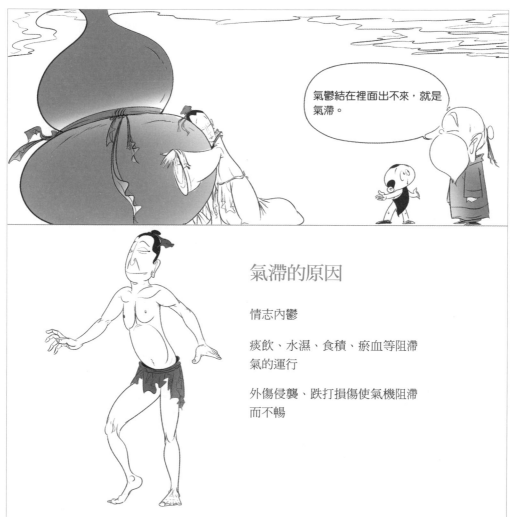

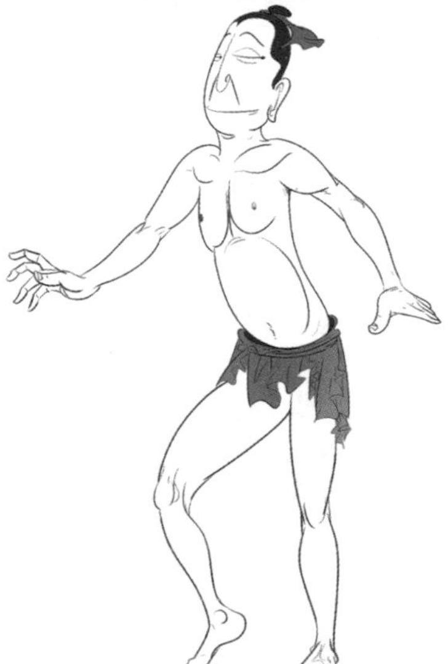

氣滯的原因

情志內鬱

痰飲、水濕、食積、瘀血等阻滯氣的運行

外傷侵襲、跌打損傷使氣機阻滯而不暢

氣失調——氣滯的症狀

氣滯的主要症狀包括：血瘀、水濕、痰飲、水腫；肝氣鬱結而引起的頭目脹痛、胸脅脹痛；脾胃氣滯引起脘腹脹痛。

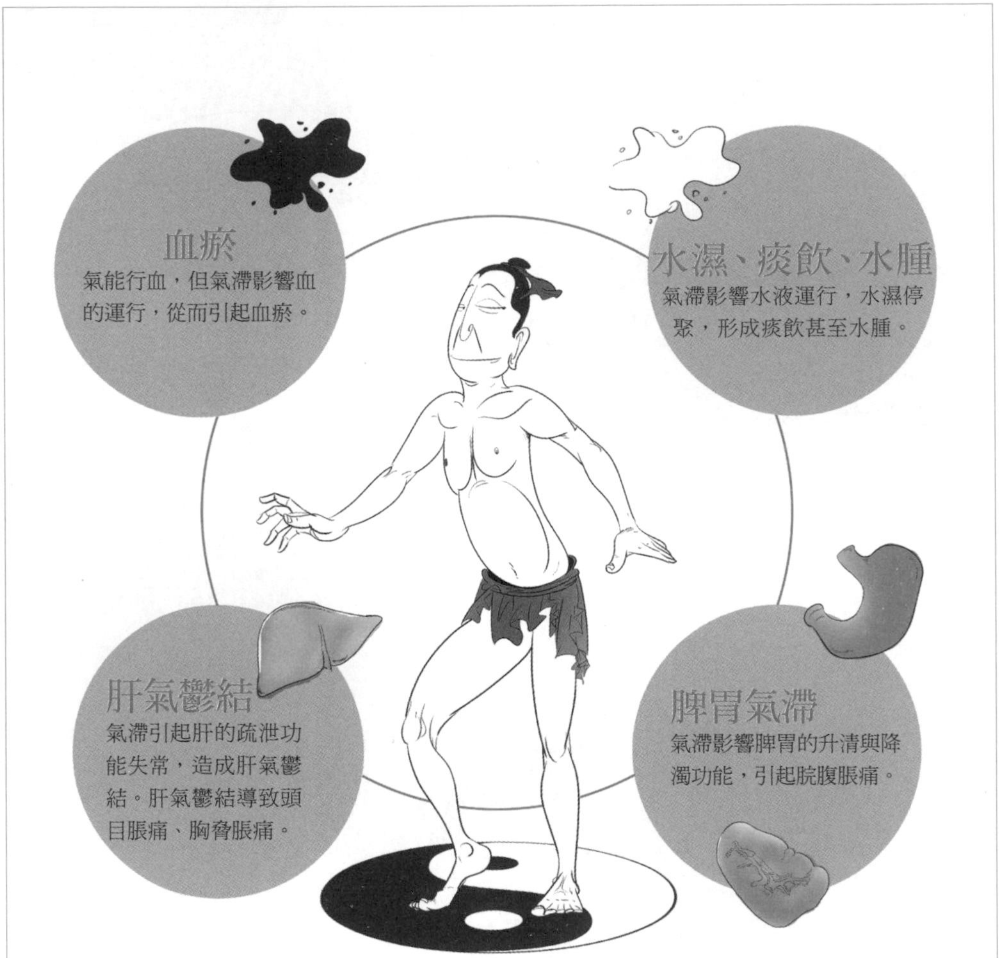
血瘀
氣能行血，但氣滯影響血的運行，從而引起血瘀。
水濕、痰飲、水腫
氣滯影響水液運行，水濕停聚，形成痰飲甚至水腫。
肝氣鬱結
氣滯引起肝的疏泄功能失常，造成肝氣鬱結。肝氣鬱結導致頭目脹痛、胸脅脹痛。
脾胃氣滯
氣滯影響脾胃的升清與降濁功能，引起脘腹脹痛。

氣失調——氣逆

因情志所傷、飲食寒溫不適或痰濁阻滯等因素，導致氣上升過度或下降不及，從而造成臟腑之氣逆亂的病理變化，就是氣逆。

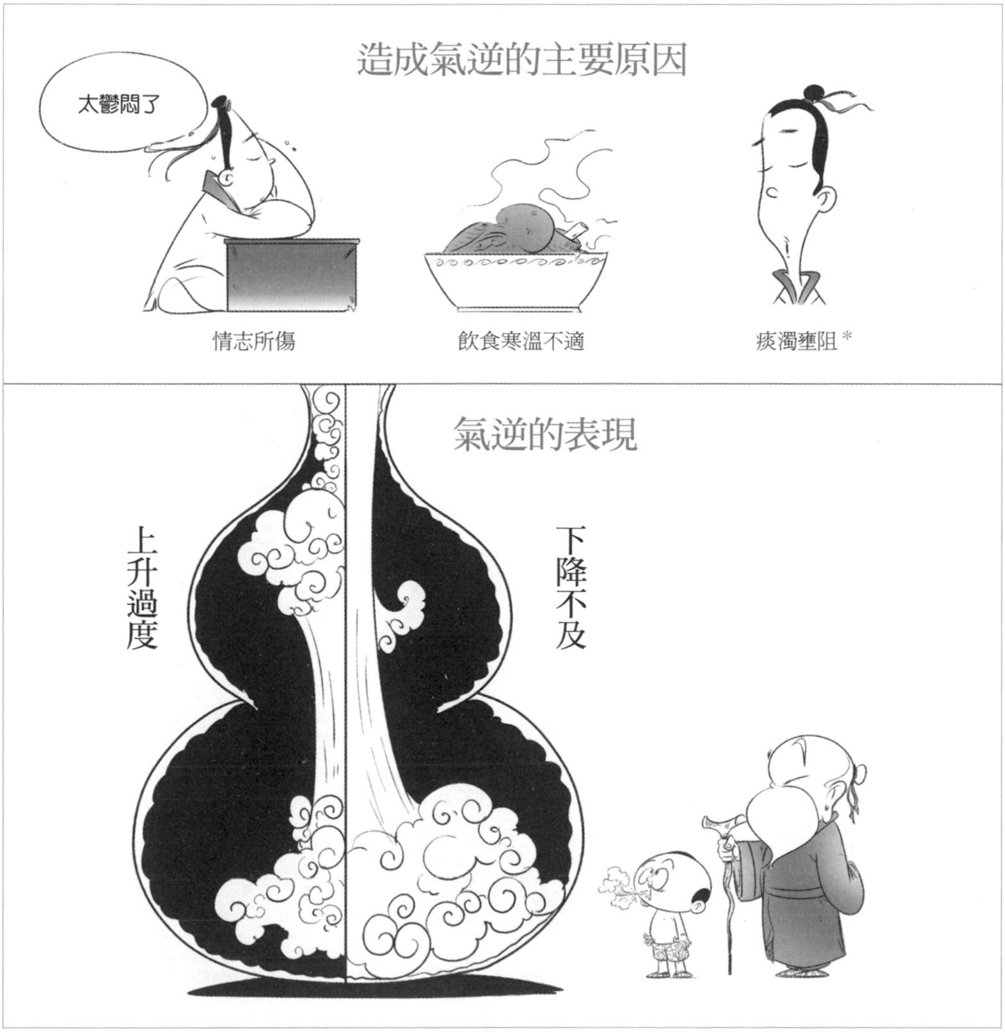
造成氣逆的主要原因
太鬱悶了
情志所傷
飲食寒溫不適
痰濁壅阻*
氣逆的表現
上升過度
下降不及

*壅阻：堵塞。

氣失調——氣逆的症狀

氣逆的症狀主要表現在肺、肝、胃等處。肺氣逆，會出現咳嗽、氣喘；肝氣上逆，則會頭脹痛，面紅目赤而易怒；胃氣上逆，則會引起噁心、嘔吐、噯氣、呃逆。

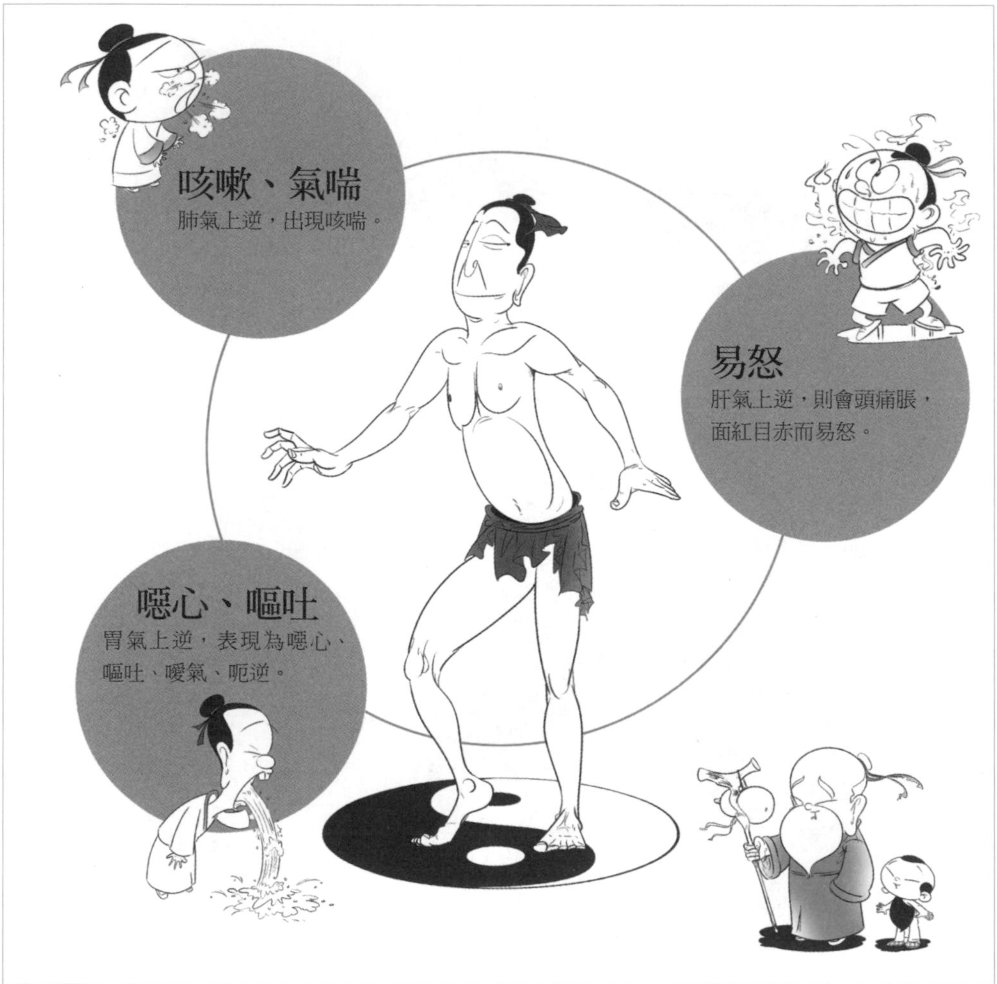
咳嗽、氣喘
肺氣上逆，出現咳喘。
易怒
肝氣上逆，則會頭痛脹，
面紅目赤而易怒。
噁心、嘔吐
胃氣上逆，表現為噁心、
嘔吐、噯氣、呃逆。

氣失調——氣陷

氣陷，指氣虛無力升舉反而下陷的證候。氣陷常由氣虛證發展而來，或因勞動用力過猛、過久而損傷某一臟氣所致。氣陷的病人既有氣虛的症狀，也有下陷（如某些臟器脫垂）的症狀。

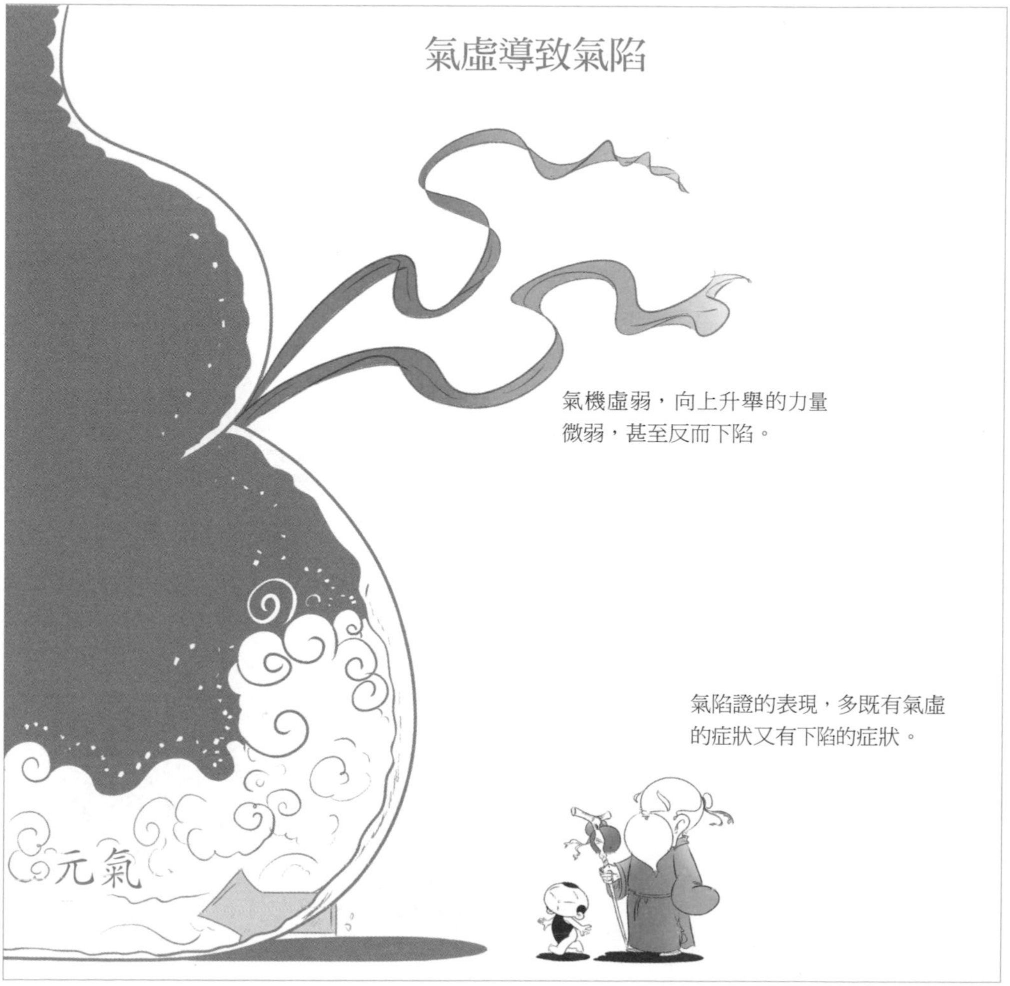
氣虛導致氣陷
氣機虛弱，向上升舉的力量微弱，甚至反而下陷。
氣陷證的表現，多既有氣虛的症狀又有下陷的症狀。
元氣

氣失調——氣陷的症狀

脾胃氣虛，會使升清降濁功能失調，清陽不升，中氣下陷，會產生胃下垂、腎下垂、子宮脫垂、脫肛等病證。由於臟器的下垂壓迫，還會引起腹滿重墜、便意頻頻、氣短乏力、語聲低微、脈細無力等症狀。

主要症狀：胃下垂、腎下垂、子宮脫垂、脫肛。由於臟器的下垂壓迫，還會引起腹滿重墜、便意頻頻、氣短乏力、語聲低微、脈細無力等症狀。

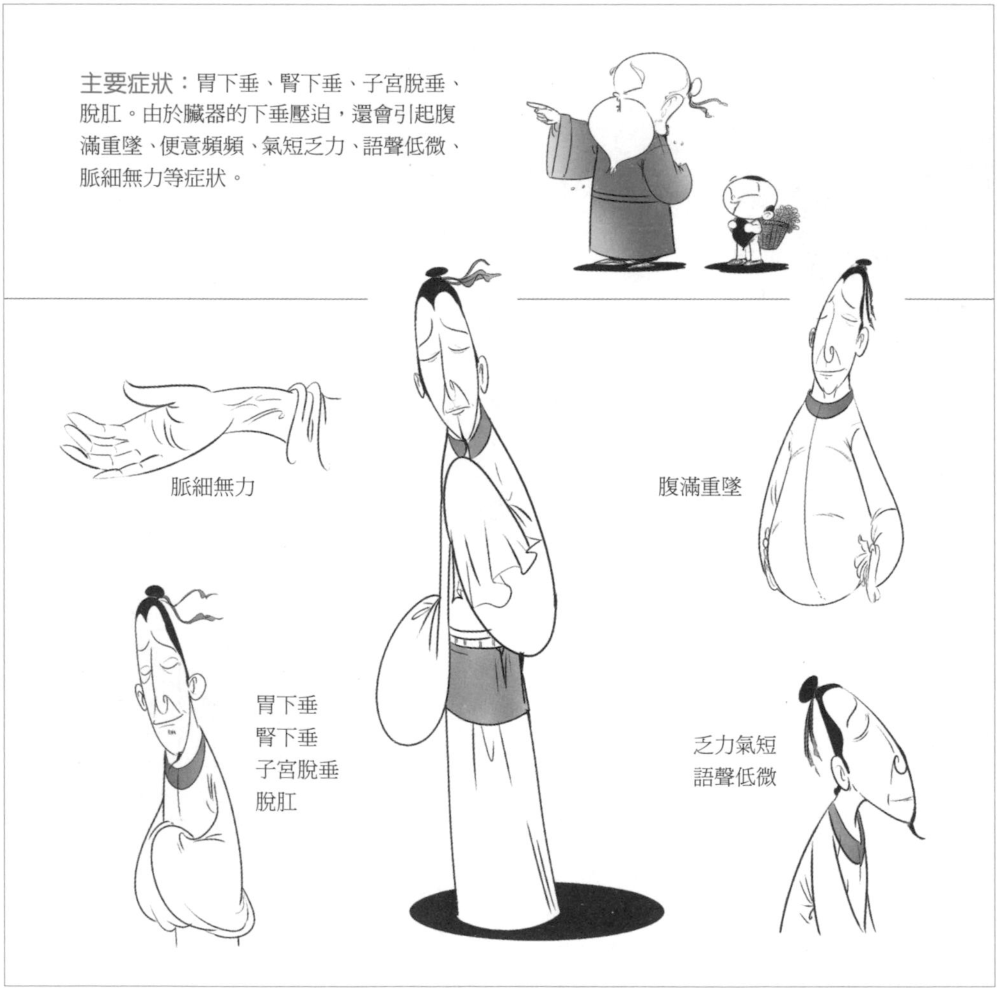
脈細無力
腹滿重墜
胃下垂
腎下垂
子宮脫垂
脫肛
乏力氣短
語聲低微

氣血失調

氣失調——氣閉

氣閉是指臟腑經絡氣機閉塞不通所表現出來的證候。

氣閉的主要原因：痰濁實邪阻滯或氣機壅塞於體內，使氣血運行受到阻滯，無法溫煦四肢，濡養臟腑，導致四肢厥逆、昏迷不醒等症狀。

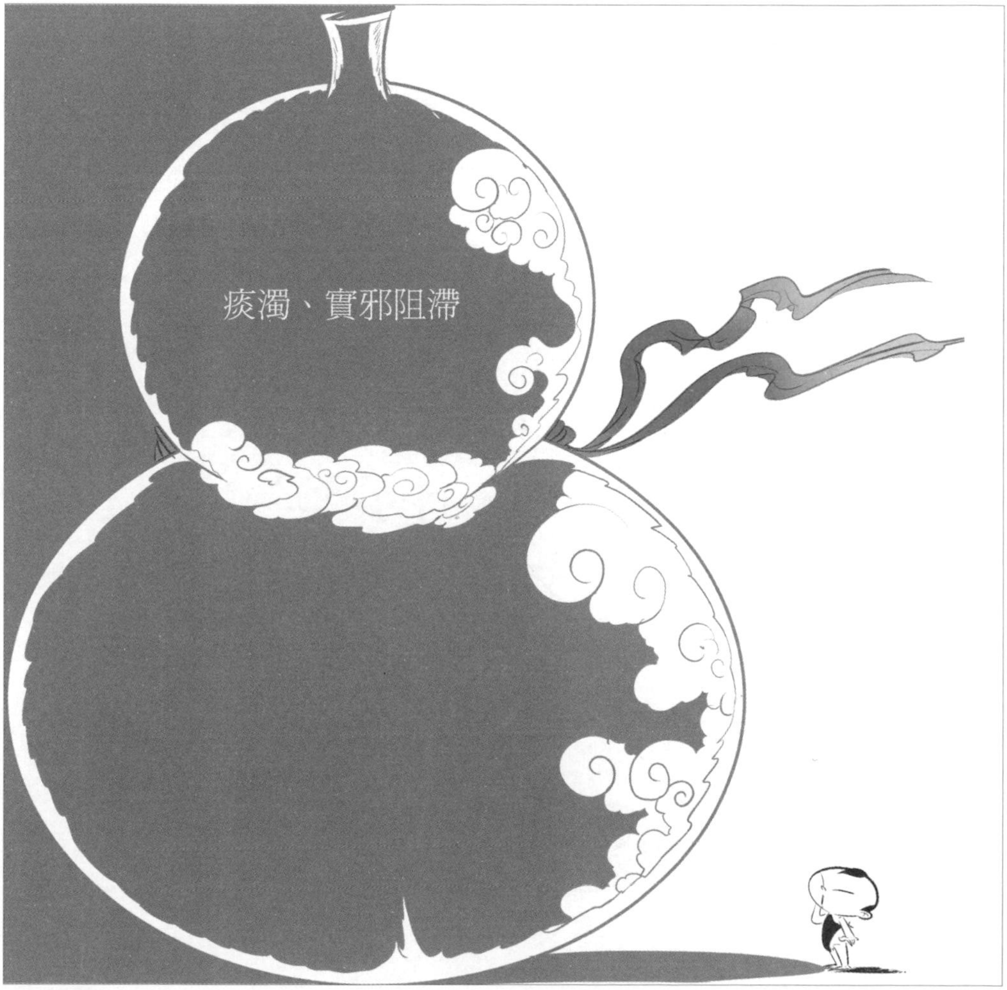

氣失調——氣閉的症狀

氣閉主要表現：因突然接觸穢濁不潔之氣，使氣機受阻，引起閉厥；因實熱壅塞於體內而發生熱厥；因突受重大精神打擊導致氣厥；因劇烈疼痛的刺激引起痛厥。

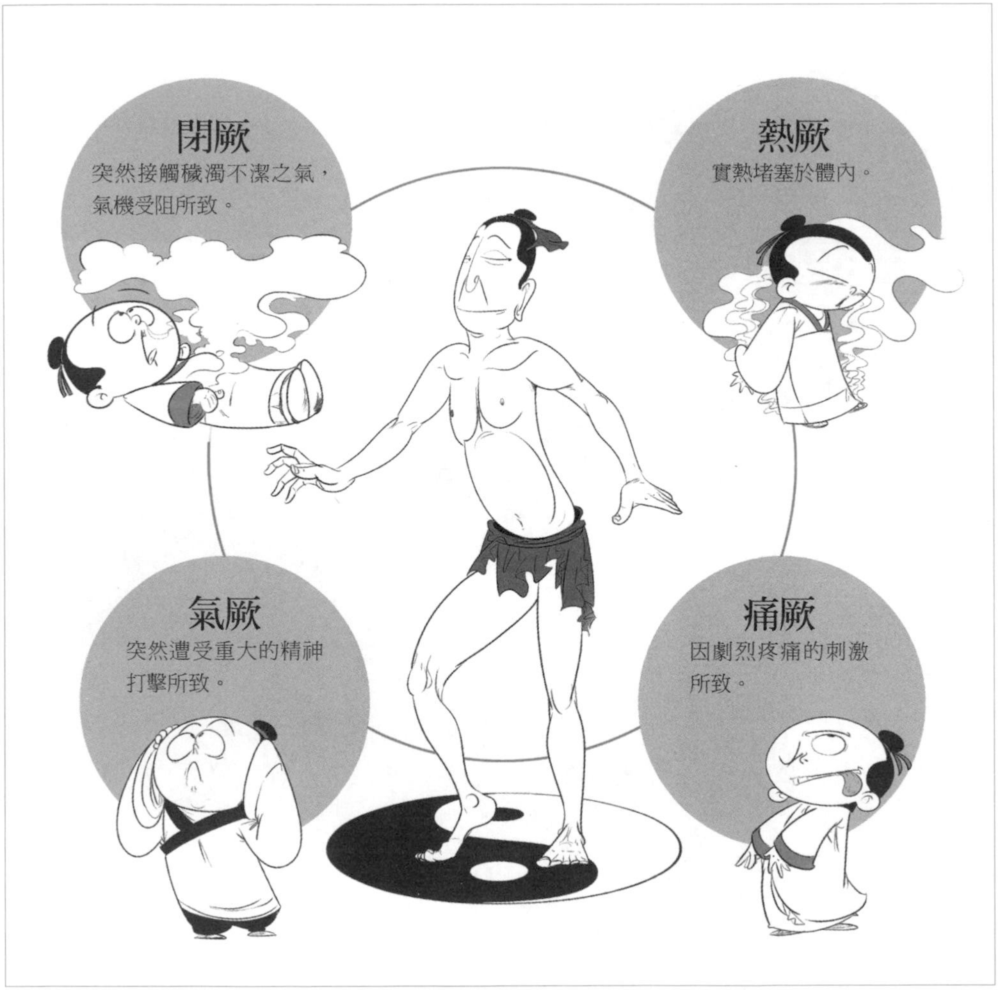
閉厥
突然接觸穢濁不潔之氣，氣機受阻所致。
熱厥
實熱堵塞於體內。
氣厥
突然遭受重大的精神打擊所致。
痛厥
因劇烈疼痛的刺激所致。

氣失調——氣脫

氣脫，指氣虛到了極至而發生脫失消亡的危險。由於體內氣血津液嚴重損耗，以致臟腑生理功能極度衰退，真氣外泄而陷於脫絕危亡的境地。

氣脫多發生於疾病發展的危重階段，若救治不及時或不當會導致死亡。

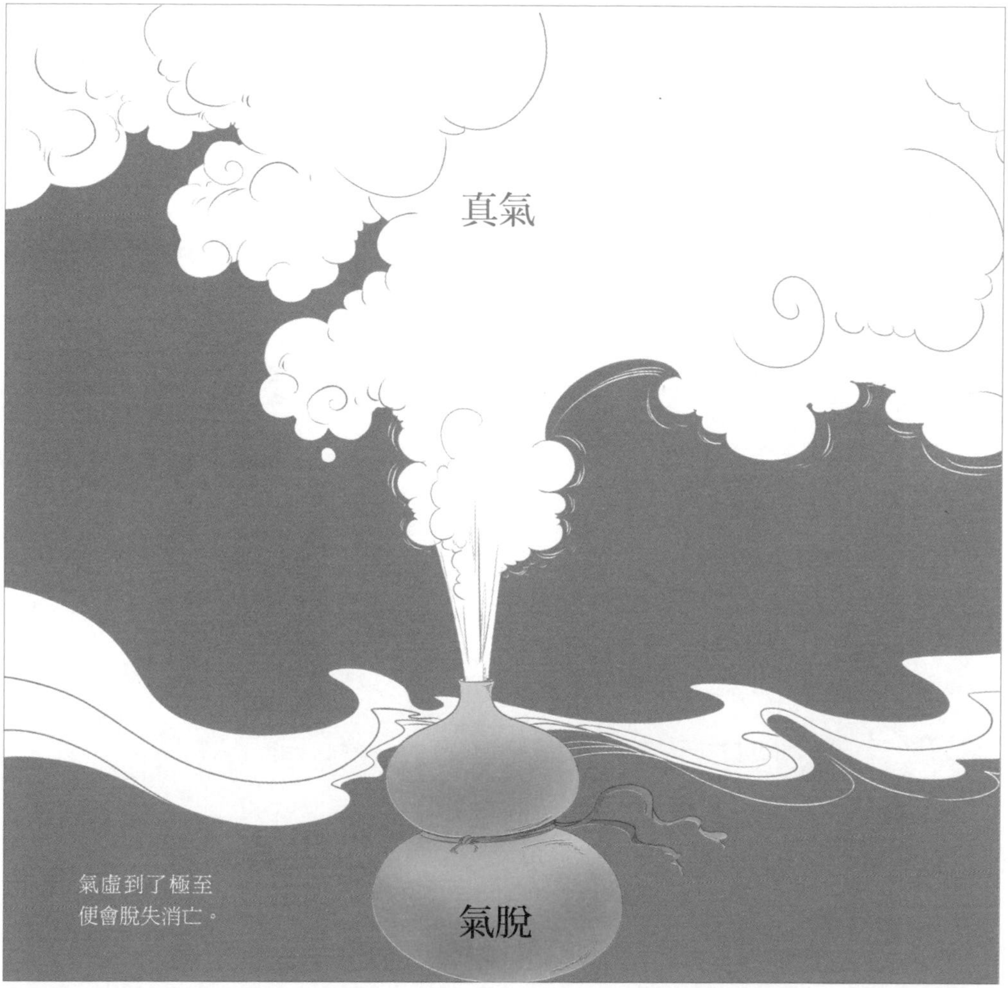
真氣
氣脫
氣虛到了極至
便會脫失消亡。

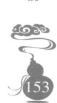

氣血失調

氣失調——氣脫的原因

由於體內陽氣嚴重虛衰、大出血、大汗出等原因，使陽氣不能內守而外散脫失，突然發生衰竭。

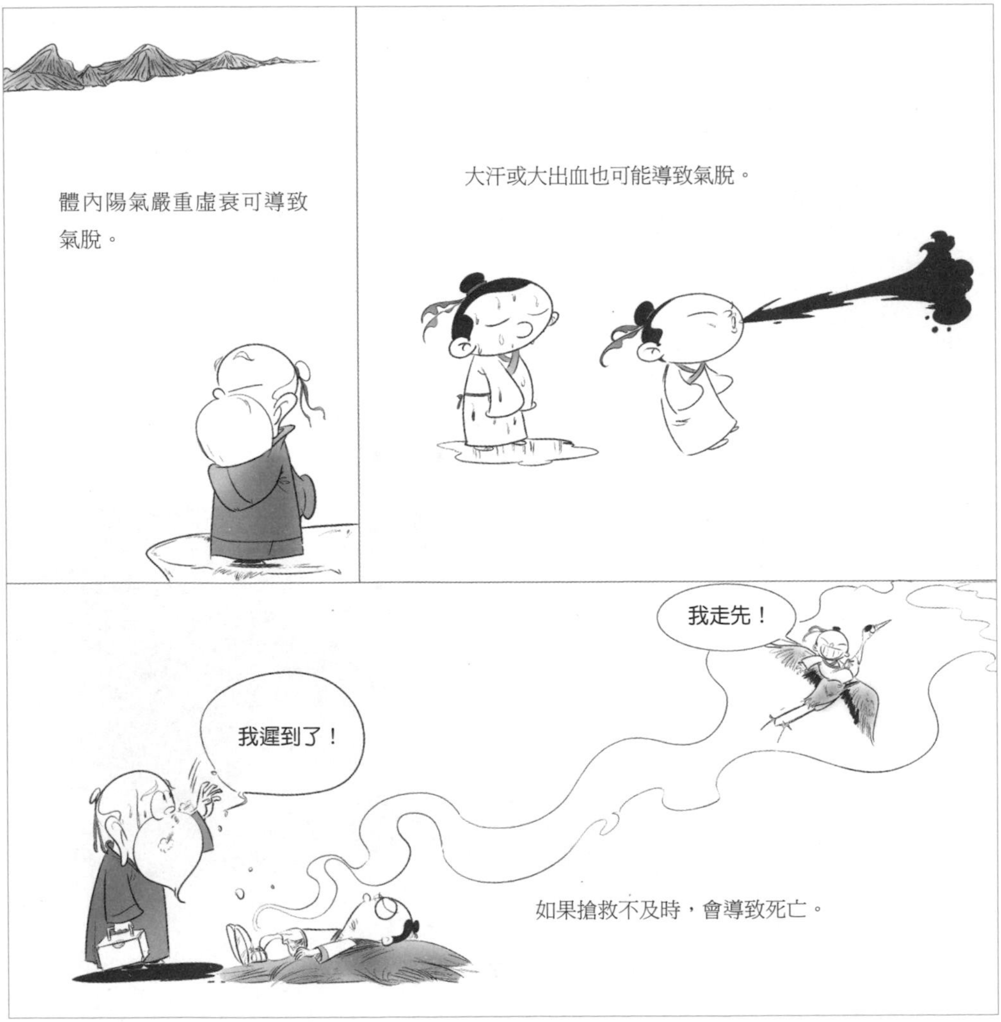

體內陽氣嚴重虛衰可導致氣脫。
大汗或大出血也可能導致氣脫。
我走先！
我遲到了！
如果搶救不及時，會導致死亡。

氣血失調

氣失調——氣脫的症狀

氣脫主要表現：大出血，氣隨血脫；大汗出，氣隨津泄；陰陽分離，真氣脫失，回天乏術。

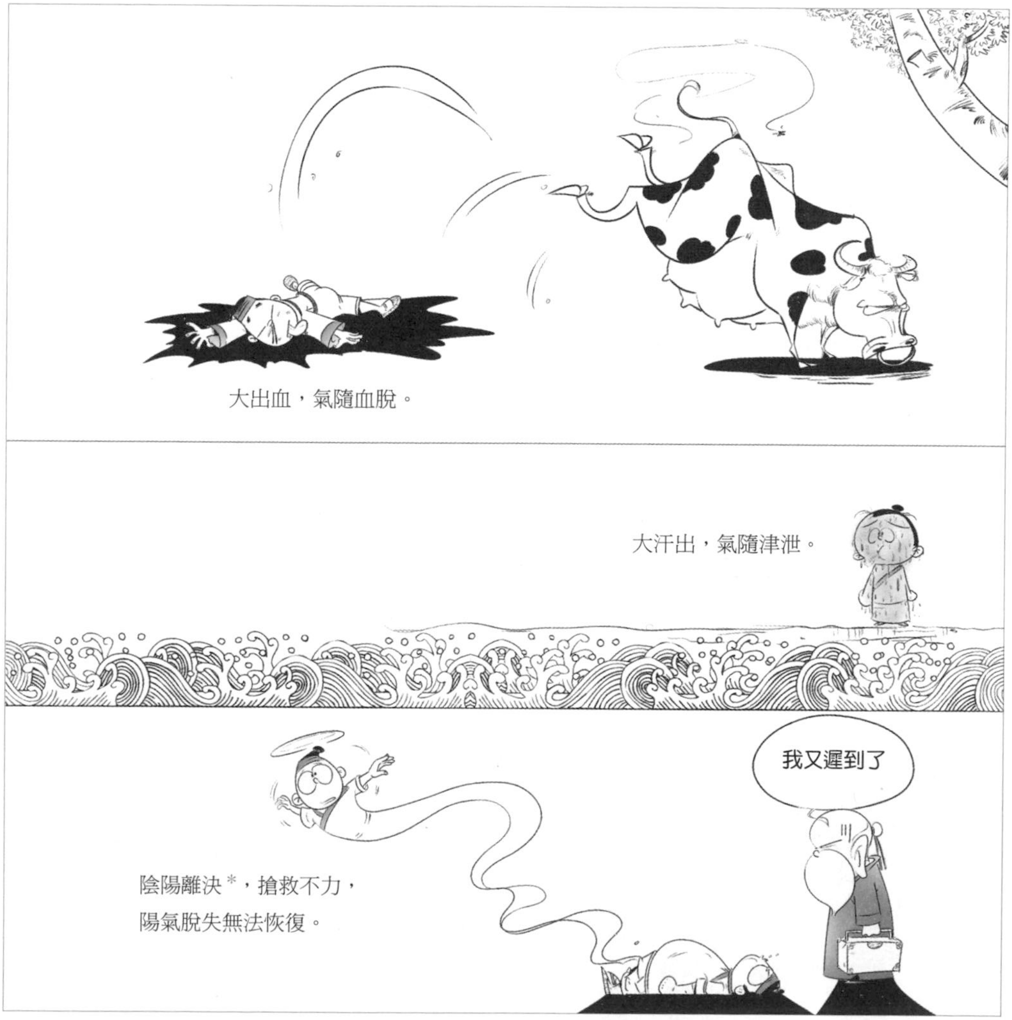
大出血，氣隨血脫。
大汗出，氣隨津泄。
我又遲到了
陰陽離決*，搶救不力，
陽氣脫失無法恢復。

* 陰陽離決：陰陽分離，失去維繫，生命垂危。

氣血失調

血失調

血失調主要表現為：血液的生化不足或耗損太過；血液運行遲緩或逆亂；血液濡養功能減退。
血失調包括：血虛、血瘀、血熱、出血等。

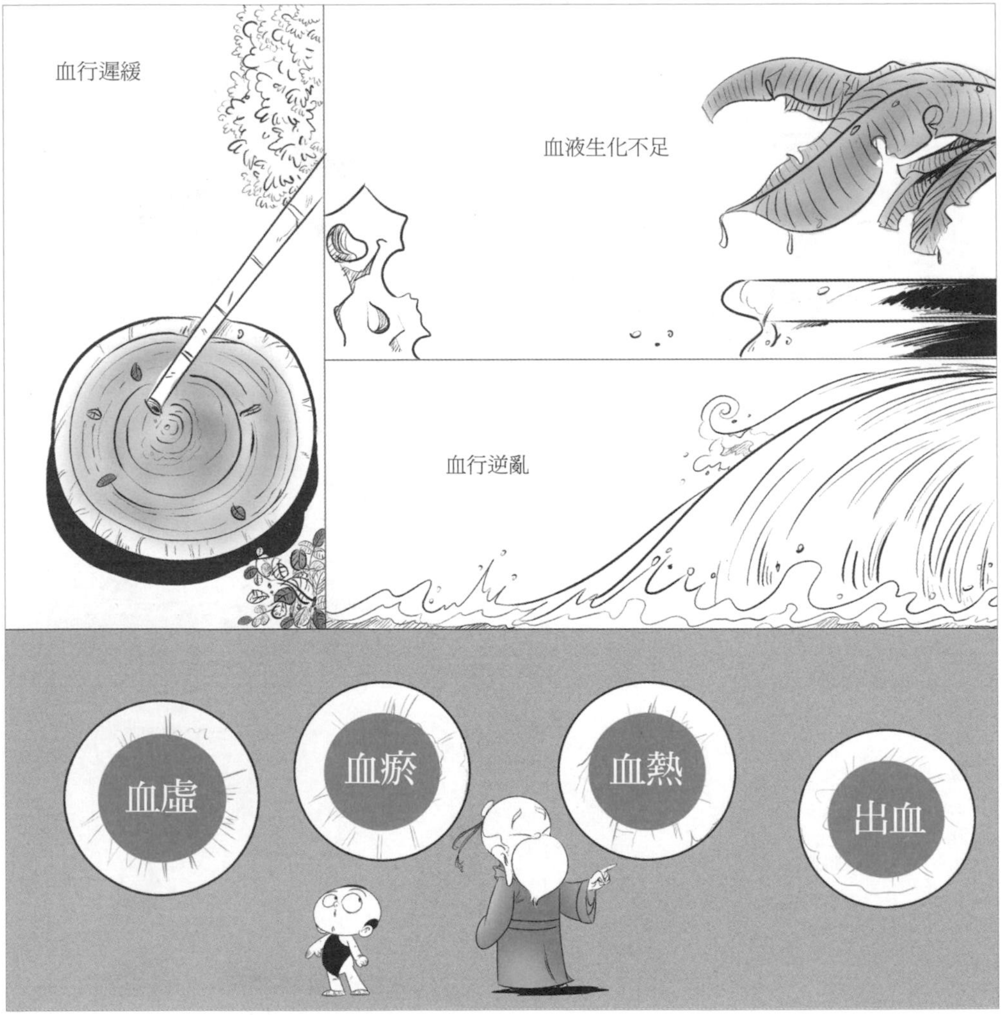

血失調——血虛1

血虛，指血液因生化不足，而使其濡養功能減退的一種病理變化。

血虛的主要病因：脾胃虛弱，久病不癒，失血過多，瘀血阻滯。

脾胃虛弱，會使血液生化不足。
血虛
久病不癒，會耗傷血液。
久病不癒是導致血虛的
一個原因。
失血過多也會造成血虛。

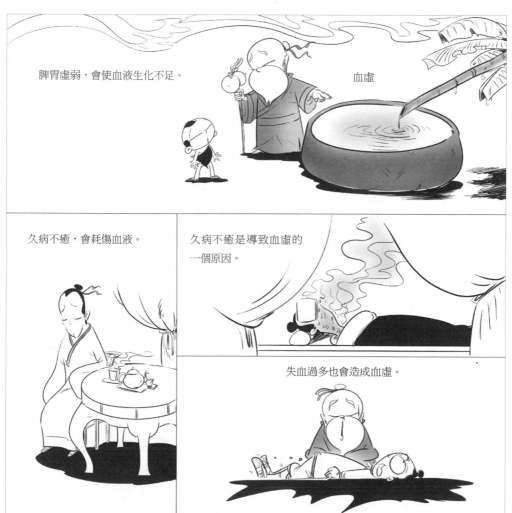

血失調——血虛2

心主導全身的血液，肝儲藏血液，調節血量；脾為氣血生化之源，腎精能化血，所以血虛多與心、肝、脾、腎等臟功能失調關係密切。

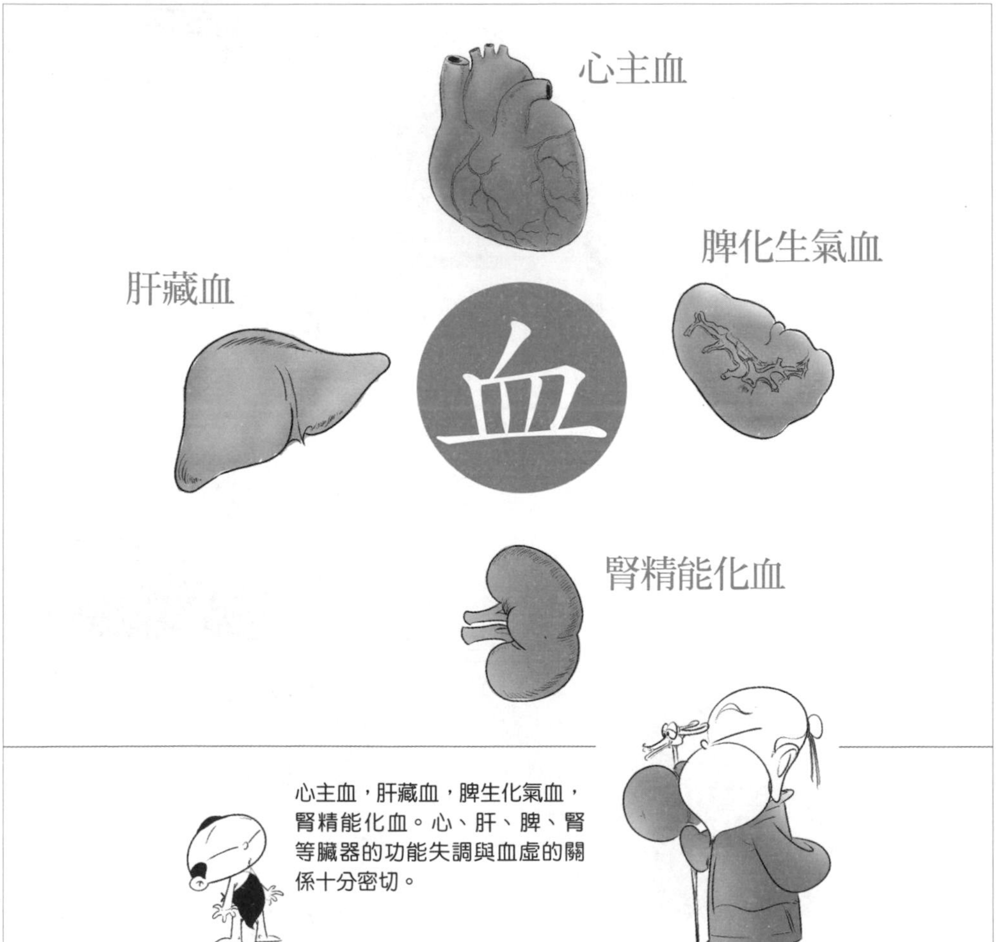
心主血
脾化生氣血
肝藏血
血
腎精能化血
心主血，肝藏血，脾生化氣血，腎精能化血。心、肝、脾、腎等臟器的功能失調與血虛的關係十分密切。

氣血失調

血失調——血虛的症狀

血虛使全身臟腑、經絡失去濡養，導致發病。頭部、眼目失去濡養，會導致頭暈目眩，雙目乾澀；筋脈得不到滋養，使肢節屈伸不利；心血不足，會心悸、怔忡；經絡失養，會使肢體、肌膚麻木；肝臟失養，會致視力減退。

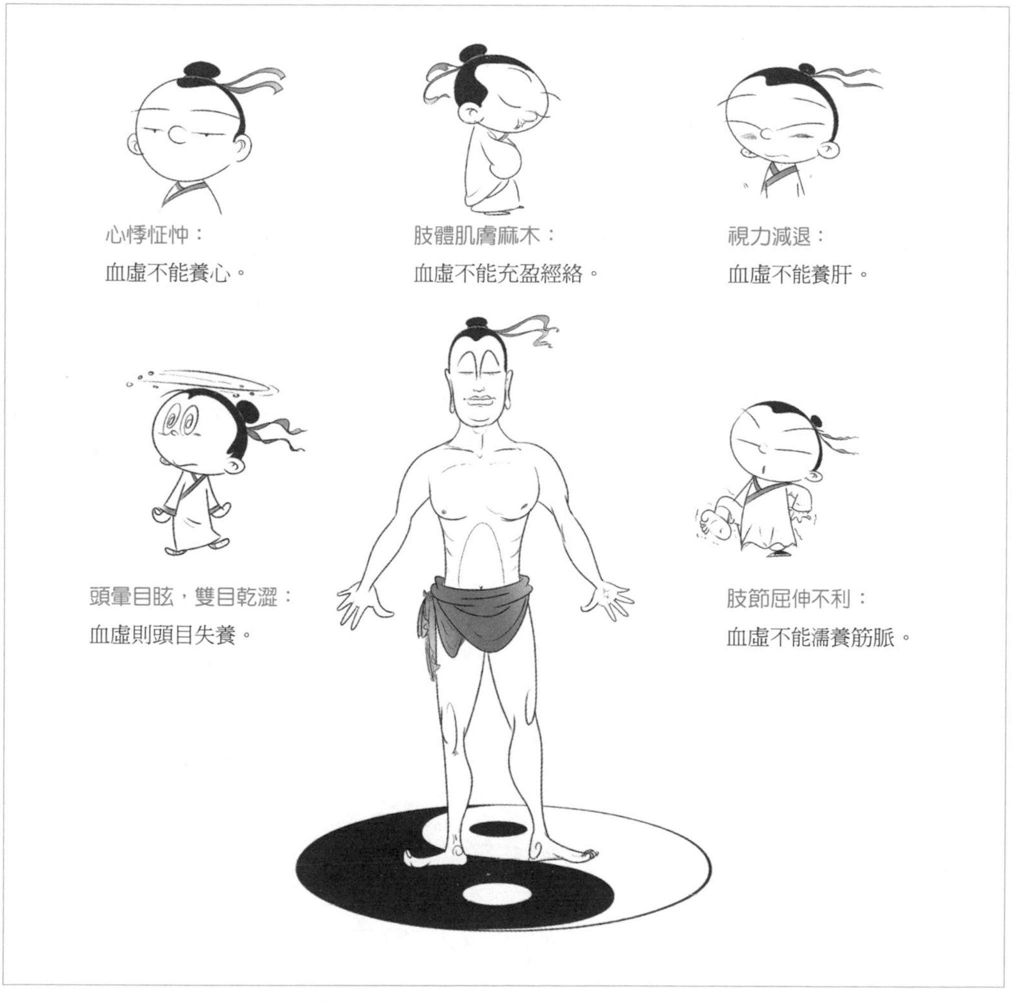

心悸怔忡：

血虛不能養心。

肢體肌膚麻木：

血虛不能充盈經絡。

視力減退：

血虛不能養肝。

頭暈目眩，雙目乾澀：

血虛則頭目失養。

肢節屈伸不利：

血虛不能濡養筋脈。

血失調——血瘀

血瘀，指血行不暢，血液淤積在臟腑、經絡的某處，引發疼痛，甚至會形成腫塊。以下種種因素都足以形成血瘀：氣機受阻而使血行受阻；氣虛而使血行遲緩；痰濁阻塞脈絡或寒邪入血，使血液凝聚；邪熱入血，煎熬血液。

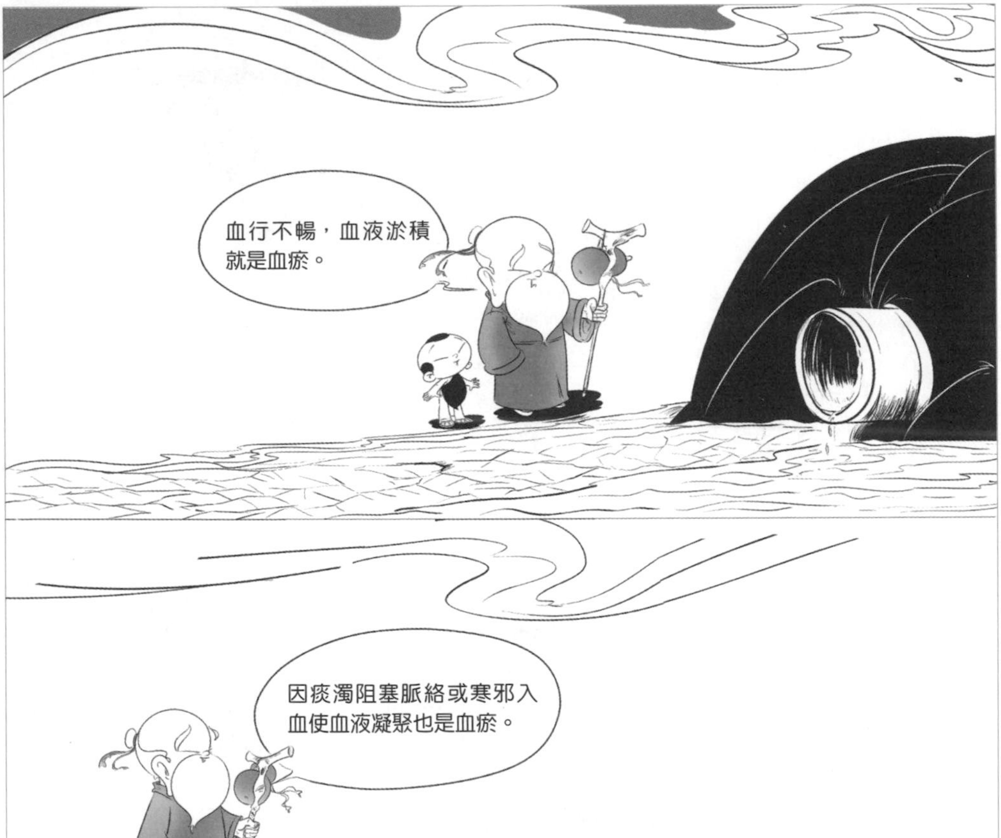
血行不暢，血液淤積
就是血瘀。
因痰濁阻塞脈絡或寒邪入
血使血液凝聚也是血瘀。

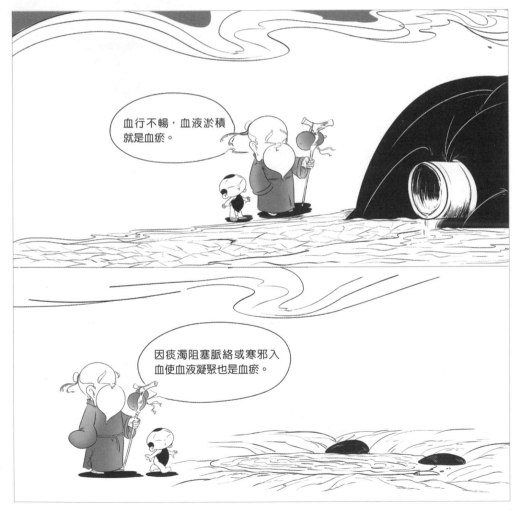

血失調——血瘀的症狀

血瘀的主要症狀：疼痛、腫塊、反覆出血、發紺等。其中，疼痛有五個特點：痛如針刺或者刀割；疼痛部位固定不移；夜間疼痛明顯；壓痛而且不敢按；疼痛時間長。

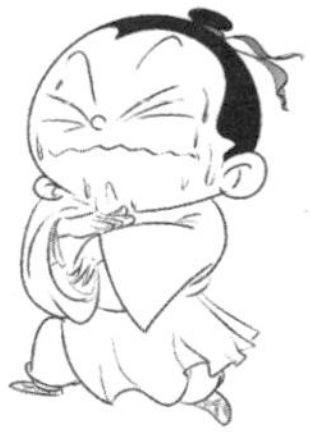

疼痛：痛如針刺或刀割；疼痛部位固定不移；夜間疼痛明顯；壓痛且不敢按；疼痛時間長。

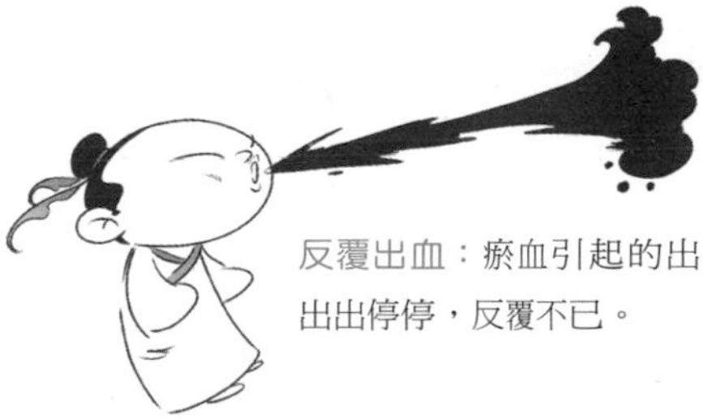

反覆出血：瘀血引起的出血是出出停停，反覆不已。

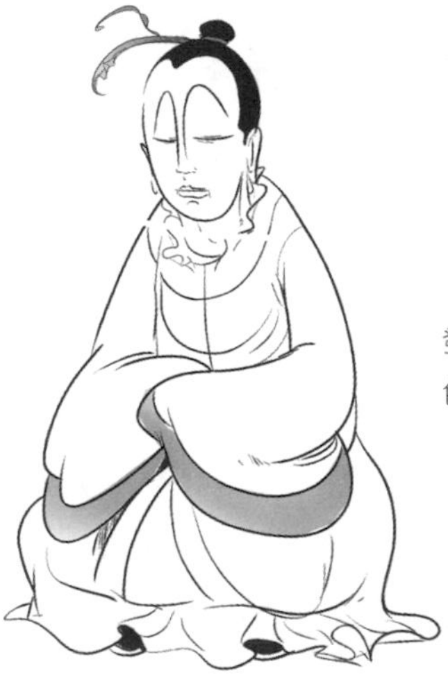

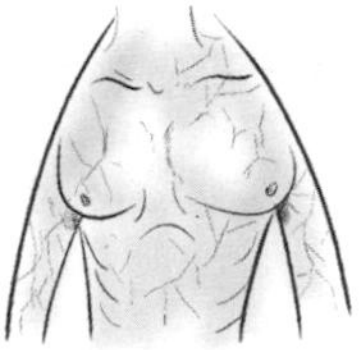

發紺：唇舌爪甲紫暗；或者面色黧黑，皮膚粗糙有如鱗甲。

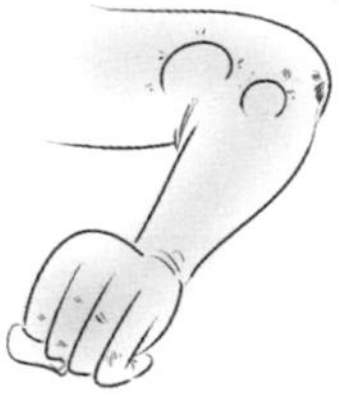

腫塊：瘀血發生在體表則呈現青紫色，發生在腹腔內部就可以觸摸到堅硬有形的塊狀物。

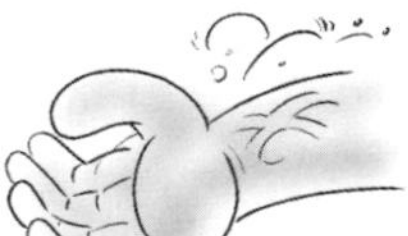

脈澀：脈中血流不流利，往來艱澀，如同輕刀刮竹的脈象。

氣血失調

血失調——血熱

血熱，指血分有熱，血行加速的病理狀態。

血熱多因邪熱入血所致，也可由於情志鬱結，五志過極化火而導致。

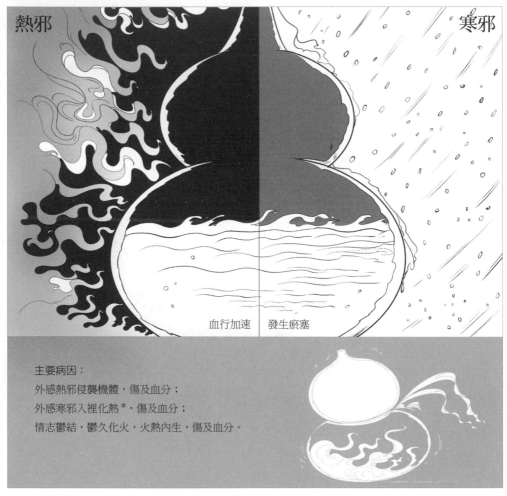

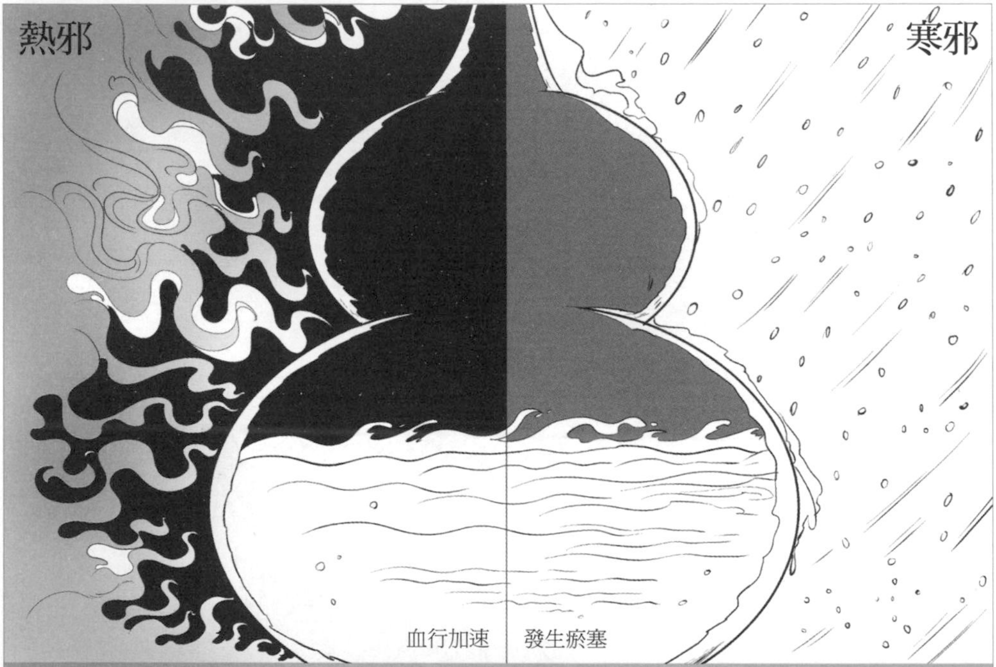

主要病因：

外感熱邪侵襲機體，傷及血分；

外感寒邪入裡化熱*，傷及血分；

情志鬱結，鬱久化火，火熱內生，傷及血分。

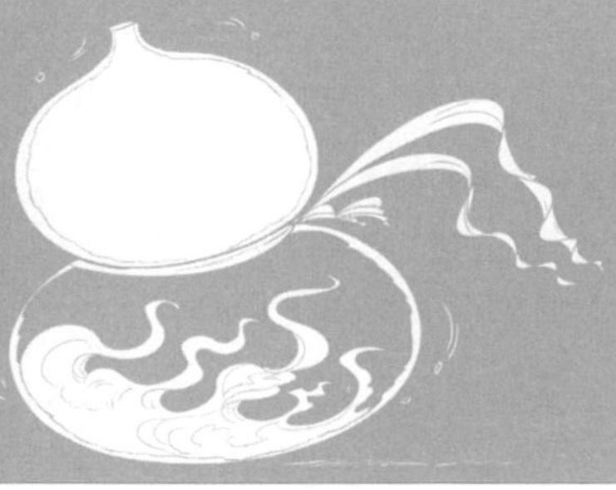

* 入裡化熱：人體因外感寒涼而引發怕冷、輕度發熱、無汗、頭痛等表證證候，如果沒有治癒，風寒表證就會向裡轉為裡證，表現出流黃濁鼻涕、舌苔黃，咳黃痰等症狀。此過程就是入裡化熱。

血失調——血熱的症狀

血遇熱會加速運行，甚至灼傷脈絡，迫使血液妄行；熱邪煎熬陰血和津液，因此血熱總是既有熱象，又有耗血、動血及傷陰等情況發生。血熱的主要表現為身熱、口乾、煩躁、吐血、尿血。

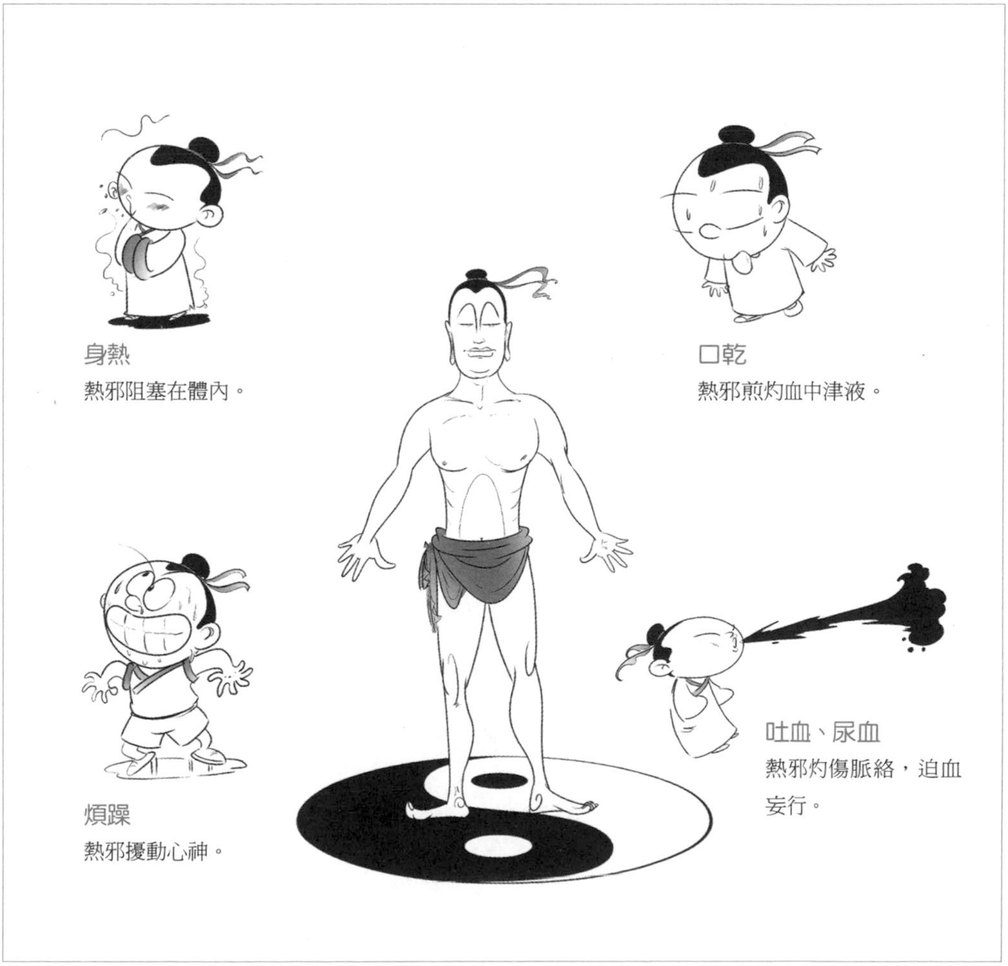
身熱
熱邪阻塞在體內。
口乾
熱邪煎灼血中津液。
煩躁
熱邪擾動心神。
吐血、尿血
熱邪灼傷脈絡，迫血妄行。

津液代謝失常

津液的生成與代謝及氣的升降出入關係密切。氣的運行失常定會造成津液代謝的異常。

津液代謝失常包括津液虧虛和津液輸佈障礙兩種情況。

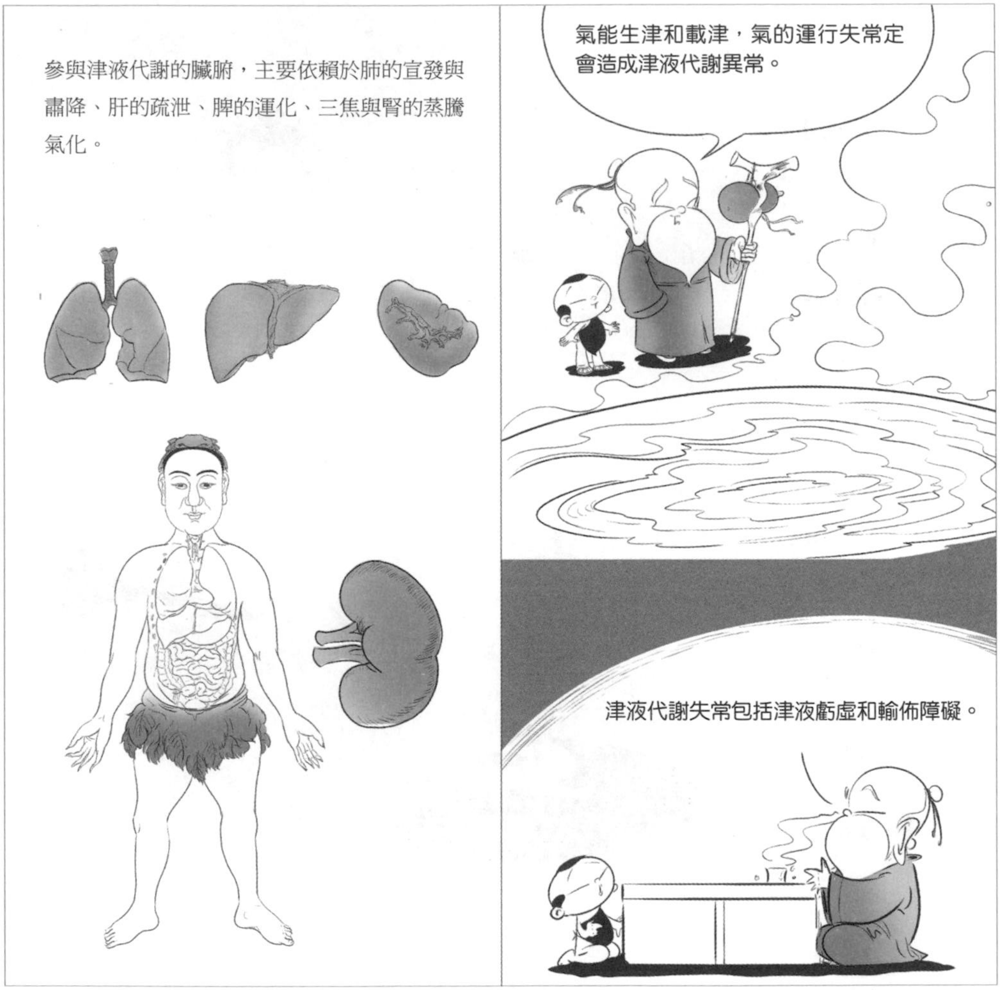
參與津液代謝的臟腑，主要依賴於肺的宣發與肅降、肝的疏泄、脾的運化、三焦與腎的蒸騰氣化。
氣能生津和載津，氣的運行失常定會造成津液代謝異常。
津液代謝失常包括津液虧虛和輸佈障礙。

津液代謝失常

津液虧虛

津液虧虛，是指津液虧少使臟腑、孔竅、皮毛得不到濡潤滋養，出現乾燥失潤等症狀。內外邪熱過強、久病不癒、吐瀉、大汗、大出血，誤用發散燥熱的藥物，都會耗損津液。

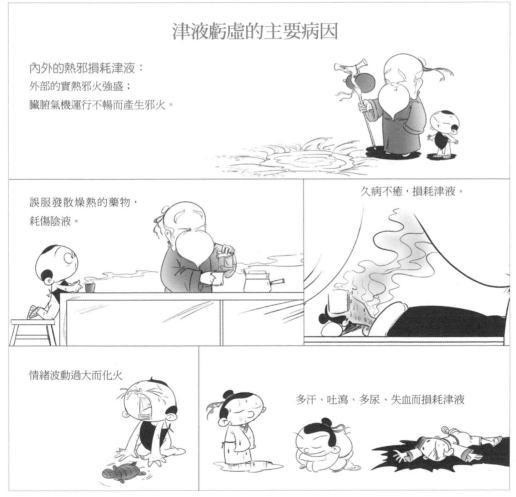

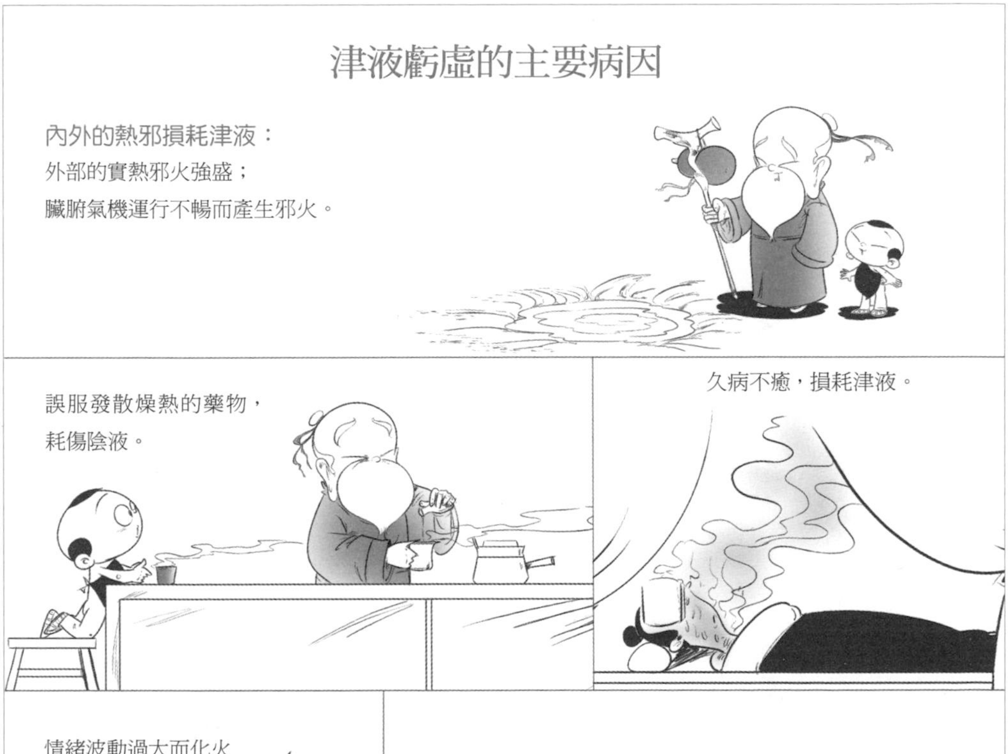

津液虧虛的主要病因
內外的熱邪損耗津液：
外部的實熱邪火強盛；
臟腑氣機運行不暢而產生邪火。
誤服發散燥熱的藥物，
耗傷陰液。
久病不癒，損耗津液。
情緒波動過大而化火
多汗、吐瀉、多尿、失血而損耗津液

津液代謝失常

津液虧虛——傷津

“津”較清稀，流動性較大，充盈血脈，潤澤臟腑，滋潤皮毛和孔竅，易耗散，也易補充。傷津，就是津液損傷，在熱病過程中，邪熱煎熬津液或燥邪損傷肺胃津液會導致傷津，過度使用發汗、湧吐、瀉下等方法也會導致傷津。

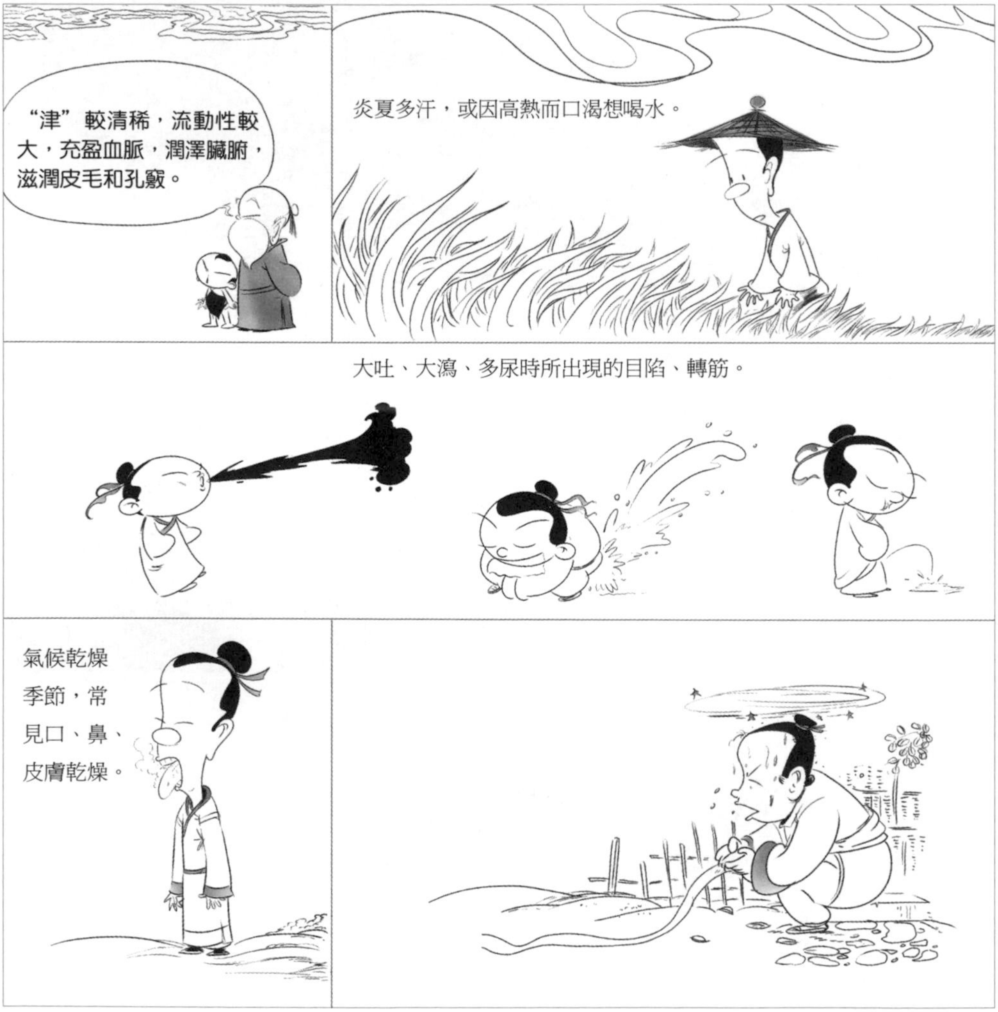

“津”較清稀，流動性較大，充盈血脈，潤澤臟腑，滋潤皮毛和孔竅。
炎夏多汗，或因高熱而口渴想喝水。
大吐、大瀉、多尿時所出現的目陷、轉筋。
氣候乾燥季節，常見口、鼻、皮膚乾燥。

津液虧虛——傷陰

“液”，較稠厚，流動性較小，可潤養臟腑，補養骨髓、腦髓，潤滑關節。傷陰，就是陰液耗傷。造成傷陰的主要原因：外感熱邪灼傷陰液；體內陽氣亢盛灼傷真陰；溫熱病後期，虛熱灼傷真陰；暴怒傷陰；房事過度耗傷真陰。

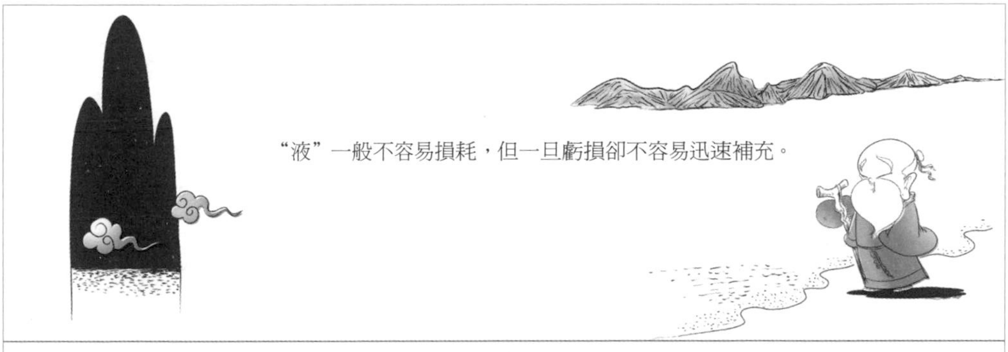

“液”一般不容易損耗，但一旦虧損卻不容易迅速補充。

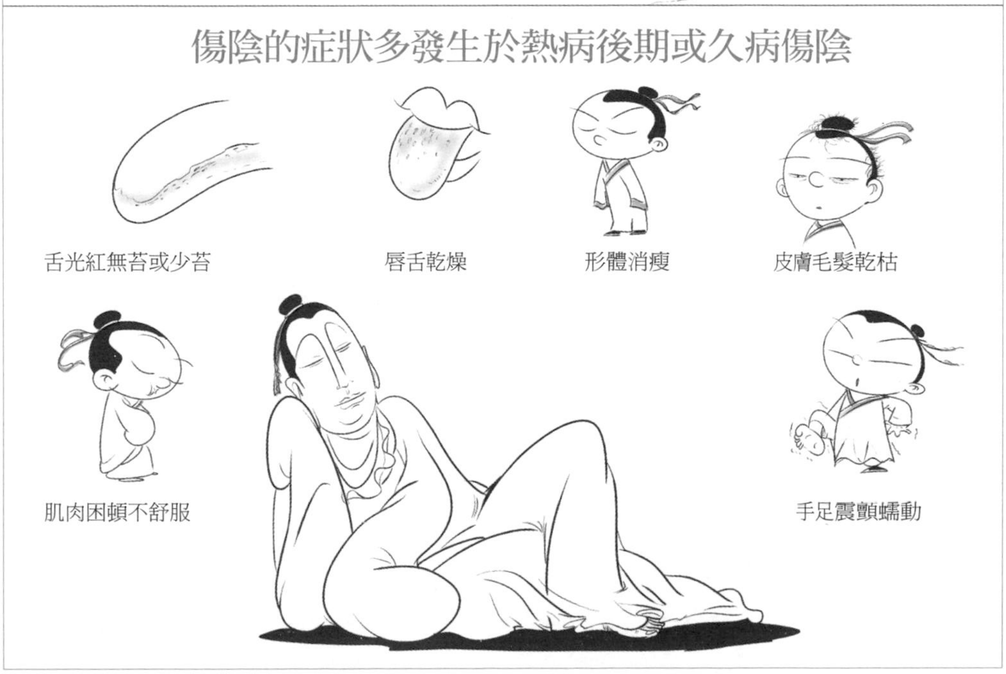

傷陰的症狀多發生於熱病後期或久病傷陰
舌光紅無苔或少苔
唇舌乾燥
形體消瘦
皮膚毛髮乾枯
肌肉困頓不舒服
手足震顫蠕動

津液代謝失常

津液輸佈障礙

津液輸佈障礙，指津液無法正常輸佈，在體內環流遲緩或淤積在某處，導致水濕內生，形成痰飲。

肺、脾、肝、腎、三焦的功能發生異常會導致津液輸佈障礙。

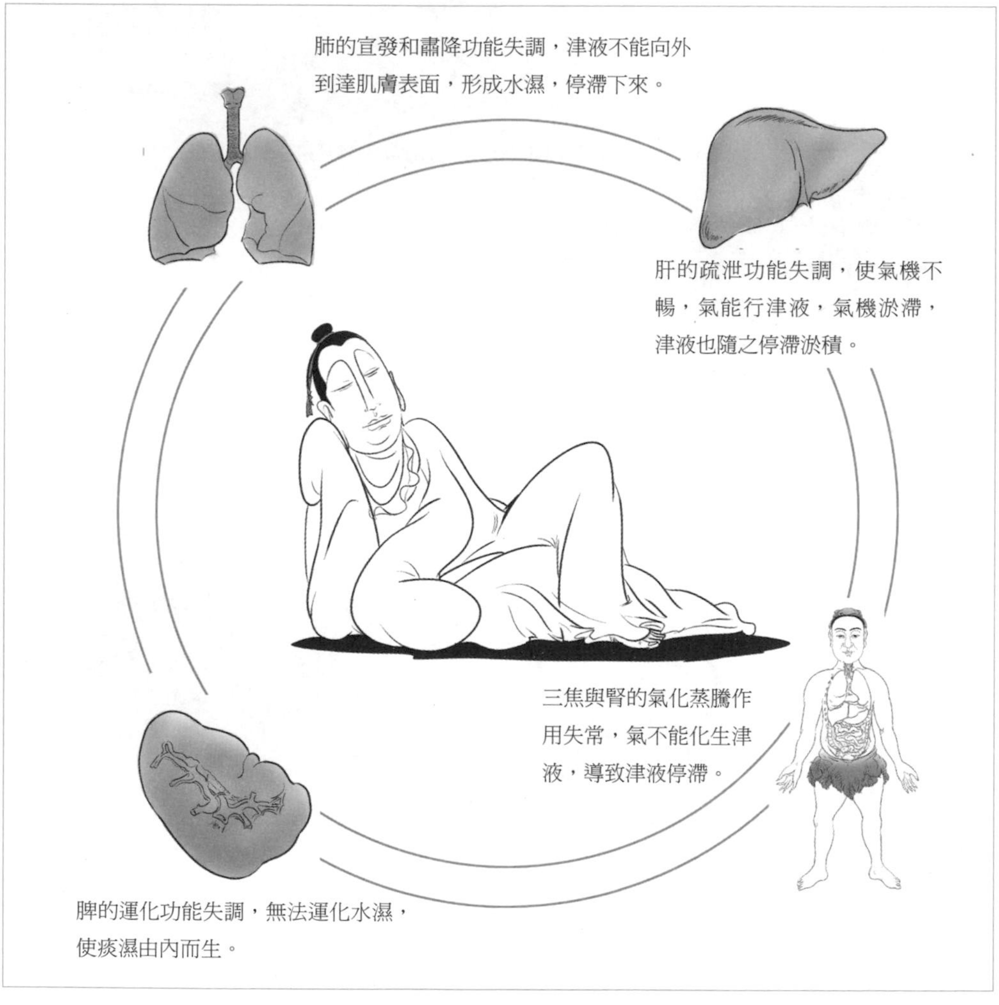

肺的宣發和肅降功能失調，津液不能向外到達肌膚表面，形成水濕，停滯下來。
肝的疏泄功能失調，使氣機不暢，氣能行津液，氣機淤滯，津液也隨之停滯淤積。
三焦與腎的氣化蒸騰作用失常，氣不能化生津液，導致津液停滯。
脾的運化功能失調，無法運化水濕，使痰濕由內而生。

津液代謝失常

津液輸佈障礙的症狀

津液停聚會形成濕濁、痰飲、水濕。影響到氣機，會引起胸滿咳嗽、喘促而不能平臥；影響到心，會發生心悸、心慌；停留在中焦，會引起頭暈睏倦，脘腹脹滿，甚至噁心、嘔吐、腹瀉；阻滯在經脈，可見肢體睏倦、沉重等症。

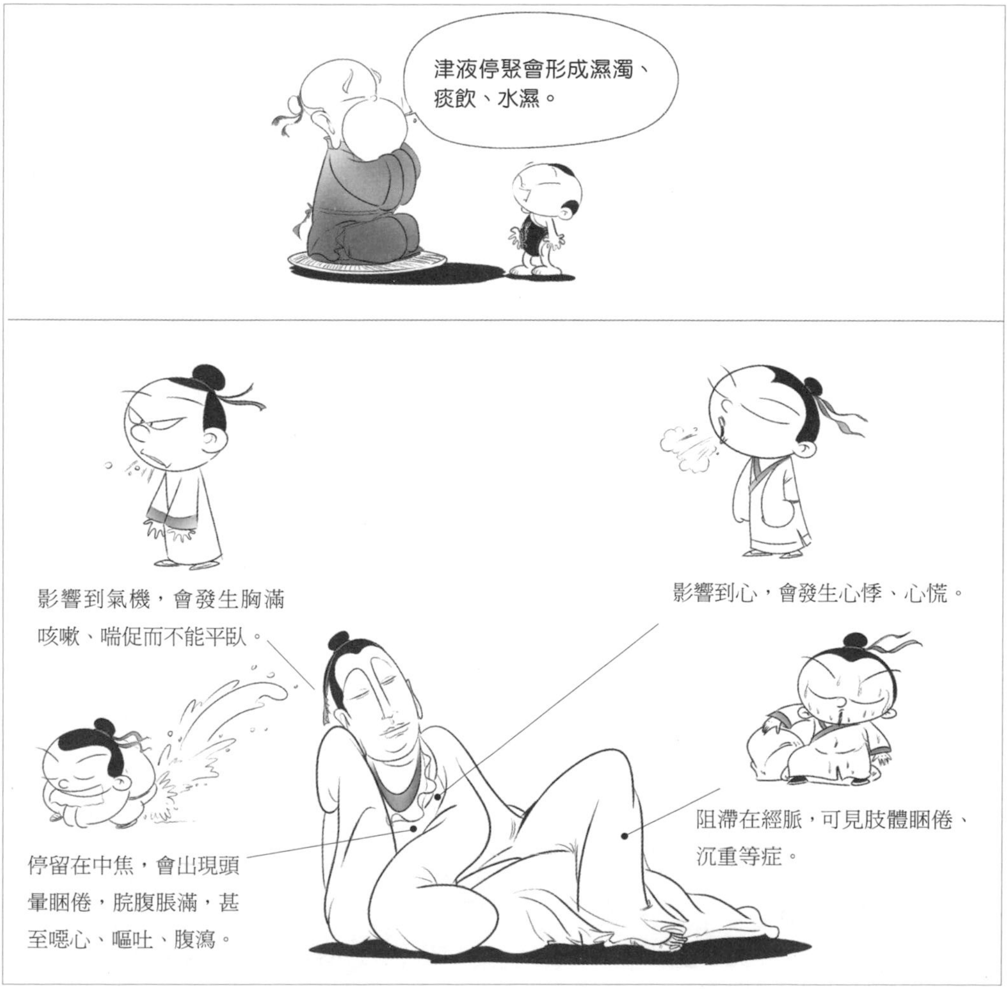

內生五邪

風、寒、濕、燥、火

內生五邪，是指因為體內氣血、津液和臟腑的生理功能異常而引起的類似於“風、寒、濕、燥、火”等外邪致病的病理現象。內生五邪具體包括：內風、內寒、內濕、內燥、內火。

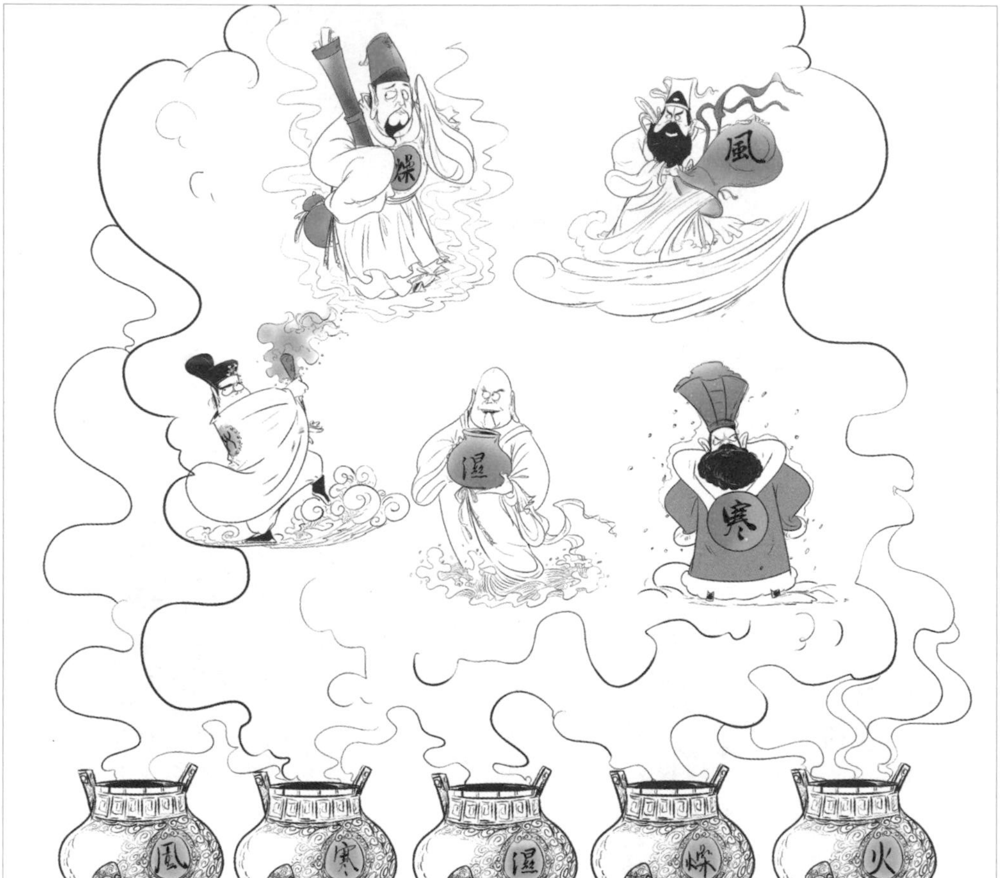

內風（風氣內動）

內風，是體內陽氣不正常運行而形成的病證。人體內，如果陽熱非常強盛或陰液虧虛不能制約陽氣，都會導致陽氣不能正常升降，從而出現動搖、震顫等病證，這就是內風（風氣內動）。

內風可分為熱極生風、肝陽化風、陰虛風動、血虛生風。

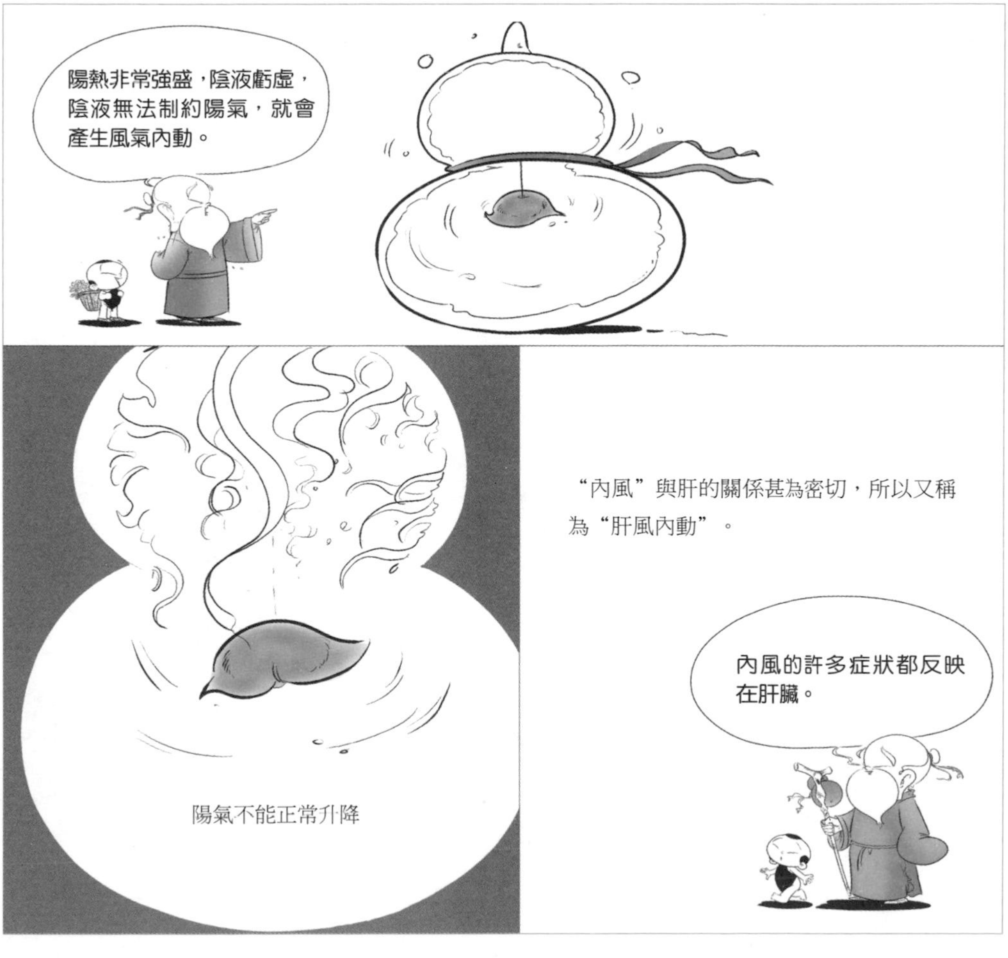
陽熱非常強盛，陰液虧虛，陰液無法制約陽氣，就會產生風氣內動。
陽氣不能正常升降
"內風"與肝的關係甚為密切，所以又稱為"肝風內動"。
內風的許多症狀都反映在肝臟。

內生五邪

內風——熱極生風

如果體內邪熱熾烈，蒸灼陰液（如肝血），會使肝血無法正常濡養筋脈，而且由於血虛不能制約陽氣，導致陽熱亢盛，亢盛到了極至便轉化為風。

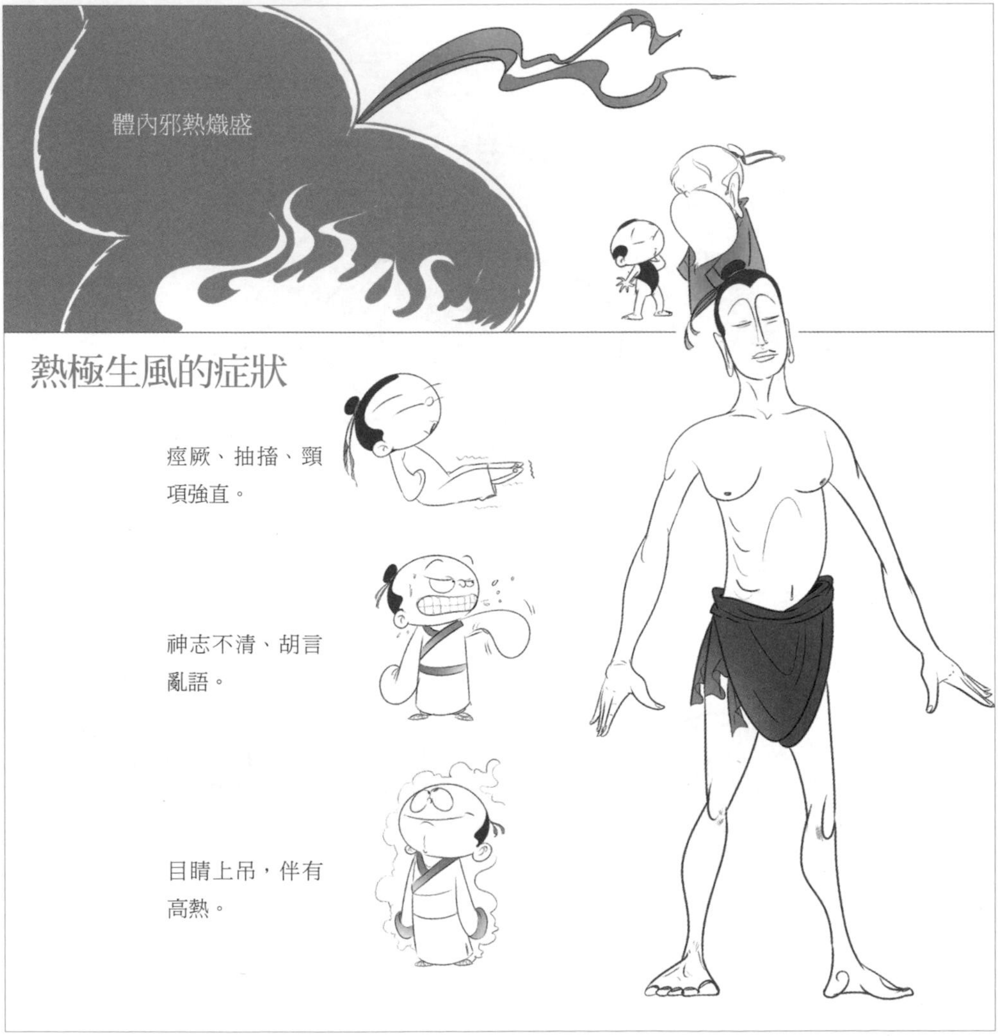
體內邪熱熾盛
熱極生風的症狀
痙厥、抽搐、頸項強直。
神志不清、胡言亂語。
目睛上吊，伴有高熱。

內風——肝陽化風

由於情志內傷或過度勞累而耗傷肝腎之陰，致使陰液虧虛不能有效地束縛收斂陽氣，使肝的陽氣升降因失去制約而變得過於亢盛，進而轉化為風。

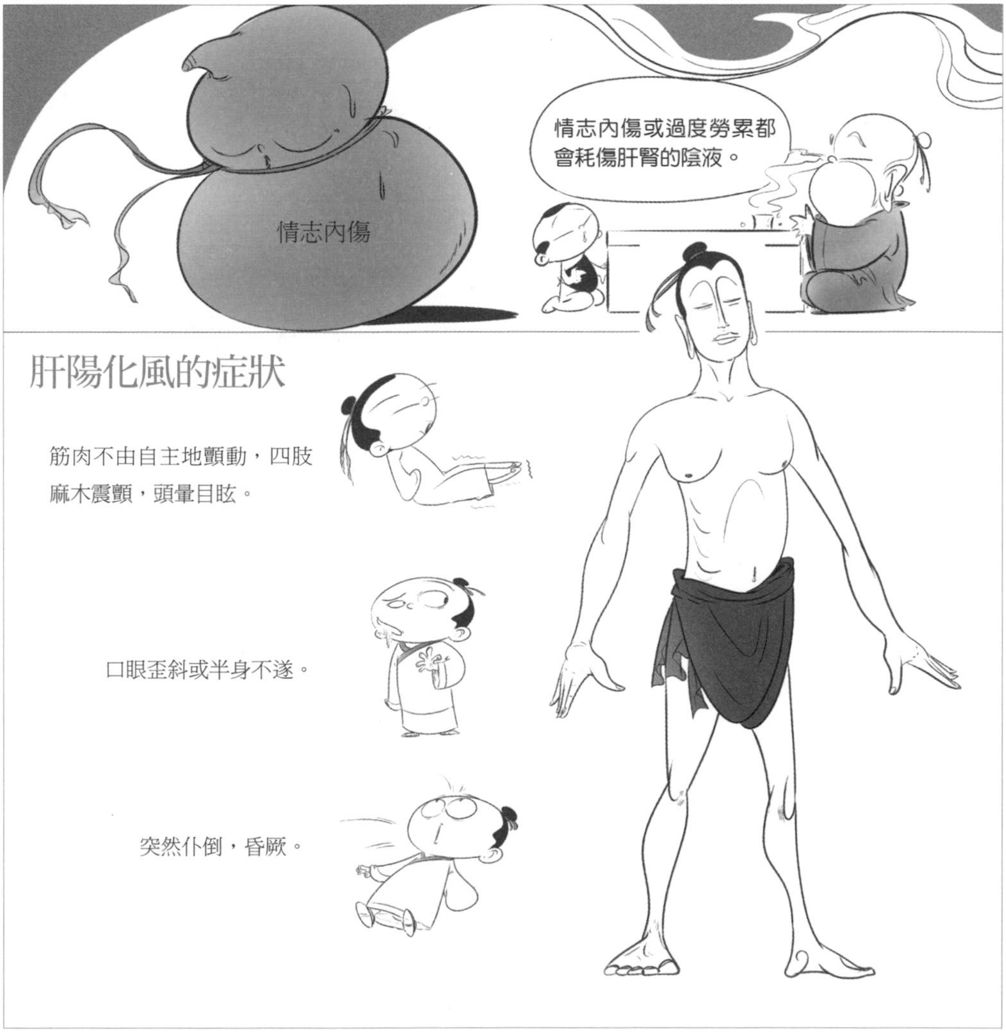
情志內傷
情志內傷或過度勞累都會耗傷肝腎的陰液。
肝陽化風的症狀
筋肉不由自主地顫動，四肢麻木震顫，頭暈目眩。
口眼歪斜或半身不遂。
突然仆倒，昏厥。

內生五邪

內風——陰虛風動

由於久病不癒或年老體衰而使陰液大量消耗，不能濡養筋脈，而且陰液虧虛不足以收斂制約陽氣，導致陽氣亢盛而化為風。

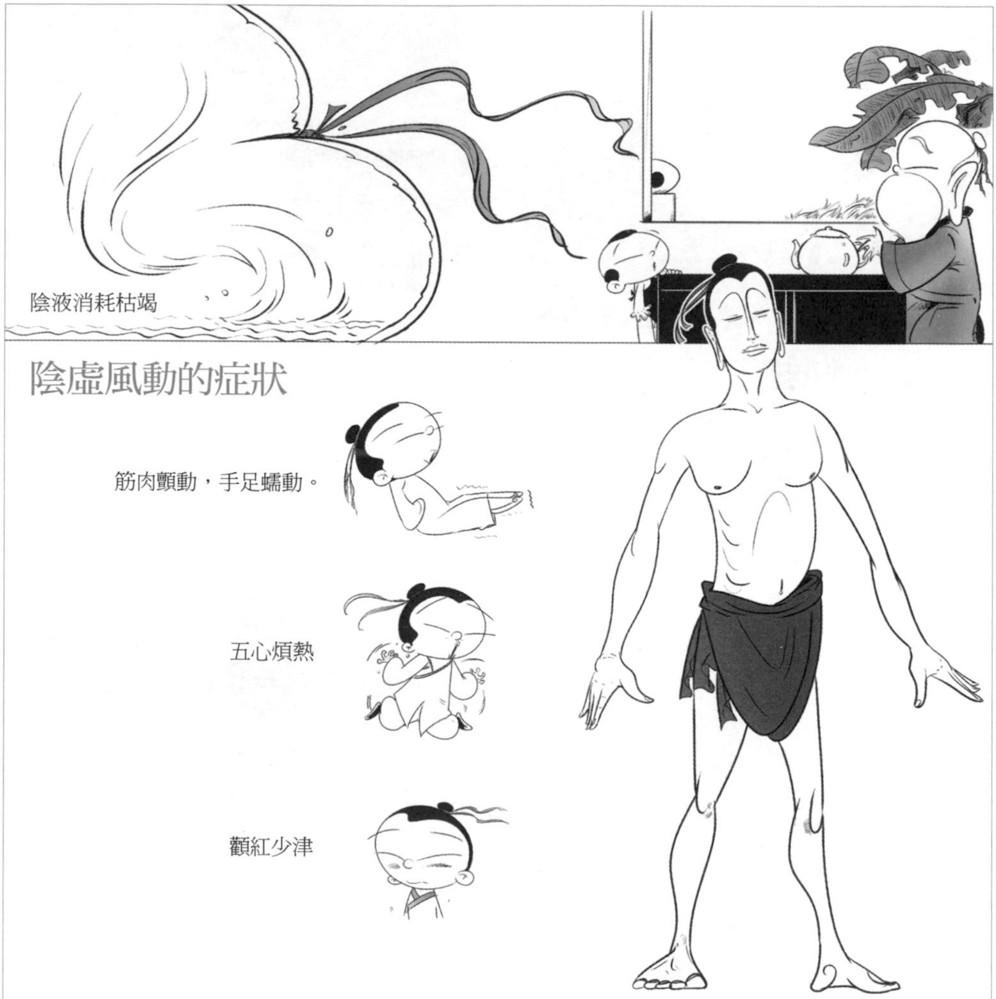
陰液消耗枯竭
陰虛風動的症狀
筋肉顫動，手足蠕動。
五心煩熱
顴紅少津

內生五邪

內風——血虛生風

由於脾胃運化功能不足，氣弱血虛，或由於失血過多，或由於久病傷耗營血，致使肝血不足，不能濡養筋脈，或血液不足以充盈經絡，從而引起虛風內動。

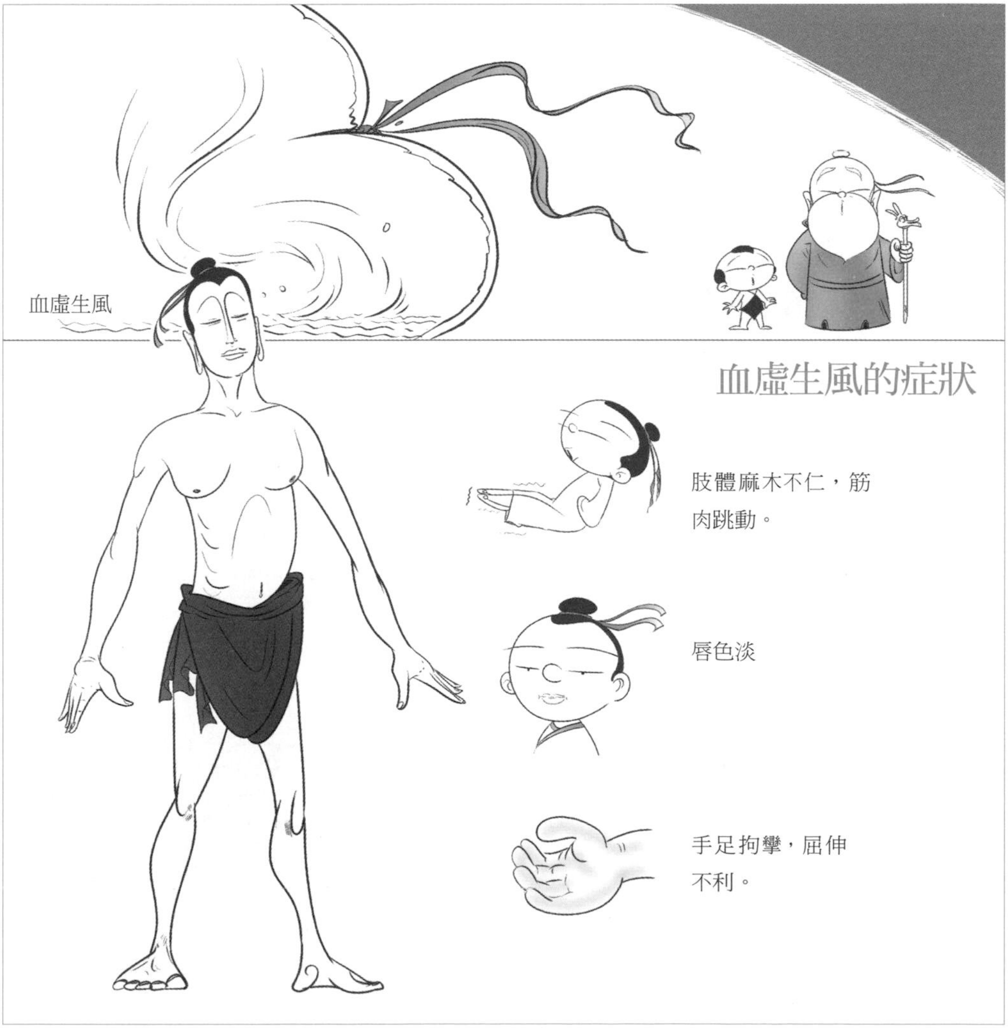

血虛生風
血虛生風的症狀
肢體麻木不仁，筋肉跳動。
唇色淡
手足拘攣，屈伸不利。

內生五邪

內寒（寒從中生）

內寒，是指體內陽氣虛衰，溫煦氣化的功能減退，致使陰寒從內部生發的病證。內寒的主要病因是脾腎陽氣不足。

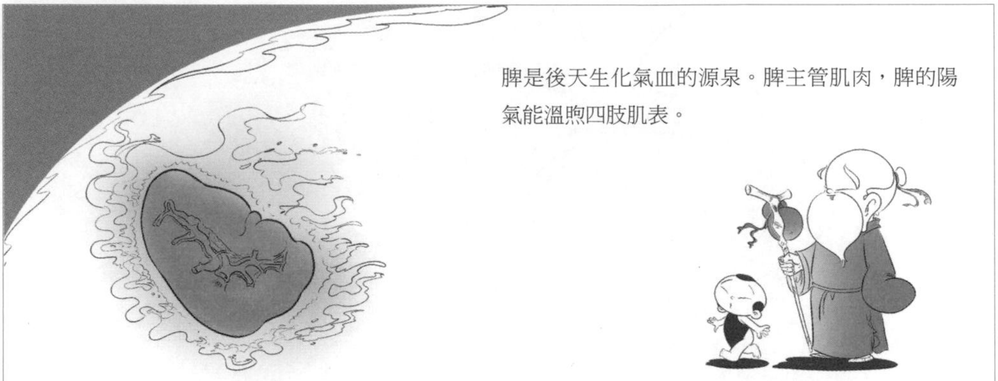
脾是後天生化氣血的源泉。脾主管肌肉，脾的陽氣能溫煦四肢肌表。

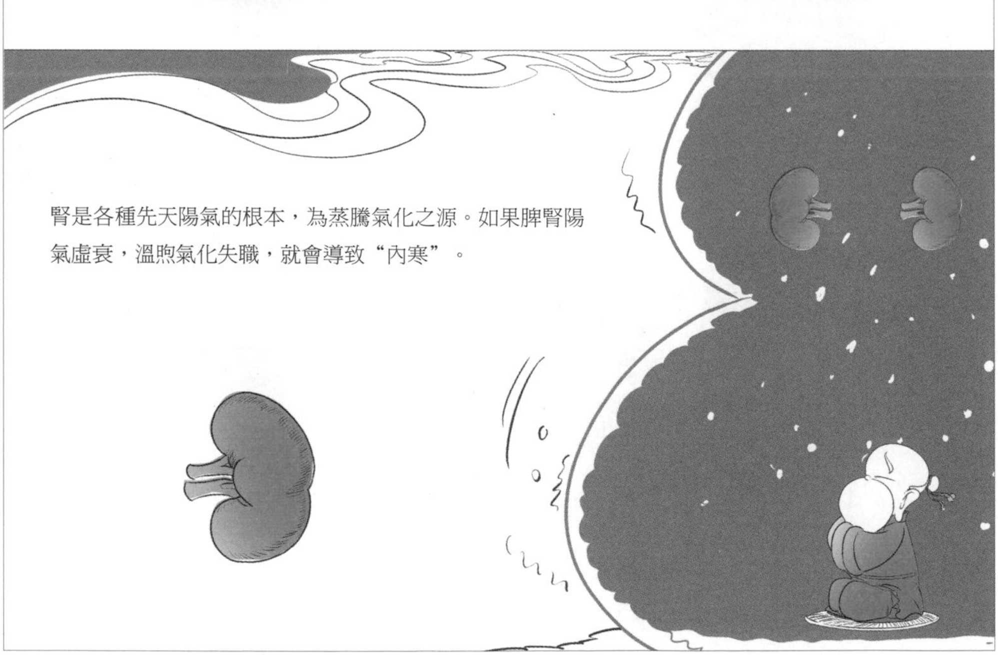
腎是各種先天陽氣的根本，為蒸騰氣化之源。如果脾腎陽氣虛衰，溫煦氣化失職，就會導致“內寒”。

內生五邪

內寒——內寒的症狀

內寒的主要症狀表現：畏寒肢冷，面色蒼白；蜷臥喜暖；腹瀉便溏；舌潤不渴，腰膝冷痛；下利，小便清長，腹瀉便溏；男子陽痿，女子宮寒不孕。

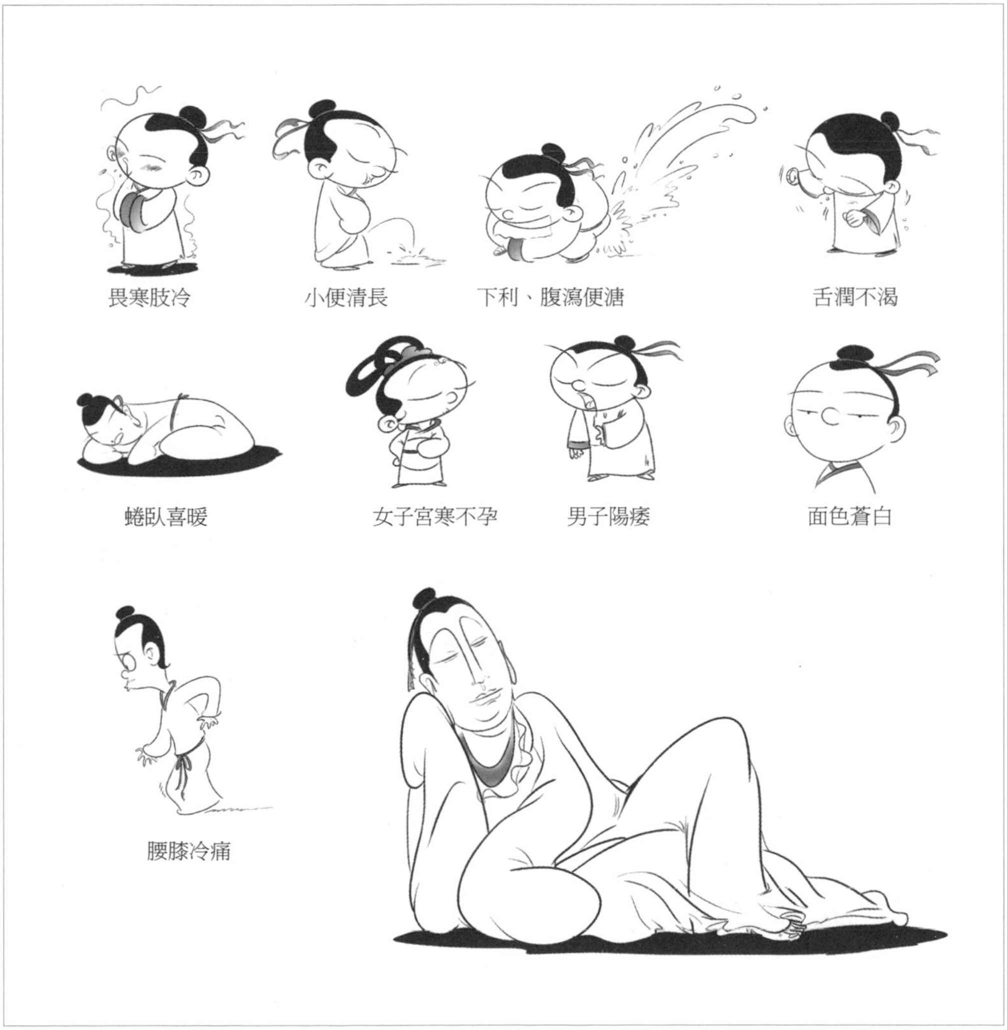
畏寒肢冷
小便清長
下利、腹瀉便溏
舌潤不渴
蜷臥喜暖
女子宮寒不孕
男子陽痿
面色蒼白
腰膝冷痛

內濕（濕濁內生）

如果脾的運化水濕功能和輸佈津液功能減退，就會導致水濕停滯，進而產生內濕。

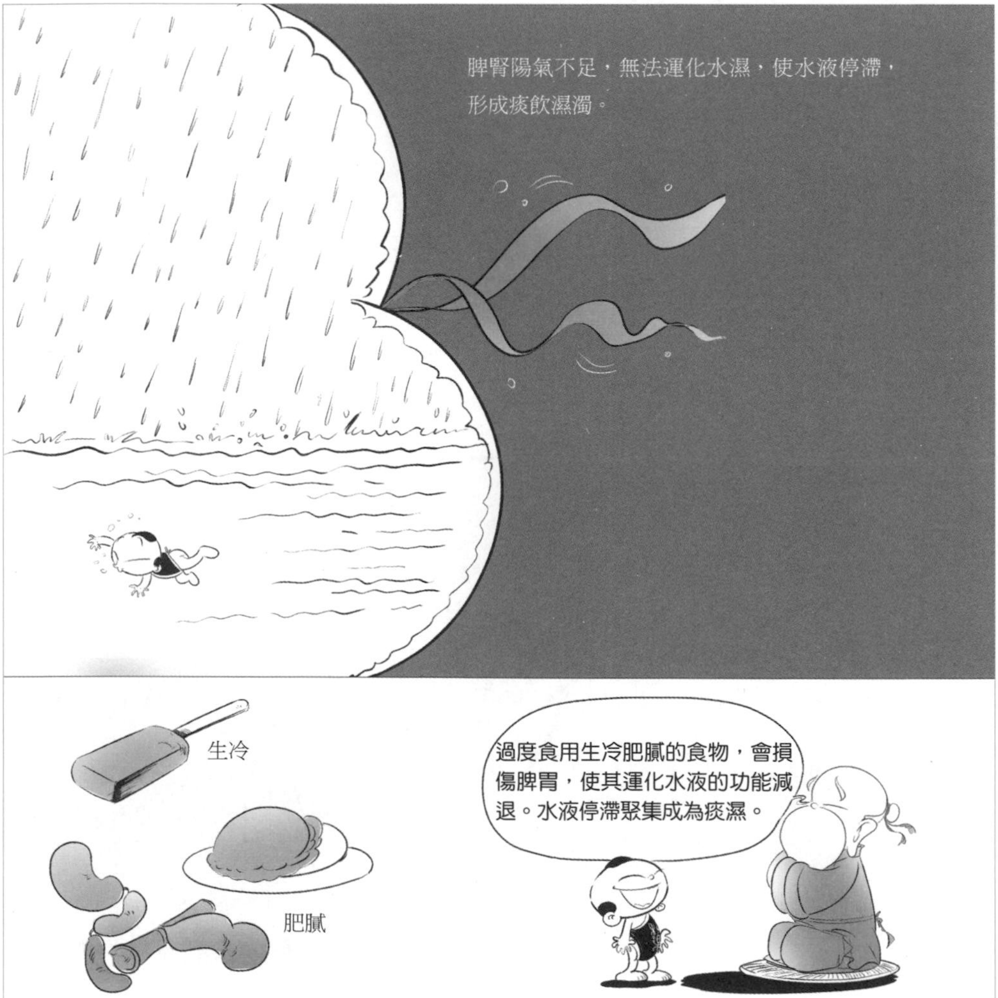
脾腎陽氣不足，無法運化水濕，使水液停滯，形成痰飲濕濁。
生冷
肥膩
過度食用生冷肥膩的食物，會損傷脾胃，使其運化水液的功能減退。水液停滯聚集成為痰濕。

內濕——內濕的症狀

內濕因阻滯的部位不同而症狀各異：滯留在經脈，會引起頭重，肢體沉重，關節屈伸不利；侵襲上焦，會引起胸悶咳嗽；侵襲中焦，會出現脘腹痞滿，食慾缺乏，口膩或口甜，舌苔厚膩；滯留在下焦，會出現腹脹便溏，小便不利；水濕泛溢在皮膚肌腠之間，會發生水腫。

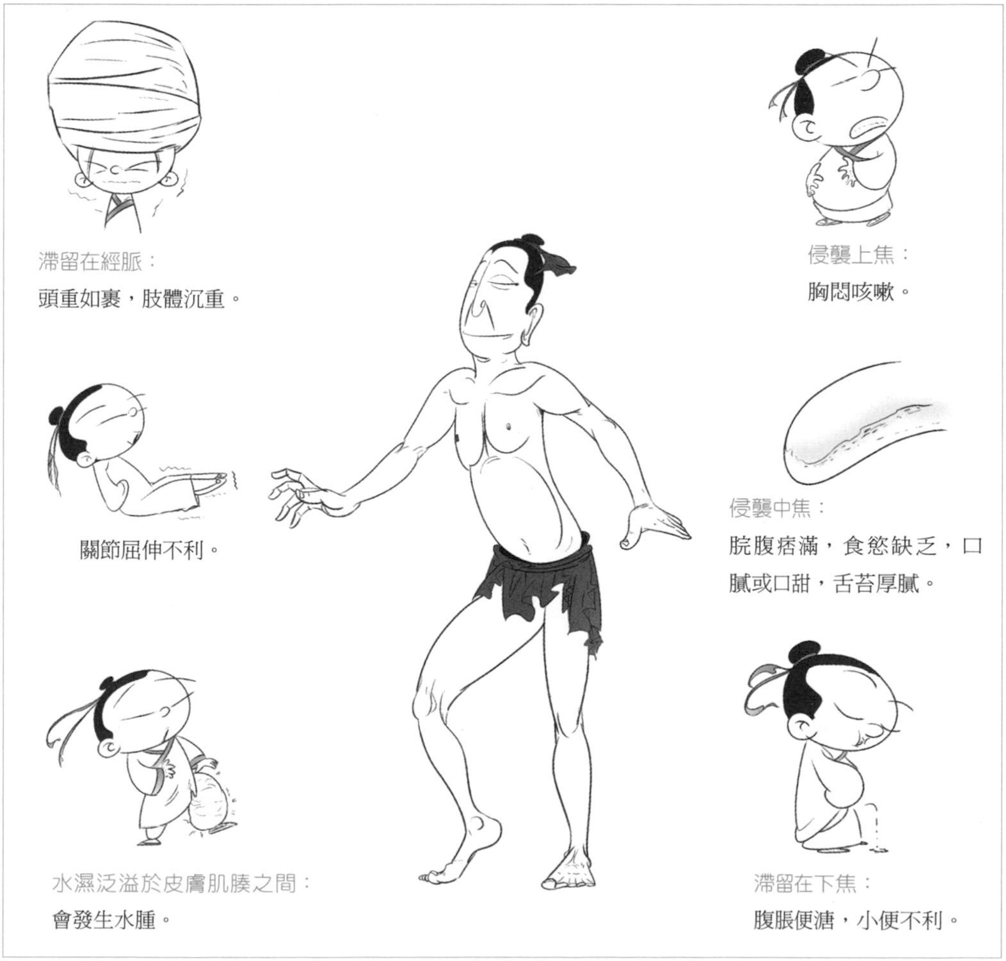
滯留在經脈：
頭重如裹，肢體沉重。
侵襲上焦：
胸悶咳嗽。
關節屈伸不利。
侵襲中焦：
脘腹痞滿，食慾缺乏，口膩或口甜，舌苔厚膩。
水濕泛溢於皮膚肌腠之間：
會發生水腫。
滯留在下焦：
腹脹便溏，小便不利。

內燥（津傷化燥）

內燥，指因津液虧損不足，無法濡潤臟腑、組織器官和孔竅而使其乾燥枯澀的病證。

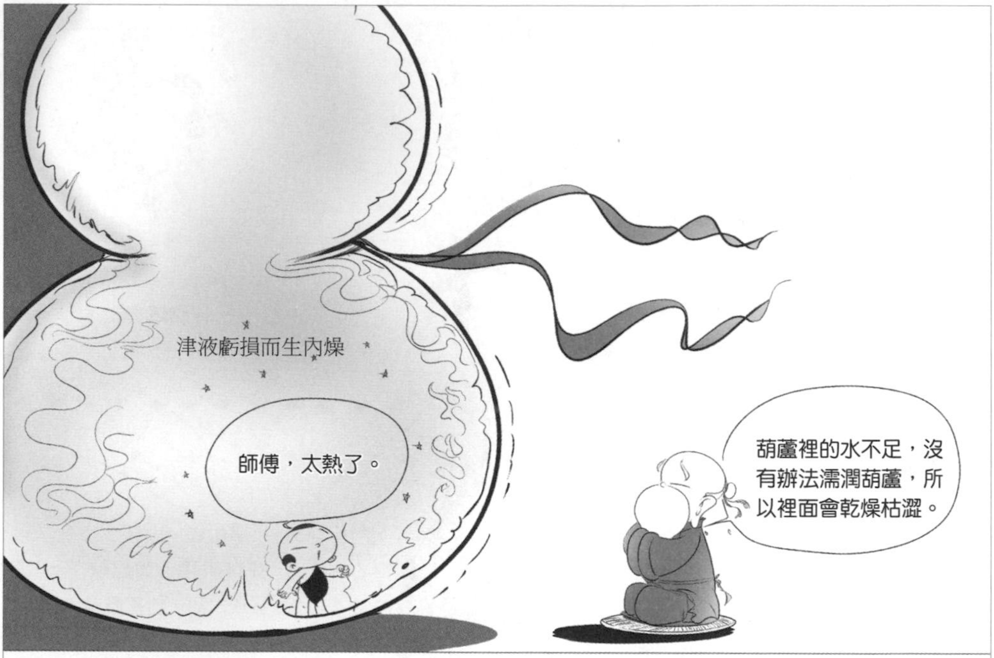

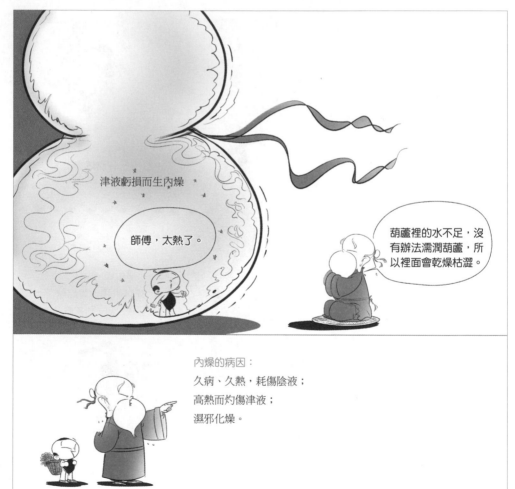

內燥的病因：
久病、久熱，耗傷陰液；
高熱而灼傷津液；
濕邪化燥。

內燥——內燥的症狀

內燥的主要症狀：形體消瘦，肌膚乾燥不澤，起皮脫屑，甚至皸裂；口燥咽乾，唇焦，甚至口唇皸裂，鼻乾目澀；大便燥結不通，小便短赤不利；乾咳無痰或痰中帶血。

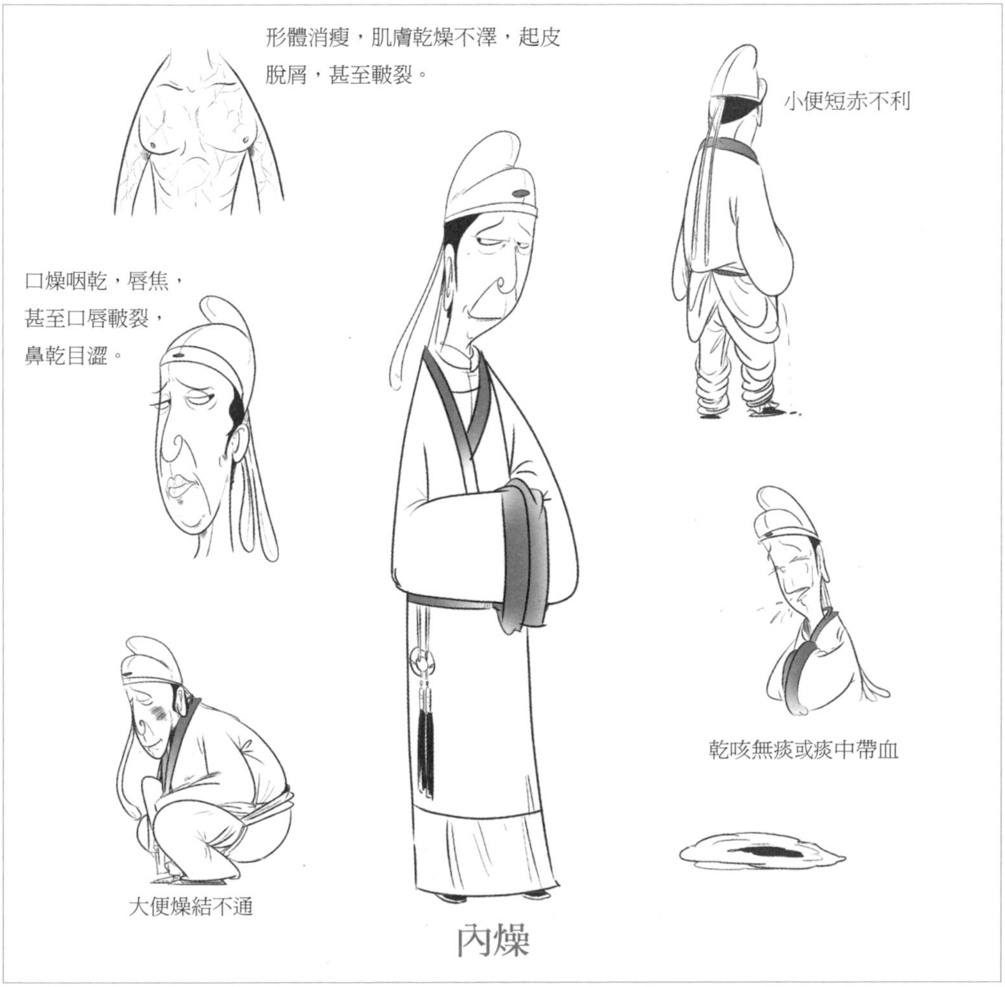
形體消瘦，肌膚乾燥不澤，起皮脫屑，甚至皸裂。
小便短赤不利
口燥咽乾，唇焦，甚至口唇皸裂，鼻乾目澀。
乾咳無痰或痰中帶血
大便燥結不通
內燥

內生五邪

內火（火熱內生）

內火，由於實邪熾熱引起的陽盛有餘，或陰液虧虛引起的虛陽亢盛，或由於氣滯血瘀引起的氣鬱化火等導致的火熱內擾、功能亢奮的病證。
內火可分為：陽氣過盛化火、邪鬱化火、陰虛火旺。

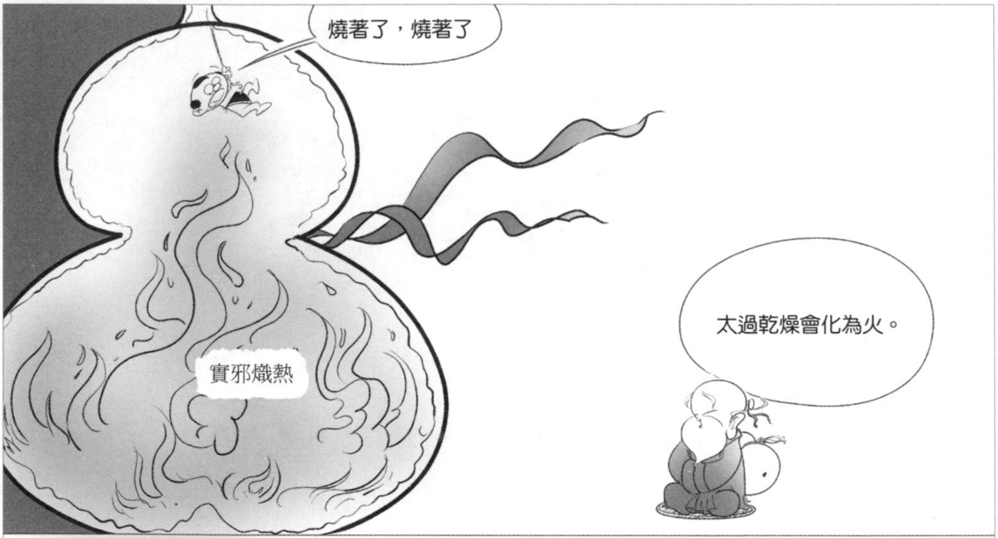
燒著了，燒著了
實邪熾熱
太過乾燥會化為火。

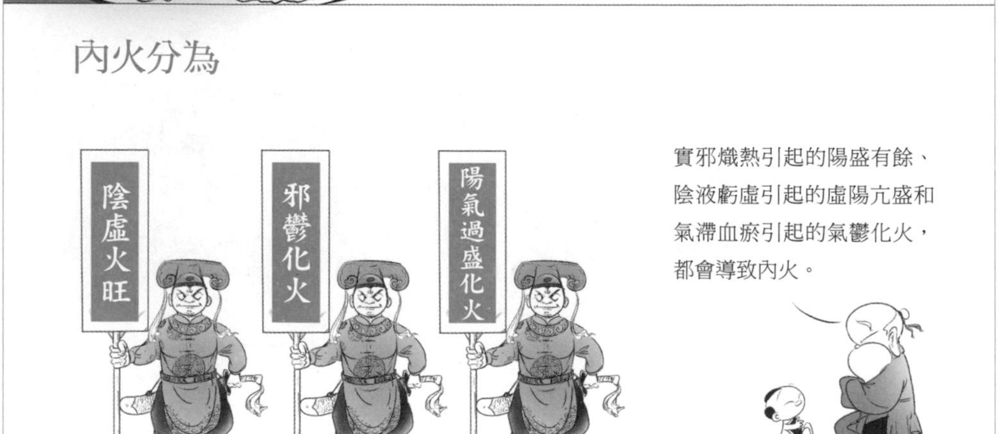
內火分為
陰虛火旺
邪鬱化火
陽氣過盛化火
實邪熾熱引起的陽盛有餘、
陰液虧虛引起的虛陽亢盛和
氣滯血瘀引起的氣鬱化火，
都會導致內火。

內生五邪

內火——陽氣過盛化火

“氣有餘便為火。”人體內的陽氣過於強盛或情緒起伏太大、過於亢奮時，會導致氣血津液大量消耗。此時，陽氣偏於強盛，卻沒有足夠陰液來束縛制約它，就會熱極化火。

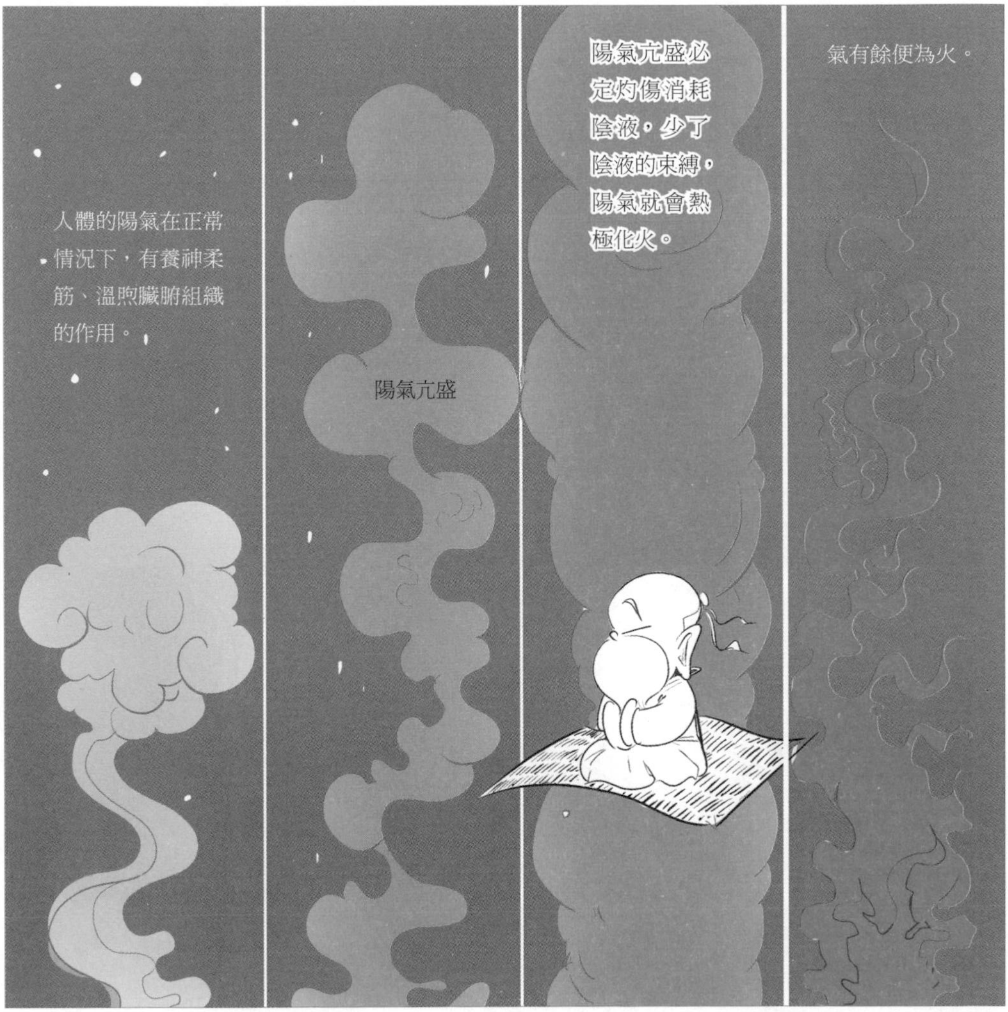
人體的陽氣在正常情況下，有養神柔筋、溫煦臟腑組織的作用。
陽氣亢盛
陽氣亢盛必定灼傷消耗陰液，少了陰液的束縛，陽氣就會熱極化火。
氣有餘便為火。

內生五邪

內火——邪鬱化火

邪鬱化火包括兩方面內容：身體外感六淫，風、寒、燥、濕等病邪傳入體內，轉化成內火；體內的痰濕、瘀血、食積等導致陽氣鬱滯，氣機鬱積會生熱化火。

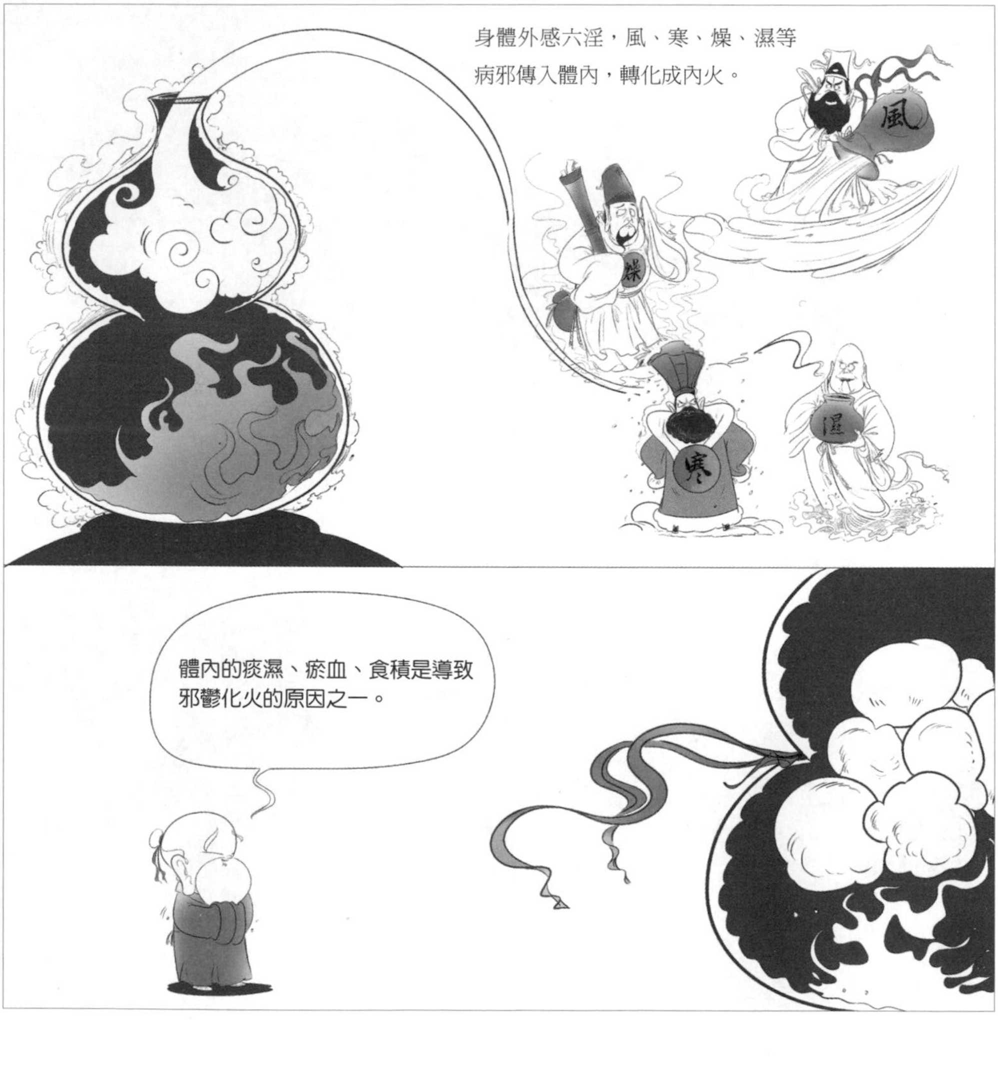
身體外感六淫，風、寒、燥、濕等病邪傳入體內，轉化成內火。
風
燥
寒
濕
體內的痰濕、瘀血、食積是導致邪鬱化火的原因之一。

內火——陰虛火旺

陰虛火旺是由於陰虛而引起的熱象。體內陰液虧損不足，不能收斂制約陽氣，導致陽氣偏亢而化為虛熱。

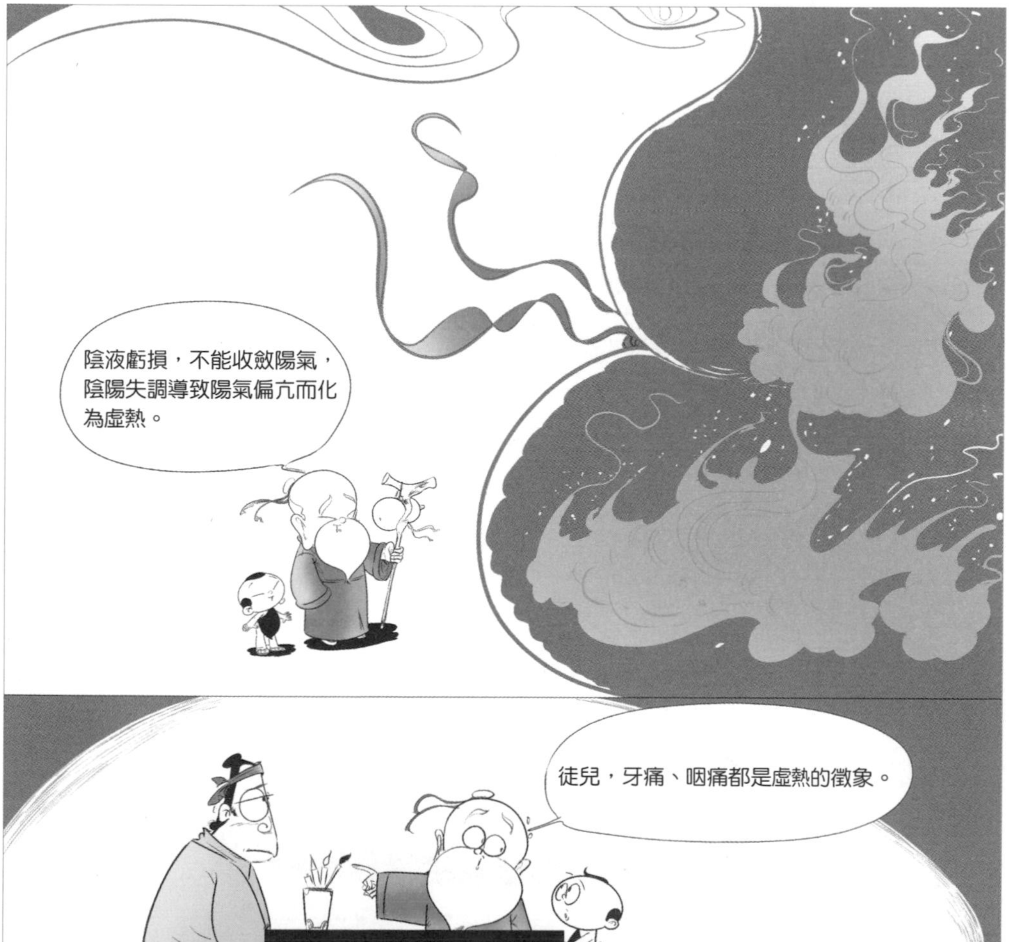
陰液虧損，不能收斂陽氣，
陰陽失調導致陽氣偏亢而化為虛熱。
徒兒，牙痛、咽痛都是虛熱的徵象。

內生五邪

內火——陰虛火旺症狀

陰虛內熱多見於全身性功能虛性亢奮的虛熱，陰虛火旺的火熱徵象則往往集中於機體的某一部位。

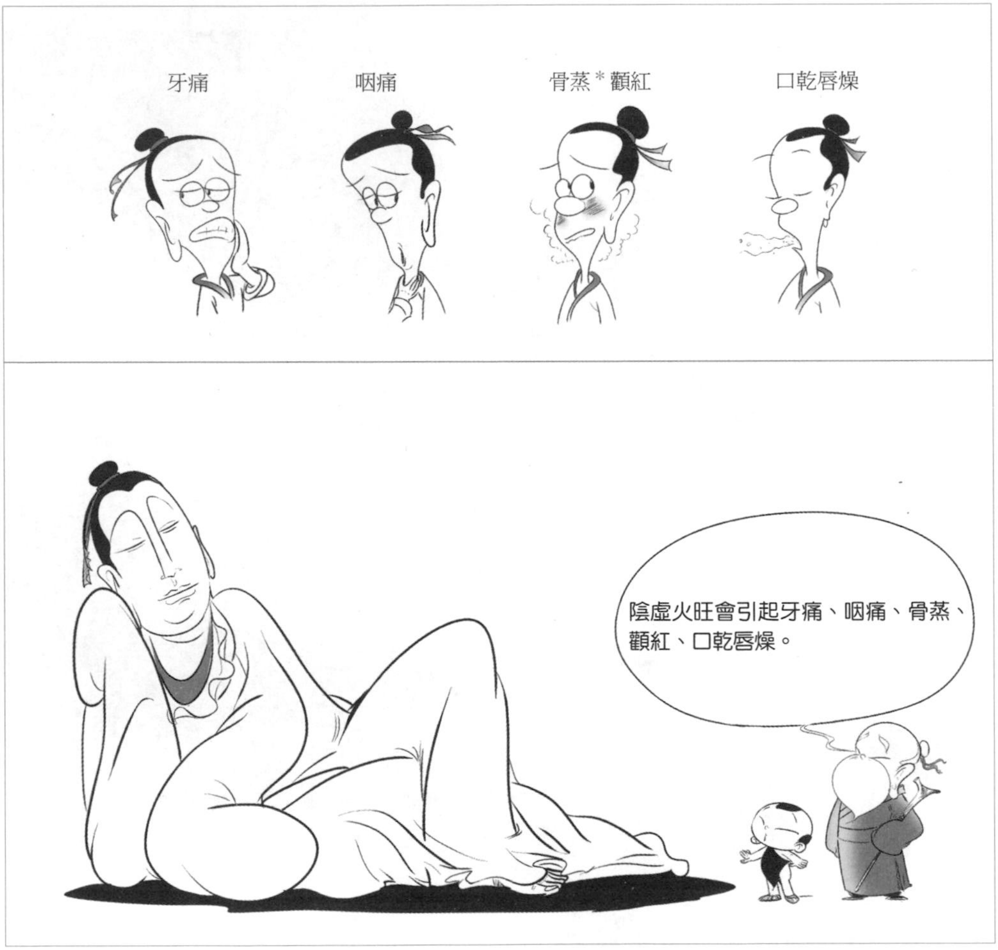
牙痛
咽痛
骨蒸＊顴紅
口乾唇燥
陰虛火旺會引起牙痛、咽痛、骨蒸、顴紅、口乾唇燥。

＊骨蒸：自覺身體發熱，其熱很深，好像從骨髓裡蒸發出來。

我們的心願

掩卷遐思，感慨油然。

五千年的中醫精粹，僅一套書無法描摹它的深沉厚重；

五千年的智慧結晶，僅一套書無法盡現它的博大精深；

五千年的風雨滄桑，僅一套書無法力傳它的慷慨悲憫。

然而，我們相信，您讀完這套書，一定會為中醫國粹的精湛神奇而感慨，一定會為古人的聰慧睿智而動容，為燦爛的中華文明而心生一份自豪之情。

如果您會由此生發出對中醫的研究之心、探索之意；

如果您能由此積極宣傳推廣中醫，讓更多的人來了解它，學習它，發掘它，那麼，我們的心也就滿足了。

編 者

責任編輯　許琼英
書籍設計　彭若東
責任校對　江蓉甬
排　　版　蔣　英
印　　務　馮政光

書　　名　圖解中醫（基礎篇）
叢 書 名　生命 · 健康
編　　繪　羅大倫　石猴
出　　版　香港中和出版有限公司
Hong Kong Open Page Publishing Co., Ltd.
香港北角英皇道 499 號北角工業大廈 18 樓
http://www.hkopenpage.com
http://www.facebook.com/hkopenpage
http://weibo.com/hkopenpage
Email: info@hkopenpage.com
香港發行　香港聯合書刊物流有限公司
香港新界荃灣德士古道 220-248 號荃灣工業中心 16 樓
印　　刷　美雅印刷製本有限公司
香港九龍官塘榮業街 6 號海濱工業大廈 4 字樓
版　　次　2011 年 10 月香港第 1 版第 1 次印刷
2024 年 6 月香港第 3 版第 3 次印刷
規　　格　特 16 開（170mm×230mm）192 面
國際書號　ISBN 978-988-8694-67-9